The Food Hourglass

沙漏式飲食法

席捲全球的抗老化飲食

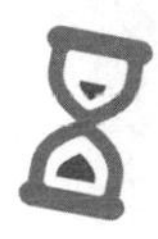

克里斯・弗博爾格——著
Kris Verburgh

推薦文

Recommended article

舊版飲食金字塔讓你生病

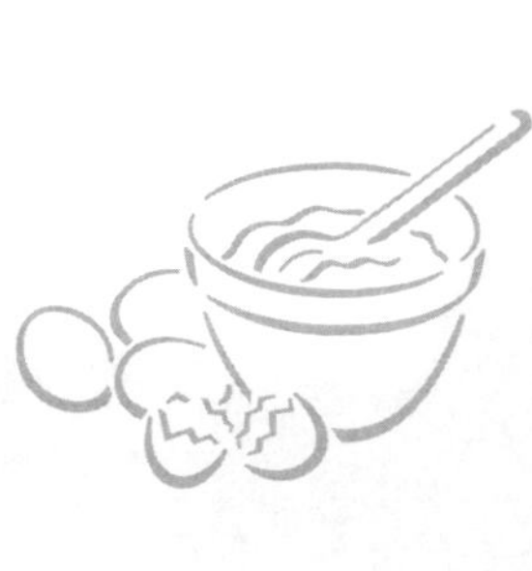

營養學家／中醫師
林傲梵

伴隨我們長大的食物金字塔飲食方式，以麵食米飯為主食，少許蔬菜水果，強調攝取肉食和乳製品的好處，以及少油的觀念，現在必須要更新了！

如果一直遵循舊有的飲食觀念，健康會離我們越來越遠，體質也會變差了。目前疾病有年輕化的趨勢，病因不明但卻有藥控制病情的「慢性疾病」的患病年齡不斷下修。錯誤的營養知識沒有即時更正，其實營養師和學校老師也是幫兇！

當醫院制度下的營養師還沿用舊習，學校老師只按以往教材施教，而學生只為了考試得分求知識，無法分辨真相。人們選擇食物只憑喜好或似是而非的概念，因而吃出疾病。大多數人可能連食物（Foods）和食品（Food Products）的不同都未認真辨　。同時，以茶、飲料和湯品代替白開水的人比比皆是。美食及速食文化造成的問題，令人每天都不自覺地吃下一些有害健康的餐點。我們對於健康觀念之薄弱，是誰的過錯呢？飲食之於健康就像滴水穿石，若無法正確選擇食物，體質只能每況越下，尤其是代謝性疾病就這樣悄悄上身了。

我也曾經犯錯，所以明白醫療專業人員最容易犯的錯，就是用肯定的口吻和語氣，將過時的觀念教導給 人。觀念植入容易，一旦養成錯誤的飲食習慣，要改變更是難上加難，直至自己或家人病倒了，在求醫有門卻康復無望的時候，才醒悟到治病找醫生而康復靠自己。

本書根據283篇科學新知論文立論，並指引你如何實踐。在營養學、營養醫學、營養食療學知識日新月異的現今，觀念如不更新，食物安全這道防線則不攻自破。像是吃錯食物、吃錯份量、吃錯顏色、吃錯時間、食物搭配錯誤、補充不需要的健康食品，或長期使用 人提供的食療方法，但忽視居住地的氣候、體質和病勢病情進退時的關係。這些錯誤也難以仰賴公共衛生系 主動修正，而《沙漏式飲食法》一書的出現，正好即時修補了此項缺陷。

這是讓醫護專業人員和一般民眾覺醒的營養飲食工具書， 容涵蓋了抗衰老功能醫學、老人學、營養食療等多種學科的跨領域專書，也是追求健康的養生者的家用保健書。

本書的五大價值：

1. 減少飲食造病
2. 修正、更新錯誤的舊健康觀念
3. 促進健康
4. 食療自癒不求人
5. 實用性高

想要健康，沒有奇蹟，只需要充足的營養知識。

讓我們將《沙漏式飲食法》的正確觀念變成常識，祝您一生安康！

推薦語

Recommended article

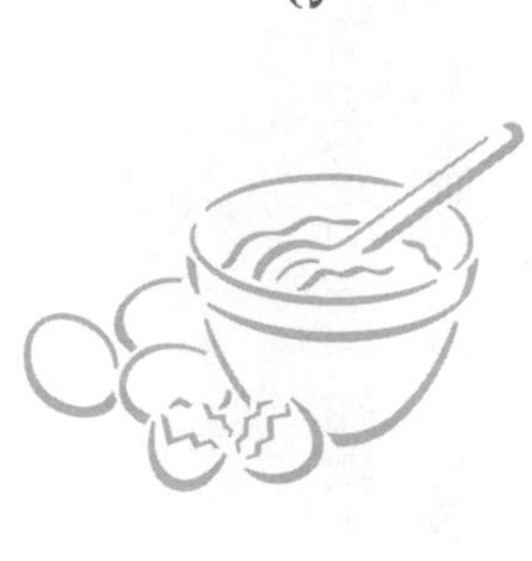

「長久以來人們已習慣、依賴用藥物治療疾病，卻忽略了食物能預防疾病，醫學的進步提高了癌症治癒率，卻未曾降低罹癌率，是否醫學研究都忽略了食物的強大且充滿預防疾病的力量，『健康且均衡的飲食』是唯一不具有副作用的藥物，怎麼吃才正確？怎麼吃才均衡？作者克里斯・弗博爾格博士用淺顯易懂的科學實證，搭配實用的料理食譜，讓讀者能輕鬆執行並體驗食物的療癒力，推薦此書給認同飲食保養的朋友們，書中的飲食建議，都有實證醫學作為佐證，當您閱讀完本書，您會發現，與現代的『幹細胞療法、免疫療法……』相較，『飲食療法』是最有效、最無副作用且最經濟的良方。肯尚深信『飲食療法』是最古老，卻是最先進的醫療觀念」

肯尚健康管理執行長　陳韻帆

「透過流暢且淺顯易懂的文筆，這位醫師清楚地道出了我們由基因決定的老化過程與飲食之間的關聯性。非常推薦這本書給每一位想吃得更健康的人，更因為預防勝於治療，所以這些觀念對政策制定者來說特別有用。」

赫爾曼・貝克（Herman Becq）醫師，內科暨內分泌科醫師

「營養不僅對疾病的預防很重要，它也在癌症的發生中扮演了關鍵角色。本書讓讀者可以檢視社會整體的飲食習慣，並認真去思考我們到底都在吃些什麼。」

安・范登布洛克（An Vandenbroeck）醫師，癌症專科醫師

「本書作者送給我們一份大禮，就是深入探討全世界的營養問題，尤其以西方國家為對象。他以淺白的文字，帶領讀者釐清這一個於媒體上再普通不過的常見議題。」

漢斯・迪柯斯特（Hans Decoster）醫師，心臟科醫師

「如同本書所示，一份健康的飲食就是最佳的良藥。如果每一個人都遵循弗博爾格的建議，養生保健就可以更加有趣且經濟實惠。它是一本必讀的好書！」

俄屆亞屆・巴寇斯（Adjiedj Bakas），年度趨勢觀察者（Trend-watcher of the Year）
以及《健康未來》（The Future of Health）作者

「全世界憂心人口老化趨勢和無法負擔健保的政府和衛生單位，在閱讀《沙漏式飲食》一書後將可以完美的處理這類問題：它簡單但縝密的解決策略是建立在更健康的飲食和生活態度之上！」

瑞尼爾・埃弗斯（Reinier Evers），年度趨勢觀察者（Trend-watcher of the Year），
Trendwatching.com創辦人

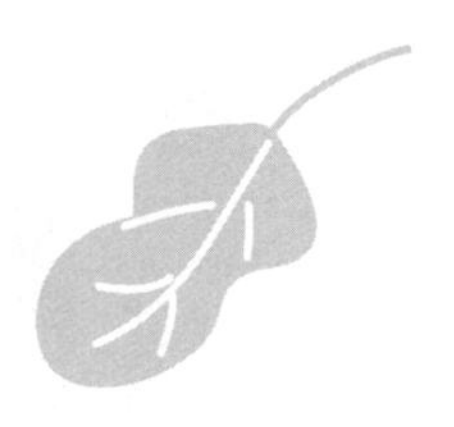

目錄 Contents

前言 012

1 chapter 關於藥物、飲食和營養 021
- 何謂健康飲食？ 026
- 一份真正的飲食不是節食 032
- 為什麼多數的飲食不健康 034

2 chapter 金字塔式、餐盤式和沙漏式飲食 037
- 食物金字塔 037
- 食物餐盤和食物金字塔／哈佛健康飲食金字塔比較 040
- 沙漏式飲食的十項原則 044
- 使用方式 048

3 chapter 三個基本原則 051

原則1 攝取過多的碳水化合物不只不健康，它對健康非常有害 051
- 糖、AGEs和糖尿病 059
- 糖和癌症 061

- 關於麵包、馬鈴薯、麵食和米飯 065

原則2 小心蛋白質（以及高蛋白飲食） 070

原則3 油脂遠比你認為的健康 082

- 脂類學（Lipidology） 084
- 了解脂肪：人造奶油和反式脂肪 089
- Omega-3脂肪酸：媒體大肆宣傳，也確實有益的脂肪酸 092
- Omega-3脂肪酸與心臟 094
- Omega-3脂肪酸與腦部 102
- Omega-3脂肪酸與免疫系統 108
- 要吃多少的Omega-3脂肪酸才有效？ 110

4 chapter 沙漏式飲食 115

◆ 第1層：飲品 115

- 水 116
- 綠茶、白茶和薑茶 119
- 汽水和市售濃縮果汁 124
- 酒精 126

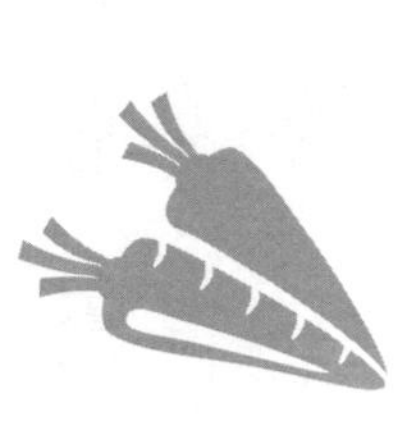

- 咖啡對人體又有什麼幫助呢？ 131
- 牛奶和優格 132

◆ 第2層：蔬菜、水果、燕麥粥、豆科植物和菇類 139

- 關於燕麥粥和其他澱粉替代物 139
- 豆科植物（豆類、碗豆、扁豆和大豆） 150
- 菇類（和素肉） 153
- 蔬菜 155
- 水果 163
- 肌膚與陽光 169
- 水果真的有益健康嗎？ 174

◆ 第3層：魚肉、禽肉、蛋類、乳酪、豆腐和素肉 177

- 富含油脂的魚類和禽肉 177
- 蛋與乳酪 181
- 油炸食物和速食（漢堡、熱狗、披薩、千層麵等等） 183

◆ 第4層：黑巧克力、堅果、大豆製甜品和大豆製優格 105

• 關於甜食 185
• 黑巧克力 190
• 大豆製甜品和大豆製優格（和纖維素） 193
• 堅果 196

◆ 第5層：代糖、健康油品和風味增進劑 199

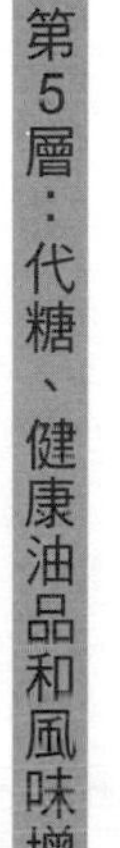

• 油脂、奶油、人造奶油和高脂醬料 199
• 糖和代糖（甜菊糖、塔格糖、糖醇和水果） 204
• 鹽和鉀 207
• 草本香料 209
• 大蒜、洋蔥、酸豆 216

◆ 第6層：膳食補充劑 218

• 膳食補充劑 218
• 美國營養素缺乏的狀況 226
• 藥物 237

chapter 5 一些關於健康的觀點 245

• 要運動還是活動？ 245
• 真正延緩老化 251
• 心理與生理 259
• 單打獨鬥是行不通的 267
• 最後談談一些減重的小秘訣 269

chapter 6 結論 273

chapter 7 菜單和食譜 279

◆ 早餐 282

• 燕麥粥和其它食譜 282
• 杏桃燕麥粥佐甜菊糖 284
• 香蕉燕麥粥佐肉桂 284
• 水果沙拉 285
• 豆腐佐甜菜葉 285

搭配早餐的飲品 286

- 極簡風果汁 287
- 草莓葡萄汁 287
- 草莓西瓜汁 288
- 甜菜橙蘋汁 288
- 青花蔬菜汁 289
- 高麗菜奇異果汁 289
- 巴西里胡蘿蔔汁 290

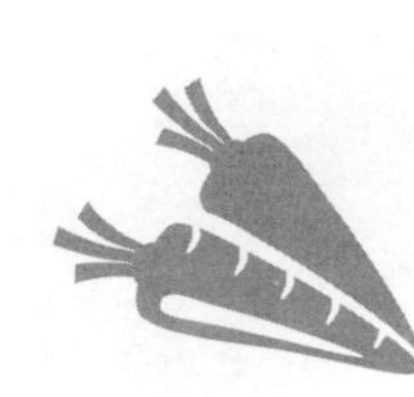

午餐與晚餐：讓蔬菜變得更美味 291

- 香檸羅勒油醋醬 292
- 芥末蒜蓉油醋醬 292
- 羅勒油醋醬 293
- 法式青花醬 293
- 蘋果沙拉醬 294
- 葡萄油醋醬 294
- 法式芥末油醋醬 295
- 自製美乃滋 295
- 橄欖油美乃滋 296
- 鮪魚美乃滋 296

午餐和晚餐的範例 297

- 波特菇鷹嘴豆燉番茄 298
- 葫蘆鑲肉 298
- 火雞香菇豆腐沙拉 299
- 香蒜鯖魚排 299
- 山羊酪番茄 300
- 鮮蔬鮭魚排佐嫩蝦 300
- 清蒸韭香鯖魚 301
- 番茄豆腐／豆豆佐菠菜 301
- 菠菜雞肉沙拉佐酪梨橄欖 302
- 清蒸時蔬佐雞胸 302
- 菠菜佐山羊酪 303
- 煙燻鮭魚沙拉 303
- 蘆筍燉菜佐鵪鶉蛋 304
- 茴香沙拉佐藍紋乳酪 304
- 甜椒鑲鮭魚 305
- 多寶魚排佐青花紅扁豆 305
- 豆腐火雞沙拉佐酪梨 306
- 凱薩沙拉 306

‧蒜香鮭魚沙拉佐茴香籽 307

◆甜點 307
‧莓果點心 308
‧香草蜜桃 308
‧蘋果蛋糕 309
‧什錦水果大豆優格 309
‧橙香冰沙 310
‧黑巧克力豆腐布丁佐藍莓 310
‧巧克力慕斯 311

8 chapter 給健康專家的話

給健康專家的話 313
沙漏式飲食：新概念的第二型糖尿病和減重營養指南 313
‧問題 313
‧解決方案 314
‧進一步討論 317

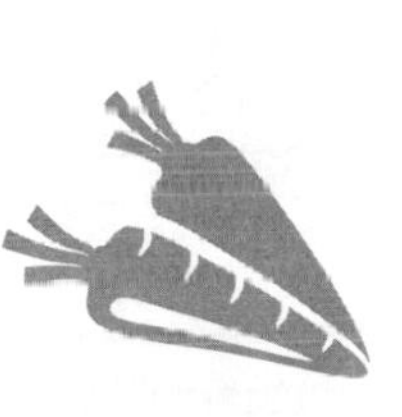

辭彙表 319
參考文獻 326
致謝 351

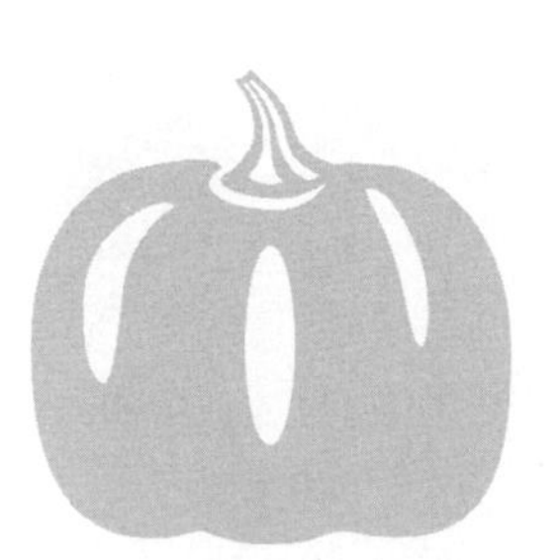

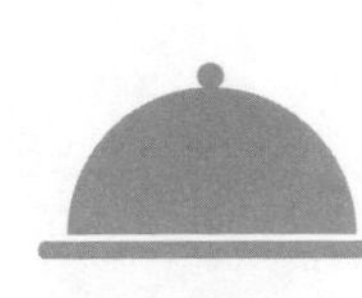

前言｜Foreword

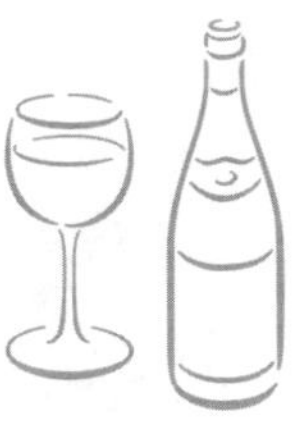

事實上，我從沒想過要寫一本「飲食書」。老實說，身為一位醫師和科學家，寫一本有關飲食的書大概是我想做的最後一件事。飲食和減重在我腦中並非排名前幾位的議題。更重要的是，我對這類飲食書和以奇怪飲食法自稱保健權威的人士有點反感。

這幾年一直在我腦海中揮之不去的是老化的過程。從哲學、進化和生物化學的角度來看，我們是如何變老，並且為什麼變老是一段非常迷人的歷程？當我還是青少年時，我就已經沉浸在閱讀與老化有關的書籍和科學文章中。其中我學到最重要的事之一，即是營養在老化過程中扮演著舉足輕重的角色。我們老化的速度主要是取決於我們吃些什麼，又是以什麼樣的形式將它吃進肚子裡。

舉例來說，研究發現糖的代謝對老化扮演重要的角色。糖不僅會透過AGEs（Advanced Glycation End-products，晚期糖化終產物，稍後我們會加以解釋）讓我們產生皺紋、白內障或動脈硬化，它對我們壽命的長短也有直接性的影響。科學家能夠藉由改造蠕蟲的糖和胰島素代謝的相關基因，使它們的壽命增加三倍。[1-2] 如果再餵食這些基因改造的蠕蟲吃特殊的飲食，它們的壽命甚至可以變成六倍。其它的研究則發現餵食大鼠熱量限制的飲食，且仍提供牠們所需的適當營養，可以讓牠們的壽命長達一千八百天。這樣的壽命對人類來說，相當於是一百五十歲！

最重要的是，這些動物罹患老化相關疾病的機率低得多，像是癌症、心臟病或是失智症。愈來愈多研究指出，富含蛋白質的飲食會明顯加快實驗動物老化和死亡的速度等等。

一位研究老化領域的權威麥可・羅斯教授（他著名的實驗可以將果蠅壽命變為原本的兩倍）說了這段有關「營養和老化」的話：

> 線蟲、果蠅、齧齒類動物和人類臨床上的發現都顯示，代謝與老化的速度有所關聯。在這些生物體中，食物扮演老化的重要調節者。……他們所攝取的熱量會影響老化的速度。

由此可見，這並非是一本普通的飲食書。它考慮到的觀點涵蓋了營養在老化過程中所扮演的重要角色。這當然合乎邏輯，只要你了解營養是我們代謝作用的引擎，即代謝作用會帶動我們所有的生理活動。在腦中有了這個觀念後，我將它與飲食整合在一起（我真的不喜歡用「飲食」這個字眼，稍後我會再討論這一點）。與其它的飲食方式相比，這個飲食方式的主要目的並不是減重。很多時候，減重只是這份飲食方式的一個美好附加價值。這份飲食首要的目的是減緩老化的速度。它可以讓我們抗老化，而且比較不會發生老化相關疾病。幾乎所有流行的飲食都是以快速減重為理念，但這種態度是錯誤的。一份真正好的飲食應該永遠將長保健康放在第一位，而減重是自然隨之而來的效果。老年學（biogerontology，研究老化的科學）提供我許多關於代謝和老化過程的知識，讓我能看透多數飲食的真相，並準確的預估長期食用這些飲食可能對健康造成的傷害。

我研究「人如何開始老化，以及為什麼會發生老化」的時候，發現困擾著西方國家的多數疾病，基本上都是老化相關疾病：心臟病、失智症、骨質疏鬆症、第二型糖尿病、聽力和視力的退化、肌肉萎縮、體脂肪增加、高血壓以及白內障等等。然而，研究發現這些老化相關的疾病，都可以經由介入老化的過程一併克服，而不是單單針對某些像是糖尿病或失智症的老化相關疾病而已。

一份健康的飲食能夠顯著地降低許多老化相關疾病的得病率。我已經將這份健康的飲食轉換為一個容易使用的模型：「沙漏式飲食」。沙漏式飲食可以做為現今食物金字塔（food pyramid）和食物餐盤（food plate）的替代選項，這兩者是我們目前常看到的飲食模型，它們是依據學術研究所制定的，不過現在它們的概念已經過時（事實上它們的概念一直都不合時宜）。

我的飲食型態著眼在提升生活的品質，以及對抗老化相關疾病。一個人如果擁有健康的飲食型態，不僅可以減少他未來罹患慢性疾病的風險，還可以得到不少立即性的好處，例如體力變好、注意力變集中、心態變得比較正向、以及整個人變得比較積極等等。同樣的，不少醫學上的疾病，如常見的胃灼熱、腸躁症、疲勞或高血壓，大多都是不健康飲食所造成的。

簡而言之，沙漏式飲食不僅能讓你活得更久，它還能為你的生命注入更多的活力。

摘要

許多飲食策略的目標都聚焦在減重上，但對於一個好的飲食方法而言，減重絕對不該是它的首要目的。

培養良好飲食習慣的目標是保持身體健康和減緩身體老化的速度，減重則是自然隨之而來的效益。

沙漏式飲食是替代食物金字塔和食物餐盤的一個新選項。

沙漏式飲食追求的是健康減重和減緩老化的過程。

給醫師和營養師的提醒

本書中，我引用了大量的研究文獻。舉例來說，有些研究顯示，每天吃一把核桃的人，其心臟病發作的風險降低了45%；[a]或是平日有喝綠茶習慣的人，其遭遇中風的機會降低21%。[b]我提及這些研究結果是因為它們透露了一個重要的訊息：那就是健康的食物，像是核桃或是一杯綠茶，真的會對我們的健康產生顯著的影響，特別是當它們也身為一份完善健康飲食中的一員。儘管如此，還是有人不相信營養對我們健康有巨大的影響力。

幸運的是，其實還有各種研究也提出了更令人信服的結果，它們證明營養對健康的力量。當有人以核桃和綠茶作為評估飲食習慣的問卷項目時，同一時刻也有人著手進行介入性研究。在這裡，研究人員進行了實質的介入：他們故意改變受試者的飲食習慣，並靜待這個改變所帶來的結果。透過這個方法，紐卡索大學（University of Newcastle）的研究人員只花了八週的時間就成功徹底逆轉了第二型糖尿病。實驗期間，參與這個研究的患者都吃特殊規定的（嚴格）飲食，這份飲食剔除了麵包、馬鈴薯、麵食和米飯，不過含有大量的蔬菜。八週後，他們的血糖值變正常了，肝臟的脂肪變性少了五倍，胰臟（胰島素由它生成）的功能恢復正常，而這一切的改變都沒用到任何藥物。[c]

再以心臟病為例。過去，沒有人相信斑塊（動脈壁上「白堊狀」的團塊，它會堵塞血管）可以縮小。最近的研究已經顯示阻塞的血管是可以逆轉的，並且這能夠藉由飲食來達成。哈佛大學（Harvard University）的研究人員召集了一群患者，他們都在等待做心臟手術的名單上。藉由給這些人特殊的飲食，幾乎有80％的患者都不再需要做心臟手術，他們的名字可以從手術名單上劃掉。不僅如此，也因為這個新的療法，比起接受一般療法的患者，食用這種飲食的患者其心臟病發作的機率少了十倍之多。[d]

這類的研究很重要，因為它們證明了其實「慢性」疾病是可以被逆轉的。這裡的重點是，「飲食」或是飲食習慣的改變必須非常徹底地執行。政府、醫院和官方機構所提供的營養建議常常力有未逮，只靠將白土司換成全麥土司是無法逆轉糖尿病的。不過，假如在你的指導下，讓糖尿病患者有一段時間少吃麵包、馬鈴薯、米飯和麵食這類食物，你將發現這樣的限制會為患者帶來顯著的好處。有時候醫師對飲食療法不大感興趣，這並不令人驚訝，因為遵循政府官方飲食建議的患者，其指標很少能夠出現明顯的改善〔依循官方「糖尿病飲食」的患者，他們糖化血色素（評估紅血球被糖化的指標）含量的平均降幅只有0.4％〕。政府飲食建議的效果如此微小，可以歸咎於各種原因讓它變得沒什麼作用力，也或許可以將它的內容改得更加健康。[e] 許多有力的研究結果也都應證了這樣的想法。在研究期間，遵循非官方、偏向地中海飲食（富含大量蔬果、優質油脂、堅果……）的心臟病患者，其死亡的機率比遵循官方低脂飲食的患者少了70％，而這份官方的飲食是由美國心臟協會（American Heart Association）所訂定，這個位在美國的機構會發表關於各種疾病的健康飲食指南。[f] 兩年半後，這項研究被中止了，因為讓患者持續採取美國心臟協會建議的官方飲食之行徑，被認為是一件「不道德」的事。另一項研究中發現，糖尿病患者的飲食型態偏向素食飲食者，其血糖改善的幅度是遵循美國糖尿病協會（American Diabetes Association）官方飲食者的三倍，然而幾乎所有的醫院都向糖尿病患者推薦這份官方飲食。[g]

這些未標準化的飲食就能讓我們的健康狀態改善這麼多，但它們還可以變得更好，接下來我就會在本書中試著說明這個部分。

正是這些研究成果促使許多大學如哈佛，或是傑出的醫院如梅約醫學中心（Mayo Clinics）和國家如奧地利，創造出了完全不同的飲食模式。舉例來說，奧地利和梅約醫學中心的食物金字塔基座都不再是麵包、馬鈴薯、麵食和米飯，而是蔬菜和水果。

最後這些官方飲食指南的擁護者在無法辯駁的情況下，常常會聲稱其它的飲食對患者而言太難執行，或是需要患者做出重大的改變。不過，實際上患者更容易堅守這些飲食，因為他們很快就可以看到它為健康所帶來的好處，並且能夠減少藥物的用量。況且令人啼笑皆非的是，這些飲食往往比列有一長串「禁食食物」清單，或模稜兩可建言的官方飲食指南還容易上手。

我還可以羅列出許多其它介入性研究的結果，大至病情嚴重失控的糖尿病患，藉由攝取燕麥片後，胰島素使用量減少了40％；[h] 小至牛津大學（Oxford University）的研究人員給予年長的患者維生素B群後，發現這些患者變老時腦部萎縮的幅度減少了七倍。[i]

你可能會說這些數據是萬中選一，並認為最好不要告訴患者這類的研究結果，因為他們可能會因此只吃燕麥片維生，或是吞下大把的維生素Ｂ群。然而，我真的認為我們應該將這些研究結果告訴患者，如此一來，他們才會明白營養對健康有多麼重要。他們有權利知道優質的營養可以預防或是減緩某些老化相關疾病的發生，甚至有些時候它還會有逆轉疾病的效果。想要了解更多有關沙漏式飲食科學背景的健康專家，可以參考本書書末「給健康專家的話」的章節。此外，也請注意本書中所提及的每一項研究內容，其中至少有數十篇都可以在醫學資料庫中找到。

a. Hu, F. B. & Stampfer, M. J. Nut consumption and risk of coronary heart disease: a review of epidemiologic evidence. *Curr. Atheroscler. Rep.* 1, 204-9 (1999).

b. Green and black tea consumption and risk of stroke: a meta-analysis. *Stroke.* 40, 1786-92 (2009).

c. Lim, E. L. *et al.* Reversal of type-2 diabetes: normalisation of beta cell function in association with decreased pancreas and liver triacylglycerol. *Diabetologia* 54, 2506-14 (2011).

d. Pischke, C. R. *et al.* Clinical events in coronary heart disease patients with an ejection fraction of 40 percent or less: 3-year follow-up results. J. *Cardiovasc. Nurs.* 25, E8-E15

e. Willett, W. C. & Stampfer, M. J. Rebuilding the food pyramid. *Sci. Am.* 288, 64-71 (2003).

f. De Lorgeril, M. *et al.* Mediterranean alpha-linolenic acid-rich diet in secondary prevention of coronary heart disease. *Lancet* 343, 1454-9 (1994).

g. Barnard, N. D. *et al.* A low-fat vegan diet improves glycaemic control and cardiovascular risk factors in a randomized clinical trial in individuals with type-2 diabetes. *Diabetes Care* 29, 1777-83

(2006).

h. Lammert, A. *et al.* Clinical benefi t of a short-term dietary oatmeal intervention in patients with type-2 diabetes and severe insulin resistance: a pilot study. *Exp. Clin. Endocrinol. Diabetes* 116, 132-4 (2008).

i. Douaud, G. *et al.* Preventing Alzheimer's disease-related gray matter atrophy by B-vitamin treatment. *Proc. Natl. Acad. Sci. U. S. A.* 110, 9523-8 (2013).

本書聲明

The book statement

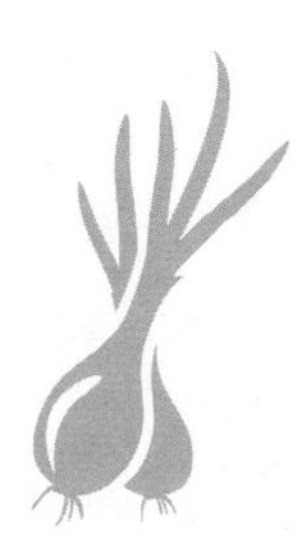

這本書包含作者的思想和觀點。這本書中的知識意旨不在於治療或治癒特別的疾病或病情，無論是作者還是出版社，都希望這本書作為提供專業醫療服務、保健服務或其他服務的一種方式。在您要做出任何調整生活方式和飲食習慣的舉動前，必須先諮詢醫師或其他專業醫療服務提供者。另外，無論是個人還是非個人，透過持續應用這本書的內容，也無論是直接或間接地使用本書內容，作者和出版商無需承擔任何損失或風險的責任。

關於藥物、飲食和營養

我們非常相信藥物的功效，甚至對它太過於依賴了。當我們生病時，我們會認為醫生和整個護理團隊都已準備就緒，隨時都能夠治癒我們。他們當然準備就緒了，但是大多數的疾病並不能藥到病除（儘管現在有成千上萬的新藥、昂貴的掃描儀以及超現代的手術室）不論你是否是得到普通的感冒，或是心臟病、中風、骨質疏鬆症、關節炎所引發的下背痛、失智症，或是像多發性硬化症這類神經系統的疾病都一樣。大致上，只有抗生素、化學療法和一些外科手術可以真正治療人類的疾病。沒有任何一種治療方式可以真正的治癒心臟病、中風或是失智症，即便是最普通的感冒或是支氣管炎也相同。超過90%的感冒和支氣管炎是由病毒所引起的，而我們由感冒或是支氣管炎中恢復健康的原因只有一個，那就是我們的免疫系統戰勝了病毒。止痛藥諸如乙醯胺酚（Paracetamol）和阿斯匹靈（Aspirin）的功用無非只是壓抑了感冒的症狀罷了。它們藉由抑制免疫系統來減輕疼痛感，因此實際上你的病症反而會拖得更久。

在我還是一個年輕的醫學生時，我常常碰到患者滿懷希望的走進醫師的診療室，期待自己的病痛可以被治癒，但通常過了好一陣子他們才發現，原來他們的病竟無藥可醫。接著，他們會步出診問，然後繼續和他們的克隆氏症（Crohn's disease）、風濕症、神經系統失調症或是衰竭的心臟一起過日子。這讓我快速的意識到，人們對藥物抱有太大的希望。然而，諷刺的是，他們卻對自己能夠預防疾病並保持健康的能力沒什麼信心。當然，在達成這個目標的過程中，我們的飲食型態扮演了最重要的角色。

不用多說，幾乎每一個人都知道營養對我們的健康非常重要。我們每天都不斷地被雜誌、電視和健康專家的營養建議轟炸，所有的訊息都在提醒我們，攝取過多的糖分或過量的脂肪對我們的健康不好。更重要的是，我們的媽媽或是祖母都曾經告訴我們要吃青菜，因為它們對健康非常好。但是我們的媽媽或是健康專家從來都沒有明確地告訴我們，究竟蔬菜對健康有多好，而其它食物對健康又有多不好；還有，對我們的健康、老化和壽命來說，食物的影響到底有多麼重要。現在就讓我為你舉一些例子。

日本攝護腺癌的發生率比西方國家少了十倍，而（目前）它的飲食型態仍然和西方文化不同。[3] 這巨大的差異與日本人和白人的基因表現無關：日本男性移居美國並將飲食習慣西化後，其攝護腺癌的發生率和一般的美國人相當；也就是說，他們罹患攝護腺癌的機率比祖國的男性多了十倍。攝護腺癌是男性最常見的癌症：只要活得夠久，幾乎每一個男人都會得到攝護腺癌，年紀落在七十到七十九歲間的男性，至少有30％的人會長出一顆攝護腺腫瘤（不論是否有被發現）。現在市面上沒有一種預防性藥物可以降低你得到攝護腺癌的機率，更遑論是降低十倍。然而，一份健康的飲食卻可以做到。癌症，這個在西方國家名列主要死因之一的疾病，在亞洲的某些地區卻不常見。

我們在這裡所談的是減少五到十倍的罹病率。以醫學的角度來說，這是非常大的差異，因為通常只要任何物質可以降低5％到10％的癌症發生率，醫師就會感到非常興奮。在罹癌風險中，營養扮演一個很關鍵的角色。如果你不抽菸，那麼大概有40％的罹癌風險是由你的飲食習慣決定。這不是單純的推測，而是二〇〇七年世界癌症研究基金會（World Cancer Research Fund，WCRF）報告的結論。這份報告涵蓋成千上萬研究報告的成果，以及由十位世界知名專家和二百三十四位腫瘤學家和科學家共同合作所做出的建言，彙編過程耗費五年——在本書中也會討論許多他們所做的研究結果。所以，假如你不抽

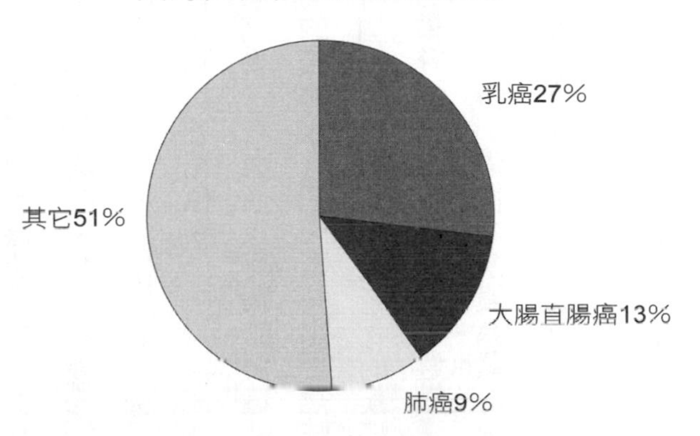

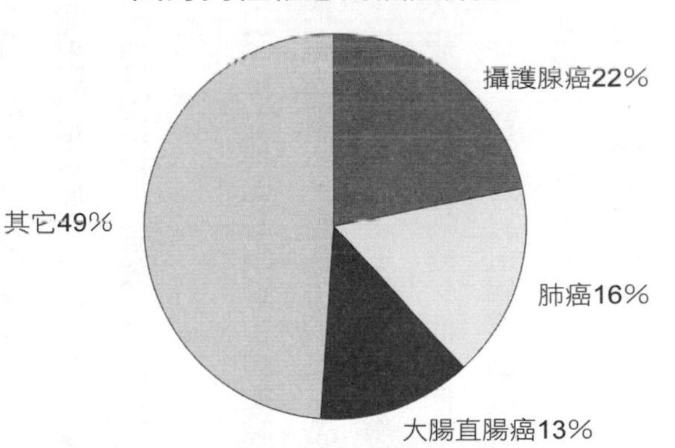

▶ 西方國家中，攝護腺癌和肺癌是男性最盛行的癌症類型。改變生活中的兩個習慣（吃得健康一點和少抽一些煙）可以顯著的降低癌症患者的人數。資料來源：*globocan 2008*，世界衛生組織（*World Health Organisation*）

菸，你的飲食會決定你罹癌風險的40%。剩下60%的風險因子則由其它各種不同的原因決定，如基因遺傳、感染性疾病、陽光曝曬量、汙染、性生活習慣、某些藥物和醫療行為、久坐的生活型態、特殊職業等等。

所以營養是怎麼降低罹癌風險的？許多研究都點出了食物中所具備的強效抗癌物質，如青花菜和草本植物。例如，巴西里中的某一個成分可以減緩腫瘤周邊血管的生成，就跟藥物Gleevec的功用一樣。Gleevec是實驗室所研發的一種新的抗癌藥物，科學家把Gleevec形容為一種抗癌的「神奇藥物」，它可以同時減緩腫瘤和其周邊血管細胞的生長速度。不過，在科學家研發出Gleevec之前，巴西里早就已經具備了影響血管生長的能力。這並不令人驚訝，因為許多效力強大的藥物都是來自於植物。阿斯匹靈，眾所皆知的抗發炎藥和止痛劑，就是一種從柳皮分離出的化合物。二甲雙胍（Metformin），世界上最常見的糖尿病處方用藥，源自於法國的丁香。還有，醫院常用的強效化療藥物，如taxanes和vinco生物鹼則是取自紫杉樹和長春花植物。

現在讓我們來看一看與老化有關的黃斑部病變，它是一種因為眼睛中視網膜細胞受到氧化和其它傷害而死亡所產生的疾病，會造成眼睛出現無法恢復的視力衰退。在西方國家，黃斑部病變是造成失明的主要原因之一（加上另一項「加速老化的疾病」——糖尿病，更讓這種疾病的發生率在飲食型態不健康的國家中穩定的攀升）。至少有20%年過六十歲的人患有黃斑部病變，而我們可以說每一位老年人都是因為眼部受到某些傷害，最後才演變為黃斑部病變。眼科醫師對於這個疾病沒有什麼有效的治療對策。可是，一則發表在知名醫學期刊《美國醫學協會雜誌》（*The Journal of the American Medical Association*，*JAMA*）的研究指出，每天攝取蔬菜的人發生這種眼部疾病的機率會下降50%。[4] 如果再搭配其它有益健康的食物，如食用富含油脂的魚類，還可以更進一步的降低發生黃斑部病變的機率。一項發表在眼科醫師雜誌《眼科醫學誌》（Archives of Ophthalmology）的研究發現，當食用足量富含油脂的魚類，黃斑部病變的發生機率可以降低45%，這項研究共有六百八十一對雙胞胎一起參與。[5]

在日本罕見的攝護腺癌，草本植物如巴西里中的有效抗癌物質，以及食用蔬菜和富含油脂的魚類對預防黃斑部病變的重要性，都只是許多重要洞見中九牛一毛的例子。然而，這些例子卻說明了正確的飲食是可以延緩，或甚至是預防一系列的慢性疾病。在診斷出疾病後（通常為時已晚），再使用藥物的效果有限。事實上，我們應該對藥物少點依賴，並多花點心思經營一個健康的生活型態。

未來有一天，歷史學者將會回顧這個時代。如果要他們列出我們這個時代最重要的兩項醫學發現，那麼根據法裔美國醫師大衛・賽文—薛瑞柏（David Servan-Schreiber）醫師的說法，他們將會提到下列兩項大事：

1. 發現抗生素。
2. 健康的生活方式對預防疾病的重大影響。

許多科學家和趨勢觀察者認為在未來數十年，政府、健康保險公司以及更多的醫師和患者將會看到優質營養對預防慢性疾病的重要性。保險公司會把更多注意力集中在營養和預防醫學上，以降低慢性疾病所造成的巨額成本。他們或許會選擇增加抽菸、飲食不健康或不上健身房者的保費。

這並不是單純想要收取人們更多的保費，而是一種必要的手段，因為慢性疾病的健康花費將持續攀升，當到達某個臨界點時，他們將會無力負擔賠償金。

這樣的狀況已經開始出現在美國。每人健保花費最高的國家是美國，它的花費是其它多數西方國家的兩倍——每年每位居民的花費超過七千美元，而多數歐洲國家的每位居民一年的花費大約三千美元。

二〇一一年，美國在健保上花了兩兆七千億美元，差不多相當於20%的政府總預算。二〇一九年，這筆金額將增加至約四兆六千億美元。儘管這部分的花費如此龐大，美國當局卻仍然發現，當提及健康指標時與各國相比，他們的排名仍只是屈居中位，平均壽命即是其一。簡單來說，即使砸再多的金錢在健保上，也不會讓人民變得比較健康。美國政府開始意識到這一點，並同時展開了許多行動來減少醫療費用和改善人民的整體健康狀態。這些行動的主要支柱就是預防醫學，並強調健康飲食對預防慢性疾病的重要性。

何謂健康飲食？

那麼老實說，何謂健康飲食呢？每天我們都透過時下各種雜誌、脫口秀、紀錄片和烹飪節目，暴露在巨量的健康建議中。再者，我們甚至還沒提到網路，以及如洪水般氾濫的健康和飲食書籍。這些書籍往往由自稱「專家」的人所撰寫，他們吹捧著自己的著作，彷彿它是唯一的真理。通常這些方法都不可思議的容易做到（畢竟一般民眾都應該要能夠每天照著做）。譬如說，避免攝取醣類並多吃蛋白質——任何一位知道生理代謝機制的生化學家，都不會被阿特金斯飲食（Atkins diet）或高蛋白飲食所愚弄。每位醫師或科學家都曉得，這樣的飲食是非常違反常理的。

除此之外，這些飲食權威常常會以無數假造的科學論點來合理化自己的理論，更糟的是，甚至還會引述實際發表的科學文獻來作為佐證。正如同下文馬上就要闡述的事實，明白這些事情很重要：有大量科學研究的進行方式並非正確，或是它們的結果被錯誤解讀。這也解釋了那些由媒體所散播的似是而非的健康建議，為什麼會讓大眾再也分不清什麼是對健康有益，而什麼又是對健康有害。

但它也確實可能讓大眾得到一些東西，並了解健康生活的真諦。藉由引用發表在主流期刊上，實驗過程完善的大型研究數據，倡導完整的生化和人體運作的知識，以及將其它領域的理論和發現（如生物進化論和老化學）一起納入考量是有可能達到這樣的效果。本書中，我將向你揭示許多關於食物和健康的錯誤傳言，盡可能的告訴你有關這方面的事。此外，我還想向你證明以下幾點：

- 大多數油脂不會造成心血管疾病。
- 乳製品並不如我們所認為的健康。
- 多數抗氧化劑對人體無用，且長期服用可能會有害健康。
- 現在所使用的食物金字塔和食物餐盤概念已經過時。
- 紅酒裡著名的抗老化物質白藜蘆醇（resveratrol），並無法讓我們更長壽。
- omega-3脂肪酸對健康的好處比不上魚油。
- 以減重作為運動目標並非是一個好主意。
- 多數的飲食都會損害你的健康。
- 綠茶這類的產品並不健康，因為它含有抗氧化劑。
- 唯一經過科學證實可以明顯減緩老化的方法，不是藥物或是「超級抗氧化劑」，而是一套良好的飲食習慣。

對某些人說，這些見解或許會給他們很多啟發。舉例來說，我們捫心自問，為什麼會有這麼多人認為抗氧化劑或是乳製品有益健康？主要有兩大原因：第一，群眾或是產業散布了這類時常別有用意的訊息（像是一位抗老化權威想要出一本暢銷著作，或是乳品業想要促進牛乳的銷量）。

為了證明他們的說法，接著他們會試圖透過科學研究顯示抗氧化劑或乳製品對健康的好處。但是，很多人不知道的是，這些科學研究的實驗過程大多都不完善。譬如，它們的受試者數量太少，或是受試者的分組並不恰當，亦或實驗數據並沒有與對照組或是服用安慰劑（仿造受試藥物的外型，但不具藥效）的組別互相比較。第二，大眾媒體也常常不正確地解讀研究數據。健康權威和食品產業總是可以找到支持他們論調的研究報告，這方面也多虧媒體的推波助瀾。

這正是為什麼再審性（re-examined）和再現性（reproduced）對實驗這麼重要，一項研究中的任何結論都應該要可以由其他經驗更豐富的研究團隊重現。唯有許多研究團隊都做出了相同的結論後，才可以假定這些發表在主流期刊上的結果可以受到採納。舉個例子，讓我們來看看世界癌症研究基金會的報告。這份報告蒐集了五十萬份與癌症和營養有關的研究報告。剔除品質不佳的研究報告，剩下的只有兩萬兩千份符合標準！這些報告當中，最終僅有七千份達到世界癌症研究基金會的嚴格標準，並被收錄成冊。簡而言之，只有1.4％探討癌症成因的研究報告品質精良，並對癌症起源和預防足以作為有效的見解。然而，大部分飲食和健康書的作者，都將他們的理論建立在實驗規模較小且實驗過程不完善的大量劣質研究上。比方說，那些研究會說X物質會保護你免受癌症或心臟病之苦，卻沒有提供來自大型研究或是「整合分析」（meta-analyses）的證據。一位健康權威可以很輕易地根據成千上萬的劣質研究報告，做出「每天喝鹼性水或是吃高劑量的維生素C，可以大幅地降低得到癌症的機會」這類的宣稱（稍後我們將會談論到這些關於維生素C的迷思和相關學問）。

此刻，我們要如何得知哪些研究報告是縝密實驗的結果，而哪些又是劣質的實驗數據呢？了解醫學和科學期刊的「影響係數」（impact factor）高低很重要，它是評估期刊聲譽的一種指標。刊登在擁有高影響係數期刊上的研究報告比較可靠，因為這些研究的執行過程完善，通常也會有大量的受試者，並由經驗豐富的研究人員進行實驗。兩個擁有最高影響係數的科學期刊是《自然》（*Nature*）和《科學》（*Science*）。如果你的科學成果發表在這兩個期刊中之一，那麼你將功成名就，因為世界各地的學術界和大學將會鋪著紅地毯，競相邀請你擔任他們的研究人員。擁有極高影響係數的醫學期刊有：《刺絡針》（*The Lancet*）、《新英格蘭醫學期刊》（*New England Journal of Medicine*）或是《美國醫學協會雜誌》（*The Journal of the American Medical Association*）。每一個醫療專業領域都擁有各自的高影響係數權威期刊，例如《心血管疾病》（*Circulation*）、《胃腸疾病》（*Gastroenterology*）、《精神醫學誌》（*Archives of General Psychiatry*）等等。在這類期刊上發表的研究，其內容比大量刊登在低影響係數期刊上的研究來得可靠，實驗過程也較為嚴謹。不過，引用在健康和飲食書籍中的研究報告，大多是來自那些低影響係數期刊。

低影響係數期刊的數量遠超過高影響係數期刊的數量，因此要把研究結果刊登在它們的頁面上當然也比較容易。身為一位研究人員，你必須要有個起跑點。一般而言，這類型的期刊可以確保X物質成為大眾媒體注目的焦點。但是，在此期間，同樣的物質也會透過學術界不同的科學家以更精良的研究方法、更多的受試樣本以及更合適的統計方法來分析和檢視。這往往意味著數年（或甚至數十年）過去後你才會發現，要不是當初有這篇研究的出現，大眾才不會誤以為X物質對心臟病或是癌症有所影響。

維生素E就是一個著名的例子。幾年前，許多研究報告（通常刊登在低影響係數的雜誌上）指出，維生素E可以降低罹患心血管疾病的風險，但是其它發表在知名期刊上，而且研究規模更大且實驗過程更加完善的研究報告卻顯示，維生素E並無助於預防心血管疾病。儘管如此，直到今日還是有眾多健康權威在他們的書中大力鼓吹「維生素E是一個神奇的抗氧化劑」這個觀念。維生素E是一個超級抗氧化劑，不論有沒有搭配維生素C，它都可以大幅地降低得到心臟病的機會。無庸置疑地，這些權威會引用一大串的研究結果來證明他們的論點。只不過這卻並非是科學的真相。

另一個例子是輔酶Q10（coenzyme Q10，Q10）。在網路上和許多雜誌中，你很難不會看到宣稱Q10具有延緩老化功效的文章。而這類的研究報告往往出現在低影響係數的期刊上。舉例來說，由科學家埃米爾・布莉茲納卡夫（Emile Bliznakov）所做的研究指出，十七個月大的小鼠在給予Q10後，平均多活了十一個月，然而，沒有給予Q10的小鼠卻只多活了五個月，[6]牠們存活的時間相差了兩倍！這個研究導致一大堆的健康書籍將Q10譽為長生不老的仙丹，Q10的廠商也因此眉笑眼開。布莉茲納卡夫在一九八一年做了這項實驗，但是就在九〇年代時，有其他科學家更進一步的進行了這項研究。這次小鼠的分組中不僅包含了被給予高劑量和低劑量的Q10組別，另外還增加了許多被給予不同雞尾酒式抗氧化劑的組別。猜猜結果怎樣？

Q10並沒有延長小鼠的壽命。研究Q10的學者倫洛特（Lonnrot）博士認為，布莉茲納卡夫所使用的小鼠患有Q10缺乏症，也就是說，這種小鼠無法自己產生足夠的Q10。因此布莉茲納卡夫的小鼠在給予Q10後能夠活得更久，倒也不足為奇。雖然如此，但我還是必須提到，在某些重要的研究報告中顯示，非常高劑量的Q10具有延緩巴金森氏症病程的效果。不過，這則信息代表著相同的意義：不論對健康的小鼠或是人類而言，Q10都沒有任何作用。這段敘述的寓意是：你一定要切記，即使已有研究假設某項物質可以讓小鼠活得更久，但在你要大把吃進這個物質的藥丸之前，請務必先靜心等待高影響係數期刊登載出更可信的相關研究報告。

我們之所以不斷被不合理的健康建議轟炸，另外一個原因就是醫學研究的結果常常被大眾媒體曲解。想像一下，假如某個研究發現X物質可以降低膽固醇。接著，這個研究會被一些新聞工作者看到，然後在他們迅速地瀏覽後，這篇研究的內容就會零時差的被刊登在報紙、週刊和健康網站上，並宣稱「X物質能夠對抗心血管疾病」——這是一個不正確的結論。

這個錯誤的結論是具有影響力的，基於以下的理由：X物質降低了膽固醇。這就是研究顯示的結果。過量的膽固醇會導致心血管疾病，這是常識，所以對多數人來說，這似乎很合乎邏輯——假如X物質可以降低膽固醇，而過量的膽固醇會導致心血管疾病，那麼X物質肯定能夠預防心血管疾病。但就醫學上來說，這是一個謬論。只憑藉X物質降低了膽固醇的數值，並不能表示它對心血管系統就有正面的影響。除了降低膽固醇，X物質可能也會增加其它確實對心血管健康有害的物質，而這些物質在這個研究中並沒有被探討到。每一個物質都會影響到成千上萬種細胞和酵素的作用機制，而這些作用都可能對心血管疾病造成正面或負面的影響。因此，假如該研究並未明確指出X物質可以降低心臟病發作的機率，你就不該只因為X物質降低膽固醇，而草率做出「X物質有益心血管健康」的結論。

X物質的實際例子是被稱之為「纖維酸衍生物」（fibrates）的藥物。纖維酸衍生物被用來降低血液中膽固醇和脂肪的含量，千真萬確，它可以大幅地降低血液中膽固醇和脂肪的含量。乍看之下，這對心血管疾病具有正向幫助。不過，纖維酸衍生物也會增加血液中同半胱胺酸（homocysteine）的含量，它是心血管疾病的風險因子之一。研究已經顯示，即使纖維酸衍生物可以顯著地降低血液中膽固醇和脂肪的含量，但它們並不能降低心臟病的死亡率。以類似的手法，幾乎每一種物質健康權威都可以讓它具有正面效果。他們甚至可以宣稱，抽菸有益健康，因為研究結果真的發現它可以降低罹患巴金森氏症的機會。當然，他們顯然忘記提到這一個事實，抽菸不只會影響到腦部，也會影響到其它重要的器官，如肺臟。

在解釋科學或醫學研究報告時，常會出現另一種謬論。如果一份研究報告顯示，缺乏Y物質會導致某些健康問題，某些人就會認為吃大量的Y物質可以預防這些健康問題。但人體運作的方式並非如此。打個比方，我們知道硒缺乏是造成癌症的原因之一，可是假如攝取太多硒（因為它的相對毒性，這點很容易做到），竟然也會造成癌症以及其它一連串的健康問題。同樣的觀念也可以套用在抗氧化劑和維生素上。

總之，如果我想要以健康權威的形象自居，我只需要寫一本書討論維生素E對心血管健康有多好，以及抗氧化劑和Q10又是如何讓你延年益壽就好。我甚至可以用許多不同類型的科學文獻來支持我的論點，並避開其它說它毫無功效的研究報告。健康權威常常用上述的方法鑽漏洞，因為他們聰明的利用了當代的一個大問題：資訊爆炸。

一份真正的飲食不是節食

任何一個在進行節食減肥的人都誤解了飲食控制的意思。畢竟，在某段時期中努力少吃點東西，是一般人對飲食控制的認知，這完全是個荒謬的想法。當你有這樣的想法後，究竟為什麼還會想要在某段時間內減重，難道在你恢復「正常」的飲食後，你的體重不會馬上回升嗎？

一份真正優質且健康的飲食可以陪伴你一輩子。它是一種生活型態的改變，在你的人生中，你需要學習並維持這些良好的習慣，長期下來，它對健康的影響就會真實地反映在你的身上。況且，絕對不應該刻意減重，因為它很難持之以恆。減重必須要吃少一點也是個錯誤的想法。如果你的飲食是健康的，那麼你就可以盡情地享用它；假如你過重，你的體重將會不知不覺下降。唯一優質的飲食就是將飲食型態融入生活方式中。然而，因為人類是被習慣牽著走的動物，所以一開始要調整到一個新的飲食型態，並維持這樣的生活改變並不容易。因此，對這份飲食型態的了解是你堅守它的附加動力，它不僅有助於你減重，還可以延緩你老化的過程。

幸運的是，人體絕對具有保持這些新習慣的本事，所以當你終於破除舊習，並學到這些新的飲食習慣時，這些健康習慣幾乎就會永遠紮根在你每一天的生活中。幾個月後，你將對這個新學到的飲食型態不再陌生。更重要的是，你的身體會出現其它的轉變：你的味覺會因為營養變好而產生了變化，突然之間，葡萄和草莓都變成了美味可口的甜品。你對飢餓感會有全新的體會，它不再是「假性飢餓」（pseudohungry），而是「真正的飢餓感」，它伴隨著想要吃到健康食物的渴望。「假性飢餓」主要是一種虛弱和缺乏注意力的感覺，並且會引起強烈嗜糖的衝動，這是因為你的血糖在達到高峰後快速下降所造成。

本書中，我把我將介紹的飲食型態塑造成一個稱之為「沙漏式飲食」的模板，它的功用類似食物金字塔和食物餐盤。這裡我所說的飲食型態，是結合了來自醫學和科學文獻上的見解。我還沒有發現最健康的飲食，但是我站在「巨人的肩膀」上，持續打造更完善的飲食。這些「巨人的肩膀」有備受敬重的醫師和研究人員，他們所推崇的飲食型態對健康的益處都已經記載在醫學文獻上。這類的「飲食」有沃爾福德博士的CRON飲食（Calorie Restriction under Optimal Nutrition，在最佳營養狀態下進行熱量限制）、傅爾曼醫師飲食或日本的沖繩飲食。雖然這些營養指南都很健康，但是它們還可以再調整得更健康，或是更讓人容易執行。譬如說，CRON飲食非常健康，它能夠顯著地延長壽命，但是對許多人來說它太難維持了。而傅爾曼醫師飲食太過專注在素食。平均來說，素食者比較長壽，但他們的最大壽命卻並未增加（稍後會再行討論）。所有這些飲食型態的共通點就是，它們在科學報告上都已經有了充分的證據。這些供我們作為飲食基準的科學見解，都是由眾多飲食中去蕪存菁後所得，是真正有益健康的飲食。

為什麼多數的飲食不健康

前面已經說過，現在我們不斷被陌生的飲食和似是而非的營養建議轟炸。這本雜誌說咖啡有益健康，但下一本可能又說它會引起心律不整。專家A聲稱富含油脂的魚類有益健康，然而專家B卻說它飽含汞金屬。一項研究顯示綠茶導致攝護腺癌，可是另一項研究卻認為它能夠預防癌症。X飲食說只要我們吃低脂飲食，就可以吃很多碳水化合物；Y飲食又說脂肪很好，碳水化合物才是有害健康的罪魁禍首。這些例子不勝枚舉。

我可以教你一個了解飲食型態的訣竅：絕對不要聽從大眾媒體的說法！有一些營養建議和飲食內容荒唐至極，像是「血型飲食」（Blood type diet），這種飲食方法是依照你的血型來吃東西。這是一個天大的笑話，但它卻已經有上百萬本的書冊擺放在書架上。許多看似比較有根據的飲食，其實也不太健康。我們就舉世界聞名的阿特金斯飲食（Atkins diet）為例吧！阿特金斯博士建議盡可能的少吃醣類（碳水化合物），並多吃富含蛋白質和脂肪的食物。他提供了非常豐富的醫學解釋，以說明為什麼這個概念如此重要，他所敘述的某些觀點確實是正確的：過多的碳水化合物有害健康。但是，我無法單單強調這一點，你必須要著眼於整體的飲食。每一個醫學生都知道，過量的蛋白質也會有害健康，尤其是對肝臟和腎臟來說，蛋白質的代謝會增加它們的負擔。我們必須知道，從三十歲開始，我們腎臟的功能每十年會衰退10％，而這個過程會因為過量攝取蛋白質而加快。肝衰竭或腎衰竭的患者就醫時，他們必須進行嚴格的低蛋白飲食。因此，正如我們看到的，這就是長期攝取高蛋白會有害健康的重要原因。

阿特金斯確實有提到一個觀點：碳水化合物有害健康。但即便是這個觀點，他也沒有正確地應用在他的飲食中。請容我來為你解說：攝取太多的碳水化合物有害健康，部分的原因是它們會加速我們老化。糖分子在體內是具有黏性的，它們會讓蛋白質更容易黏在一起，這使得我們的組織變得更加堅硬，也失去了原本的彈性。這也是為什麼我們會產生皺紋，老的時候血壓會上升的原因之一（因為血管壁變得更硬了）。乍看之下，阿特金斯seems可能地減少碳水化合物的攝取量是對的策略，可是，如阿特金斯飲食所說，當一個人攝取非常少量的碳水化合物時，他的生理代謝將會走向「生酮作用」（ketosis）。生酮作用是身體自行大量生成「糖」的一個狀態，只不過這並非一般的糖，它是一種「超糖」，叫做甲基乙二醛（methylglyoxal）。甲基乙二醛比一般糖的作用力高出四萬倍，它會讓蛋白質如百特膠般瘋狂地黏在一起。研究顯示，使用阿特金斯飲食者，其體內甲基乙二醛的含量竟翻倍，而這樣的含量只會出現在「糖尿病控制不佳的患者身上」。老化領域的知名專家奧布里・狄格瑞博士，將阿特金斯飲食稱之為一份「加速老化的食譜」。[7]

但是為什麼阿特金斯飲食可以變得如此風靡呢？我為你列出一些原因：

1. 阿特金斯飲食確實可以讓你減重，而這正是許多人認為最重要的事。
2. 這份飲食投大眾所好：即使你繼續吃富含脂肪和蛋白質的食物，你也可以減重。
3. 對不知道完整生化機制的人來說，這份飲食的一些科學論點聽起來似乎很有道理。
4. 純粹是人類本性使然，他們快速地製造出了各種天花亂墜的說法（並傳播給大眾）。

除了阿特金斯飲食外，還有一人堆廣為流傳的飲食，例如義大利麵飲食（pasta diet）或是比佛利山莊飲食（Beverly Hills diet）。其它一些集無知、行銷和偽科學於一身的亂七八糟飲食，甚至不值得我多花筆墨加以解釋。

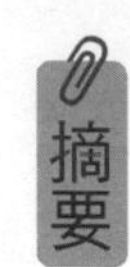

許多老化相關的疾病，如攝護腺癌、心血管疾病或是黃斑部病變，都可以藉由健康的飲食預防或是延緩。

未來，我們的健保系統將會無法負擔慢性疾病的醫療費用。強調健康飲食的慢性病預防方案，將可以大幅地降低這部分的花費。

有大量似是而非的飲食建議是因為：

- 許多醫學研究的規模太小或是研究方式不正確，如受試者分組不當、沒有服用安慰劑的組別以供比較、統計分析方式不佳等等。
- 許多出現在大眾媒體中的醫學研究結果都被解讀錯誤。

大多數的飲食都有害健康，但健康權威卻可以用科學研究結果支持他們的理論是因為：

- 他們將理論建立在發表於低影響係數期刊上的小型或操作不當的研究。
- 他們做了遠大的結論（並不是每一個降低膽固醇的物質都可以預防心臟病）。
- 他們只引用能鞏固他們主張的研究，同時忽略了與他們論點相牴觸的研究結果。
- 他們專注在單一的生化機制上，卻忽略了人體完整的生化運作狀況（根據阿特金斯的說法是，以「健康的」蛋白質取代「不健康的」碳水化合物）。
- 他們的焦點主要放在減重上，並不會考慮到長期使用該飲食所造成的後果，如縮短壽命。以老年學（biogerontology）「老化科學」的觀點來看，一份飲食或一套飲食型態必須要將它納入考量。

金字塔式、餐盤式和沙漏式飲食

你可能看過它們：食物金字塔或是食物餐盤，他們都告訴我們該吃些什麼。大多數的歐洲國家都使用食物金字塔，最近，美國以食物餐盤取代了食物金字塔，而英國則以食物餐盤為圭臬。

食物金字塔

食物金字塔的呈現方式通常是這樣：

食物金字塔的底層是由澱粉類食物（麵包、麵食、米飯和馬鈴薯）所組成。它的上層則是蔬菜和水果，兩者的份量幾乎相同。再往上看，你會發現像是肉類或是乳製品類的食物。最頂端的部分則是油脂類以及甜食類（精緻糖和其它糖果）。

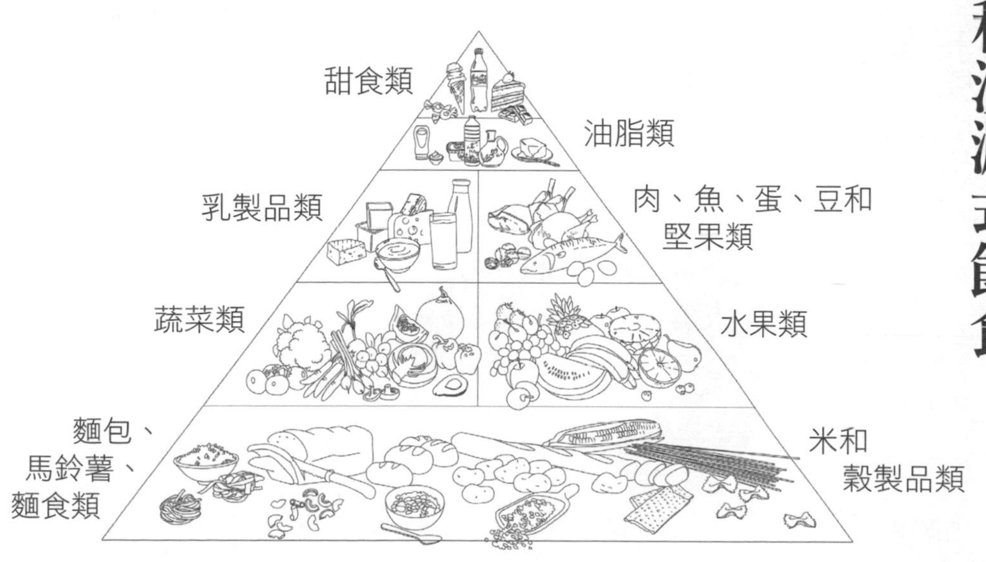

就整個大概念來說，食物餐盤的內容和食物金字塔很相似：蔬菜水果類和澱粉類食物（麵包、馬鈴薯、麵食和米飯）在餐盤上佔了相同的份量，接著是肉、魚、蛋和豆類，而牛奶和乳製品類也佔了不少份量。必須適度攝取的油脂類，在餐盤中則佔有一小塊位置。

單就它們呈現的方式而言，雖然我並不是食物金字塔的擁護者，但我更不會推崇食物餐盤的呈現方式（至少食物金字塔讓人一目了然）。當我在看食物餐盤時，我只看到一大堆食物被丟在一起。食物金字塔是由分層的階梯式結構組成，所以至少某類食物的重要性可以藉由它們擺放的位置來強調。

不過更為重要的是，不論是食物金字塔或是食物餐盤的內容，它們所依據的科學研究結果都已經過時。然而直到今天，我們還是可以在學校福利社、公司餐廳以及無數的健康雜誌和網站上看到這兩張圖。

哈佛大學並沒有讓這個問題被漠視，他們的營養系做出了一份替代性的食物金字塔。該食物金字塔的目標是，提供大眾比典型食物金字塔或是食物餐盤更加健康且有效的飲食選擇。

它有什麼特別？哈佛大學的金字塔底層和典型的食物金字塔不同，它除了穀類，還包含了蔬菜、水果和油脂類（它也有益健

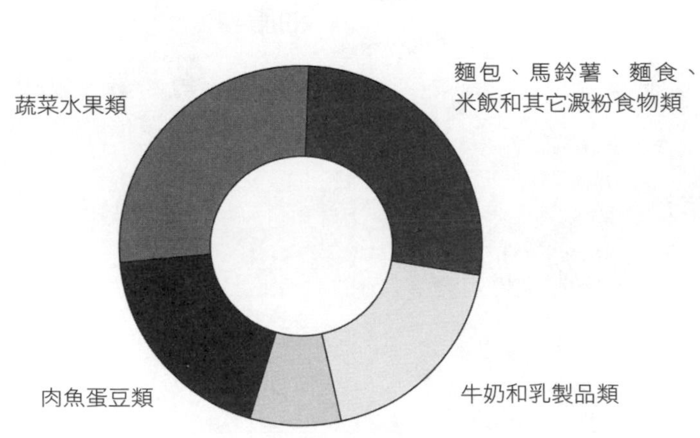

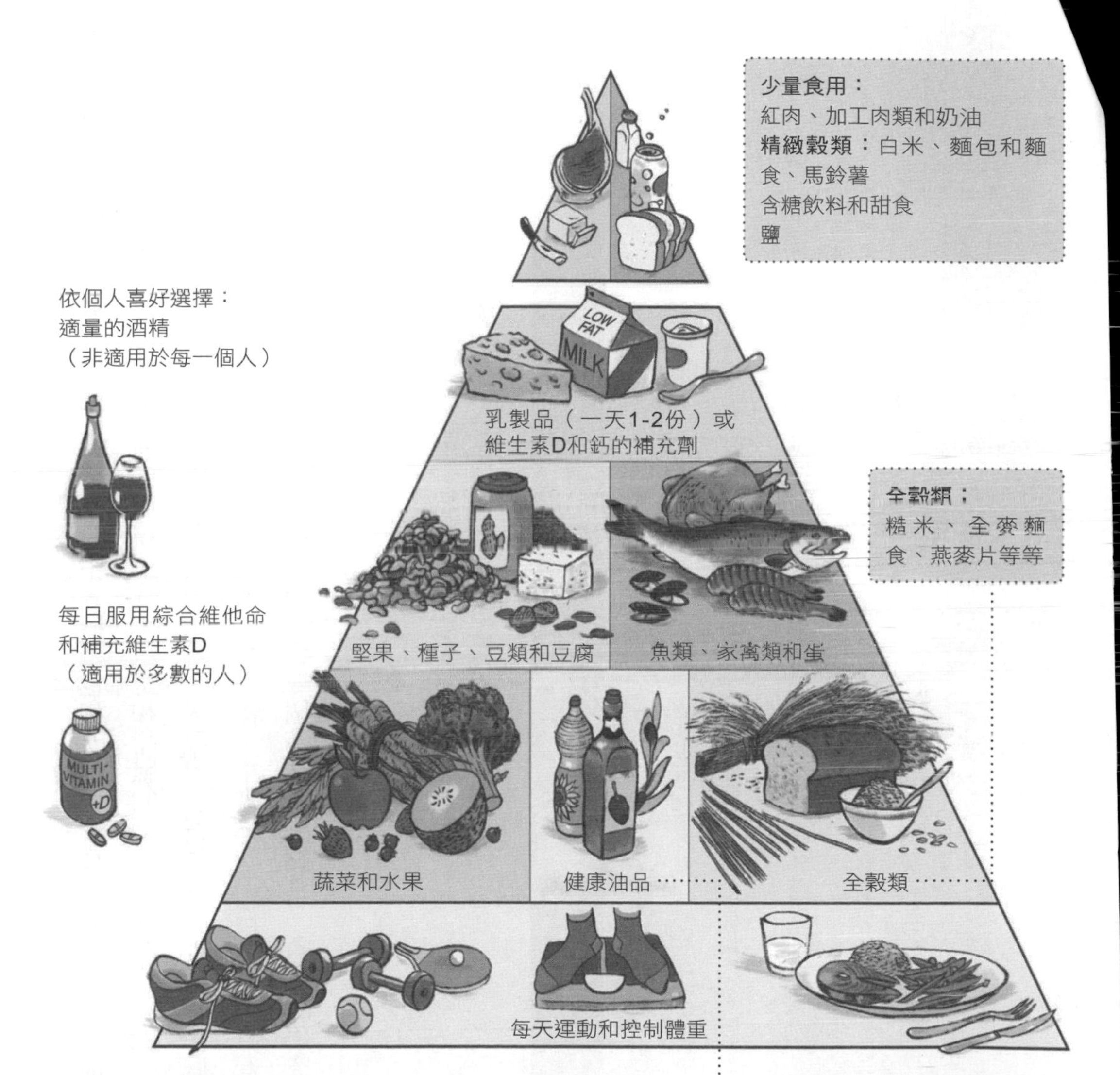

▶ © 2008 哈佛大學。欲知更多關於健康飲食金字塔（The Healthy Eating Pyramid）的內容，請參考哈佛大學公衛學院營養系的Nutrition Source網站，www.thenutritionsource.org，以及由威利特醫學博士（Walter C. Willett M.D.）和派翠克．J．史基瑞特（Patrick J. Skerrett）所著的《吃吃喝喝變健康》（Eat, Drink, and Be Healthy），該書2005年由Free Press和Simon & Schuster Inc.兩家出版社發行。

康）。另外也值得注意的是，馬鈴薯、白米、白麵包和非全麥的麵食都被移到了最上層，現在它們都被納入金字塔頂端的「違禁品」專區，與洋芋片、汽水和甜膩的格子鬆餅共佔一隅，紅肉也被移到這個頂端的違禁品區塊。有害健康的油脂還是保留在頂端，對健康有益的油脂則放到了底層。新加入的項目則是補充符合建議攝取量的膳食補充劑。這看起來很奇怪——當你吃一份多元化且健康的飲食時，食物中所含的維生素不夠嗎？稍後我們將討論這一點。另一個有趣的觀點是，哈佛的研究人員認為乳製品是相對不健康的食物。

食物餐盤和食物金字塔／哈佛健康飲食金字塔比較

食物餐盤和食物金字塔	哈佛健康飲食金字塔
沒有強調馬鈴薯、白米、白麵包和非全麥麵食對健康的危害性。	底層不再有馬鈴薯的蹤跡，它和白米、白麵包以及非全麥麵食一起被放到了頂端的「違禁品」區，與其它更為人知的不健康食物並列，如甜食和汽水。
澱粉類食物（包括麵包、麵食、米飯）構成了食物金字塔和食物餐盤的基底。	澱粉類食物和蔬菜、水果以及健康油脂共同組成了它的底座。
建議攝取乳製品（包括乳酪、優格和牛奶）。	乳製品可能會完全被維生素D和鈣的膳食補充劑所取代。

沒有提到膳食補充劑。	建議攝取膳食補充劑。
建議食用紅肉。	不建議食用紅肉，並將它放到了頂端的「違禁品」區。建議食用魚類和白肉，如雞肉。
油脂類有害健康。	健康的油脂被放到底座。
沒提到堅果、豆類和豆腐。	堅果、豆類和豆腐成為取代肉類的重要選項。
沒提到酒精飲料。	建議適量的飲酒。

今日的食物金字塔和食物餐盤都已經過時了，而你可能會自問，為什麼現在仍在推廣和建議它們的內容？對我或是來自醫學界的人來說，這個現象不令人訝異。多年（或幾十年）來，新的觀念日新月異，但科學界的觀點滲入我們社會中的步調往往緩慢的可悲。

最重要的是，每天你餐盤中所放的食物決定了幾項龐大的利益。食物金字塔和食物餐盤仍然隨處可見的原因之一是因為，穀類、肉類和乳品類產業極力遊說政府維持在目前的飲食型態：強烈著重在穀類、肉類和乳製品的型態。因此，這類食物在食物金字塔和食物餐盤中占了很大的份量，這並非巧合。穀類、肉類和乳品類產業不只是食物金字塔和食物餐盤的捍衛者，他們對政策的創立也有很大的影響力。大多數歐洲的食物金字塔和食物餐盤都是以典型的美國食物金字塔為設計基礎。這幾十年來，美國農業對政府大型政策的影響力相當大，概括來說，它決定了美國金字塔應該要長什麼樣子。這不是沒有道理，因為食物金字塔是由美國的農業部制定，而非衛生署。如果它是由衛生署制定的話，這份飲食可能看起來會健康許多，而穀類、肉類和乳製品就不會占有這麼大的份量。你可以說，現在的金字塔式和餐盤式飲食主要是為了農業部門的健康，而不是為了大眾的健康。

強大產業對衛生部門和科學界的遊說功力不容小覷。以梅爾・史丹普佛爾（Meir Stampfer）為例——他是一位哈佛大學著名的營養科學教授，他發表了一些關於碳水化合物有害心血管健康的知名研究。在科學人雜誌（Scientific American）的訪問中，他很清楚地描述「汽水產業是如何對他極力施壓，並希望他的研究無人聞問」。[8] 汽水製造商有什麼權力介入科學研究？更不用說他們有什麼資格去質疑受人敬重的教授，以及對上百萬人健康有益的醫學研究？

當然，還有更多的原因讓食物金字塔和食物餐盤維持現狀。提供營養信息的政府機構往往以高高在上的眼光看待群眾（身為醫師的我對這種作法實在很生氣），對他們而言，食物金字塔和食物餐盤必須要以極小的幅度調整，因為對一般大眾來說，太大的改變會讓他們難以理解和接受。美國政府的資深公務員和營養政策推廣中心的共同執行長羅伯・波斯特（Robert Post）被問到，是否他會告訴大眾這些關於油脂和碳水化合物的重要新觀點。他說他不會告訴大眾，因為給大眾的訊息必須要「簡短、簡單」，並且「簡要」。[8] 話雖如此，但我們身體的運作並不「簡單」，更何況，與我們健康有關的建議不應該「簡短」。最重要的是，它應該被大眾看見。總之，政府機構正在危害我們的健康，因為他們認為那些科學觀點對一般大眾來說太過複雜並難以理解。

但是我們在很多醫院裡也都會看到食物金字塔和食物餐盤的海報，難道醫師不知道這些觀念已經過時？老實說，大多數的醫師都不太關心營養這一塊。在醫學研究中，他們沒有投入太多的時間在營養上。醫師主要學到的觀念是處理急症，他們把首要優先的研究目標放在治療疾病上，但其實做這些都已經太遲了。當腫瘤長了二十年後，終於被發現時；或當血管經過三十年的淤積後，終於完全堵塞，無可避免的心臟梗塞隨之發作時，再做治療都為時已晚——這些疾病的發展深受我們飲食型態的影響。這些年來，醫生很少把醫學研究的焦點放在預防醫學上。

英國醫學期刊（British Medical Journal）的主審理查・史密斯醫生暨教授，說了這一段關於營養和醫師的話：「許多醫生對營養只有初步的認知。比起食物，他們大多數都比較熟悉藥物，而希波克拉底（Hippocrates）『食物即是靈丹妙藥』的哲理多半都被忽視。現在或許是該改變的時候了，愈來愈多政策開始關注到肥胖的問題，並且對功能性食物的研究興趣日益升高，這些食物正開啟許多療法的可能性（英國醫學期刊，二〇〇四）。」

產業的遊說、醫學見解傳遞給普羅大眾的速度緩慢、強調急症醫學而非預防醫學，這些都是我們仍然停滯在過時的食物金字塔和食物餐盤的幾個主要原因。

除了它們的內容，我們也可以來談談這些食物模型的形狀。稍早我提到，我發現餐盤式的模型比金字塔式的更加不清楚。儘管金字塔式的呈現方式比較好，但為什麼大多數的國家還在用金字塔式或是餐盤式的模型？能夠有一個更好的選項嗎？

目前食物金字塔和食物餐盤最大的問題是，他們主要是在告訴你應該吃哪些食物，卻沒明確地說明哪些食物你應該避免。金字塔式模型試圖藉由增設「違禁品」區塊解決這個問題——在塔頂小小的三角形中，所有有害健康並該被禁止的食物都被放置在一起。但是不健康的食物比健康的食物多太多了！聽起來營養建議應該要把不健康的食物明白地標出，這樣你才知道哪些食物你應該要避免。把所有各式各樣的不健康食物都放在一個小小的塔頂區塊，或甚至是像食物餐盤般忽略它們，會使得人們不知道哪些食物應該要小心注意。為了要吃得健康，知道有哪些食物不健康與知道有哪些食物健康是同等重要。

另一個問題是，食物金字塔和食物餐盤都幾乎沒有什麼替代性。比方說，它們說你應該要少吃點肉，多吃點水果和蔬菜，非常清楚明瞭。但是，這也就是它能說的所有事情了。所以你能用什麼取代肉類？它們沒告訴你豆腐或素肉可以作為優質的肉類替代品，或是紅肉可以用禽肉或富含油脂的魚類取代。它的確提供了一些飲食的方向，但卻很難針對問題提出真正的解決辦法。

第三個問題是份量。食物金字塔和食物餐盤把每一類食物劃分成一個個區塊，以便你了解該類食物你可以吃多少。舉例來說，油脂類在食物餐盤占了一小個區塊，這表示你最好不要吃太多「不健康的油脂類」。但有不少食品在少量食用時，其實對健康不錯，像是膳食補充劑和黑巧克力。簡單的說，食物金字塔頂端和食物餐盤小區塊上的「不健康食物」，也可以由你能夠少量食用的健康食物填補。

我想到了這些問題，並已經將這個想法實現在一個新形態的食物金字塔中，它的概念會和新的老年學以及人體生理代謝觀點比較接近。有一天我在讀一本有關營養學的書，書中羅伊・沃爾福德博士（Dr Roy Walford）介紹了他自己繪製的食物金字塔（幾乎每一位寫書的科學家或是醫師都會畫一個自己的版本），而他的食物金字塔還可以改得更好。突然間我靈光乍現，我開始畫一張圖。對我來說，它不僅要能呈現出我所能想出的最健康營養方案，還要能完整的列出有哪些食物有益健康，又有哪些食物有害健康，並該如何將不健康的飲食以其它更健康的食物替代，這張圖就是「沙漏式飲食」。

沙漏式飲食的七項原則

1. 不要吃或盡可能少吃麵包、馬鈴薯、麵食和米飯。
2. 以燕麥粥（搭配植物性牛奶泡製）取代麵包。以豆科植物（豌豆、豆類、扁豆等等）或菇類取

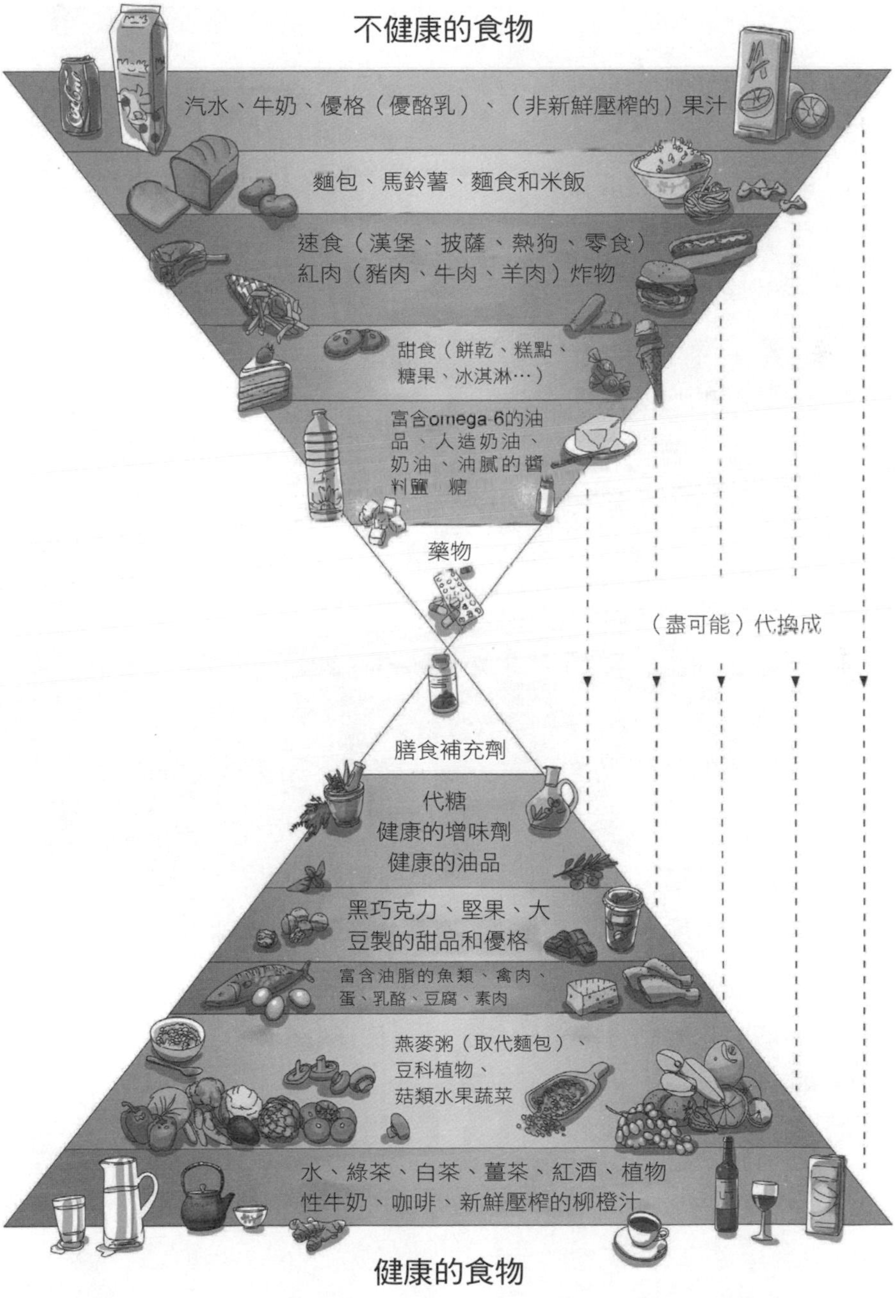

不健康的食物

汽水、牛奶、優格（優酪乳）、（非新鮮壓榨的）果汁

麵包、馬鈴薯、麵食和米飯

速食（漢堡、披薩、熱狗、零食）
紅肉（豬肉、牛肉、羊肉）炸物

甜食（餅乾、糕點、
糖果、冰淇淋…）

富含omega 6的油
品、人造奶油、
奶油、油膩的醬
料鹽、糖

藥物

（盡可能）代換成

膳食補充劑

代糖
健康的增味劑
健康的油品

黑巧克力、堅果、大
豆製的甜品和優格

富含油脂的魚類、禽肉、
蛋、乳酪、豆腐、素肉

燕麥粥（取代麵包）、
豆科植物、
菇類水果蔬菜

水、綠茶、白茶、薑茶、紅酒、植物
性牛奶、咖啡、新鮮壓榨的柳橙汁

健康的食物

→**聰明的食物補充劑**：維生素D、碘、鎂、硒、維生素B群

→**取代糖的健康選擇**：甜菊糖、塔格糖、糖醇、（搗碎的）水果

→**健康的油品**：橄欖油、亞麻子油、核桃油、菜籽油、大豆油、紫蘇油、椰子油

→**健康的增味劑**：香料（薑黃、巴西里、百里香、迷迭香、羅勒、牛至、薄荷）、大蒜、洋蔥、檸檬汁、醋（巴薩米可醋、覆盆莓醋、蕃茄醋）、鉀鹽

→**富含omega-6的油品（少用）**：玉米油、葵花油、棕櫚油、芝麻子油

→**富含油脂的魚類**：鮭魚、鯖魚、鯡魚、鯷魚、沙丁魚

→**肉類的替代品**：豆腐（大豆製成）和素肉（真菌類製成）

→**豆科植物**：豆類、豌豆、扁豆、大豆

→**水**：可用檸檬、鼠尾草、百里香或薄荷增味

→**植物性牛奶**：豆漿、杏仁漿、米漿

→**酒**：男性最多一天兩杯，女性最多一天一杯為限

→**咖啡**：一天最多三杯

＊改變或減少藥物前，務必先諮詢醫師

代馬鈴薯、麵食或米飯。

3 不要喝牛奶或吃優格，以植物性牛奶（如豆漿或杏仁漿）和大豆製優格或甜品取代。可以吃乳酪和蛋。

4 盡可能以富含油脂的魚類（鮭魚、鯖魚、鯡魚、鯷魚和沙丁魚）、禽肉（雞肉、火雞肉）、豆腐或素肉取代紅肉（豬肉、牛肉、小牛肉、馬肉）。

5 蔬菜和水果是沙漏式飲食的基礎。

6 大量攝取水分，一天喝幾杯綠茶或白茶，並至少喝一杯新鮮壓榨的果汁或蔬菜汁。可以飲用咖啡（一天最多三杯）和酒（男性一天最多兩杯，女性一天最多一杯）。

7 「聰明的」使用膳食補充劑（碘、鎂、維生素D、硒、維生素B群）。

沙漏式飲食的優點是，它清楚地標示出哪些食物有害健康，所以你可以更留意這些食物。再者，你可以馬上知道怎麼將這些不健康的食物以健康的食物取代。在下方三角形的頂端，你可以找到另一個不同點。在該處，你不會看到那些你必須避免的不健康食物，反而只會看到有益健康的食物位在頂端，因為你應該少量的補充它們，像是膳食補充劑或是草本植物。

沙漏式飲食是依據各種科學領域的堅實研究成果所製成，像是內分泌學（討論生理代謝）、老年學（討論老化）以及預防醫學。沙漏式飲食也建立在我們的演化史上。比方說，在人類整個史前99.9％的歷史中，我們的遠祖並不吃乳製品或是麵包，因為開始攝取omega-3脂肪，所以我們的腦容量得以增加。我們的祖先既不像舊石器時代飲食所說的——吃很多肉，也不像故事書所寫的——常常為部落的晚宴捕獲一隻龐大的獵物。

如同前面所述，沙漏式飲食的重點不是放在減重，而是放在如何延緩老化的過程和減少老化相關疾病發生的風險。一份真正健康的飲食，不會以減重作為它的目標，而是會以降低慢性（老化相關）疾病的風險為目的，而減重只是隨之而來的效果。

沙漏式飲食的造型也象徵時間，它代表了我們要如何用飲食捉住時間、如何讓我們的生理時鐘走得慢一些。流過沙漏的沙子象徵時間的流逝，同樣的，吃進我們身體的食物也提供了我們會多快衰老的預告。吃得健康的人，活得比較久。

使用方式

沙漏式飲食的兩個三角形互為鏡像。上方的倒三角形包含所有我們應該盡量少吃的食物，下方的三角形則展示出我們應該多吃的食物。

同時，沙漏式飲食由兩個對稱的三角形組成。基本上，這表示它們兩者的每一個區塊或食物分類都完全相反。因此，你可以很清楚地知道，有哪些比較健康的食物可以用來取代該類不健康的食物。

讓我們從位在下方三角形底層的第一類食物開始看。此類的食物列出我們所知道最健康的飲品，譬如綠茶、白茶、薑茶、水或一杯紅酒。上方三角形的底層，也是位在最高處的類別，則由和它完全相反的飲品組成，諸如汽水和牛奶這類比較不健康的飲品。

同理適用在兩個三角形的頂端，該處兩者所列的食物也互為對立。在下方代表「健康」的三角形頂端，列出的是膳食補充劑；在下方三角形的頂端並未含有被列為「違禁品」的食物，這個區塊只有我們可以小量攝取的營養素。跟我們每天應該攝取的兩公升水分或各種蔬菜相比，這幾顆膠囊大小的膳食補充劑份量小了許多。

沙漏式飲食每一層的顏色可以告訴我們，兩個三角形之間互為對立的食物。你會看到上方三角形列有紅肉的紅色區塊，與下方三角形的紅色區塊相互呼應。這表示我們可以用下方三角形紅色區塊中比較健康的食物來取代紅肉，如富含油脂的魚類、白肉（禽肉）、蛋或豆腐。

所以你說沙漏式飲食是一個多嚴格的「飲食」或「飲食型態」嗎？其實由你決定它嚴格的程度。你最好盡可能避開上方三角形中的不健康食物。另一方面，你應該盡可能多吃下方三角形中的健康食物。想要大量減重的人或是想要明顯延緩老化的人，可以用比較嚴格的方式執行沙漏式飲食的原則。他們可以徹底落實不再吃麵包、馬鈴薯、紅肉或乳製品。對大多數的人來說，沙漏式飲食是一個指南，它可以一目了然的告訴你，一份健康的飲食型態是什麼樣子。它是一套讓人了然於心的飲食型態，當你在準備餐點時，不需要還照本宣科的操作。在此，沙漏式飲食不是命令你和禁止你吃些什麼，而是一本提供你有用信息的飲食指南。

摘要

食物金字塔和食物餐盤相當不完善，因為：

- 它們包含許多不建議食用的食物（如紅肉、乳製品和馬鈴薯）。
- 它們太過簡單（沒有充分的區別優質和劣質的油脂類、紅肉和白肉、白米和全穀米、一般茶飲和綠茶或是富含omega-3和富含omega-6的油脂。）。
- 它們依據典型的美國食物金字塔所建立，該金字塔受乳品類、肉類和穀類產業的影響極大，而且它是美國農業部的產物（並非衛生署）。

沙漏式飲食：

- 清楚的區別：優質和劣質的油脂類、紅肉和白肉、一般茶飲和綠茶、富含omega-3和富含omega-6的油脂等等。
- 更清楚地列出哪些食物有害健康（並且沒有將所有不健康的食物都塞在頂端小小的「違禁品」區塊）。
- 提供代換不健康食物的方式（透過沙漏式模型對稱的形狀和對應的顏色）。
- 不僅建立在營養學的觀點上，還將醫學、老年學（老化科學）、生化學和生物學（我們的演化史）的論點都納入其中。
- 主要的重點放在預防慢性疾病和老化相關疾病，減重則是隨之而來的效果。

所以一言以蔽之，什麼是健康的食物呢？根據我的定義，健康的食物有助於我們維持最適當的體重並活得更久。這不僅是因為我們變得更加強壯和健康，也是因為許多生化和代謝機制的活化，讓我們的老化速度沒那麼快。接下來的三章，我們將討論三大營養素（碳水化合物、蛋白質和脂質），並解釋它們對身體、生理代謝和老化過程的影響。

你可以在www.foodhourglass.com下載彩色版的沙漏式飲食。

3 chapter 三個基本原則

原則1 攝取過多的碳水化合物不只不健康，它對健康非常有害

每一個人都知道，攝取太多的碳水化合物是不健康的。儘管如此，碳水化合物對健康的傷害遠超過我們的想像。當我們吃太多碳水化合物時，蛀牙或變胖反而是最不用去擔心的問題。事實上，碳水化合物會導致：

1. 老化加速。
2. 罹癌風險增加。

不過我們不能沒有碳水化合物。它跟氧氣有點像：我們需要仰賴氧氣維生，但氧氣同時也會造成我們氧化和老化。碳水化合物對我們來說也是一樣：沒有碳水化合物我們無法生存，它提供我們能量，但碳水化合物也會加速老化的過程和增加罹癌的風險。

首先，我們來聽聽加州大學辛西雅・凱尼恩（Cynthia Kenyon）教授的說法。肯尼恩教授是老化領域中，世界頂尖的研究人員之一。她透過蟲體（*Caenorhabditis elegans*，秀麗隱桿線蟲）進行基因實

驗，並解開了在老化過程中扮演重要角色的一個細胞機制：糖和胰島素的代謝。因為這個研究，凱尼恩教授成為分子生物學界的著名人物。她的研究發表在主流的科學期刊中，同時她也是一位受國際研討會和會議歡迎的演講者。在某次訪問中，凱尼恩說了一段有關碳水化合物和營養的話，如下：

她說：「許多（好的）飲食它們都有一個共通點，那就是低碳水化合物——正確來說，是使用低升糖指數的碳水化合物。也就是說，不要吃會讓血糖急速上升（和刺激胰島素生成）的碳水化合物。」

「不吃甜點。不吃甜食。不吃馬鈴薯。不吃麵包。不吃麵食。」「我所說的『不吃』是指『不要吃或不要吃太多』。我身體力行，因為我們的實驗餵蟲體吃葡萄糖，實驗結果顯示它會縮短蟲體的壽命。」她提醒。

「我的血液狀態極佳。血液中三酸甘油酯的數值低於200就是健康，而我的三酸甘油酯數值只有30。」

凱尼恩對大眾缺乏營養知識感到生氣，她說：「這實在是有點羞於啟齒，科學家竟然不知道你應該要吃些什麼……我們可以針對特定的致癌基因研究，但我們卻不知道你應該要吃些什麼。這太奇怪了！」

難道她的飲食是為了應證科學的實驗結果？「我並不這麼認為。你必須吃東西，也必須做出最佳的判斷，而這就是我最佳的判斷。此外，我覺得我變得更好了，現在我的體態輕盈，體重就跟我大學的時候一樣。我覺得很棒！我彷彿又變成一個孩子。它的效果令人驚奇。」（摘自二〇〇四年PLoS Biology的In Methuselah's Mould一文）

這段文字很清楚，凱尼恩教授並不太喜愛碳水化合物。她也不喜歡馬鈴薯、麵包、麵食或米飯。由於她的研究，她第一時間目睹了糖對老化過程所造成的重大影響。然而在進一步探討前，我們應該先更詳細的討論碳水化合物的特性，尤其是它們從方糖到麵包的各種型態。

為了明確地了解醣類或碳水化合物（還有脂質和蛋白質），你必須知道原子這個建構起我們周遭所有物件的基本單位。傑出的物理學家理查・費曼（Richard Feynman）提出了最神奇的科學發現，那就是所有的事物都是由原子組成。我們所處的整個世界都是由這些微小的顆粒所構成，這些原子當中只有92種會以穩定的形式存在於自然界中（此外，大約另外還有20種罕見的原子會在核反應中極短暫的出現）。這92種的原子構成了樹、水滴、紅綠燈、身體和醣類。依照「重量」，全部92種的原子被由最輕的「氫」原子（簡稱H，元素碼1），排序到沉重堅實的「鈾」原子（簡稱U，元素碼92）。一塊鐵由一群鐵原子組成，一塊金由一群金原子組成，而生物則主要由碳（C）、氧（O）、氮（N）和氫（H）原子組成。原子會像砌磚般互相連結，進一步形成了分子。

因此，每一個分子的結構都是由兩個或兩個以上的原子構成。現在我們能更進一步的談論到醣類，

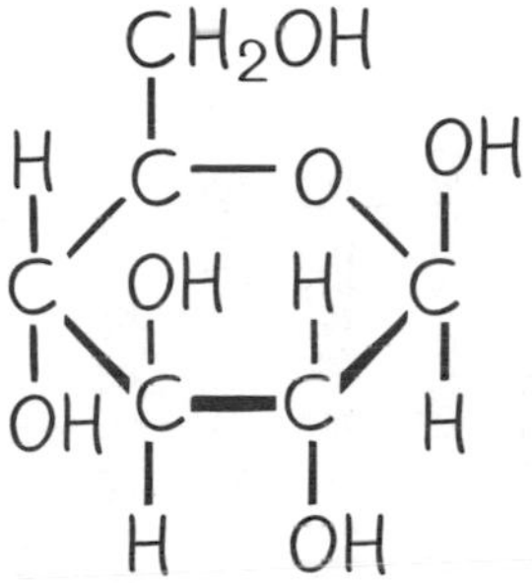

▶ 葡萄糖（glucose，單醣）。C代表碳原子，H代表氫原子，O代表氧原子。

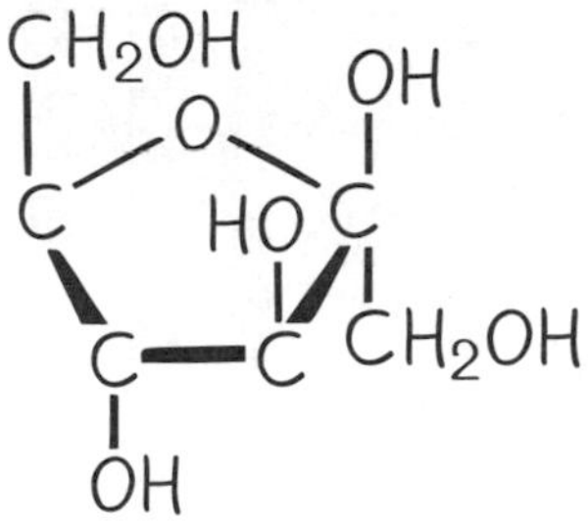

▶ 果糖（fructose，單醣）。C代表碳原子，H代表氫原子，O代表氧原子。

因為它們當然也是由原子構成。醣類統稱「碳水化合物」（carbohydrate），它由一個或多個單醣（monosaccharide）所組成。在希臘文中，「Mono」的意思是「單一的」，而「saccharide」則是「糖」的意思。單醣是所有醣類的基本單位，它有許多不同的種類。單醣的分子通常是五角形或六角形，因此一個單醣分子是由一個含有氧原子和氫原子的五角碳環或六角碳環所組成，而氧和氫原子會從碳環的尖角處向外伸出。葡萄糖和果糖即是最常見的單醣。

右旋葡萄糖（Dextrose，也是一種葡萄糖）是由葡萄糖構成，因此也是一種單醣。你的血糖也是葡萄糖構成的：實際上，醫師測量的血糖數值，就是你每一百毫升（ml）的血液中，所含的葡萄糖分子數量。因為果糖常在水果中被發現，所以它被叫做果糖。這些單一的單醣可以互相鍵結，當一個果糖分子和一個葡萄糖分子鍵結時，它們就形成了一個雙醣。舉例來說，蔗糖（或砂糖）屬於雙醣，它就是由葡萄糖和果糖分子所組成，你加在咖啡中或灑在鬆餅上的白砂糖就是這類型的雙醣。砂糖的學名叫做「蔗糖」（sucrose）。

成千上萬的葡萄糖分子像火車貨櫃般連結在一起，形成一列長長的火車。當成千上萬的單醣（葡萄糖）分子鍵結在一起時，它們會生成長鏈的葡萄糖分子——澱粉。

米飯、馬鈴薯、麵食和麵包都是由澱粉構成，因此它們主要是由長鏈的葡萄糖分子組成。所以，米粒和義大利麵條主要都是由糖所構成！

目前為止，我們的原子廚房課程進行的一切順利。還有我們也必須知道一件重要的事情，那就是身體是如何吸收這些醣類的。小腸壁的腸道細胞只能吸收單醣，也就是由食物分解後釋放到血液中的游離葡萄糖或果糖。當你在吃葡萄糖錠時，這並不會是個問題，因為它主要是由游離的葡萄糖分子所組成，它可以直接被腸道細胞吸收到血液中。這就是為什麼我們常常會給予需要快速補充能量的運動員或虛弱

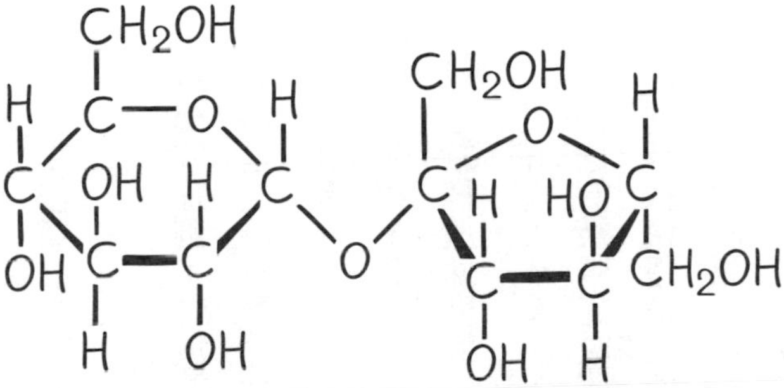

▶ 兩個單醣（左邊是葡萄糖，右邊是果糖）鍵結在一起，形成一個雙醣──蔗糖，也就是白砂糖。

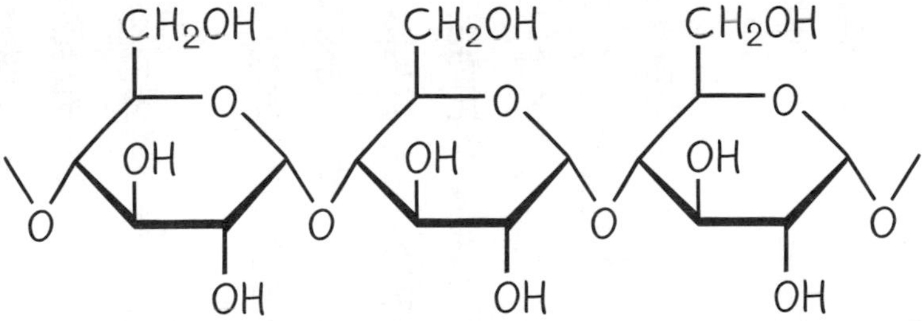

▶ 成千上萬的葡萄糖分子鍵結在一起，形成了澱粉。（附註：圖中表示單醣鍵結的方式未依照標準的科學註記法）。

者葡萄糖的原因。

但是當你吃三明治時並不會有這樣的效果，因為三明治中所含的醣類是澱粉，澱粉不能直接或馬上被腸道細胞吸收。事實上，澱粉是由長鏈的葡萄糖分子所構成。然而，我們與天俱來的消化酵素會幫我們解決這個問題。酵素是蛋白質構成的微小分子，它們會將長鏈的葡萄糖分解為游離葡萄糖以供腸道細胞吸收。澱粉的鍵結會先被嘴巴中的酵素打斷，接著胃部和小腸中的酵素再將它分解為可以吸收的游離葡萄糖分子。

在這個部分，科學家提到了釋放速度快和釋放速度慢的醣類。釋放速度快的醣類是像葡萄糖這類的碳水化合物，因為它們是由游離葡萄糖所構成，所以這些醣類可以馬上釋放，並被腸壁吸收進血液中。釋放速度慢的醣類則是像麵包或米飯，它們主要由澱粉構成。由於澱粉必須先被消化系統分解為游離葡萄糖分子，因此吸收麵包和米飯的基本成分（葡萄糖分子）需要花費比較長的時間，這也就是為什麼科學家會將這類食物稱之為釋放速度慢的醣類。以葡萄糖和果糖分子鍵結所構成的普通砂糖是一種釋放速度快的醣類，因為消化酵素只需要將它們之間的唯一鍵結給切斷，這個雙醣就會被分解為基本的單一葡萄糖和果糖分子，並快速的被腸道吸收到血液中。也就是說，如果你咬了一大口的餅乾（它含有許多蔗糖），你血液中的葡萄糖數值將會快速的上升。

關於醣類的介紹還沒有結束。現在我們知道碳水化合物以許多形式存在（單醣如葡萄糖，雙醣如砂糖，多醣如澱粉），而且也知道大多數醣類要變成可以被吸收進血液中的葡萄糖分子，都需要靠消化酵素的幫忙，但是接下來會發生些什麼事呢？大約在吃完含醣餐點一個半小時後，血液中會出現高濃度的葡萄糖分子。這些葡萄糖分子必須被細胞吸收，這樣它們才能被「燃燒」，並轉換為維持細胞功能正常運作的能量。葡萄糖分子只有在血液中有另一個物質——胰島素（一種荷爾蒙）時才可以被細胞吸收。

胰島素讓我們的細胞得以吸收葡萄糖。胰島素能夠打開細胞的閘門，進而讓葡萄糖分子被吸收。當胰臟偵測到血液中的血糖上升時，它就會分泌胰島素（這在用餐期間就會發生）。總之，每當你消化含醣餐點時，血糖就會上升，隨之促使胰島素的數值上升，所以葡萄糖就會被細胞吸收。

這樣的連鎖反應持續不斷。這當中有一件重要的事你必須知道，那就是血液中大量的葡萄糖和胰島素也會引起另一個物質的釋放——類胰島素生長因子（ＩＧＦ）。類胰島素生長因子是一種「生長荷爾蒙」，它是刺激組織生長的重要物質。你可以從許多網路商店買到「真正的」生長激素，它被當作對抗老化的靈丹妙藥。但事實上，它會導致身體分泌更多的類胰島素生長因子，所以身體裡的各種組織就會開始發育生長。簡單來說，類胰島素生長因子增加了許多組織和肌肉中蛋白質的生成量，進而導致肌肉變得更加結實和強壯，皮膚也會變得更加緊實等等。

葡萄糖會增加類胰島素因子的含量是很合理的。其實，當血液中出現大量葡萄糖，就表示這個人正在享用富含碳水化合物和熱量的食物，這也意味著有充足的食物可以供生長所用。因此，一份富含碳水化合物的餐點會使類胰島素生長因子生成量上升，進而讓身體可以生長並完整運作。

綱要

澱粉、蔗糖或葡萄糖＞上升血糖濃度＞胰島素＞類胰島素因子（IGF）＞更多組織生長發育

為什麼我要告訴你這些？第一，老化研究認為，動物吃愈多葡萄糖或是產生大量胰島素和類胰島素生長因子時，牠們老得愈快。凱尼恩教授甚至以基因操弄的方式改變了蟲體的基因表現狀況，她讓它們

細胞接收胰島素和類胰島素生長因子的功能變得比較不好。這些蟲的身體因此被欺騙了，因為它們接收胰島素和類胰島素生長因子的敏感度下降了，所以它們以為血液中的糖也變少了。透過這個基因的操弄，它們的壽命比一般的蟲增加了三到六倍。[1] 甚至酵母菌、果蠅和小鼠的壽命，都可以藉由降低胰島素接受器和類胰島素生長因子接受器的敏感性而獲得延長。

這個研究也說明了最負盛名的抗老化產品——生長激素，不僅不能防止老化，甚至還會加速它的發生，因為實際上生長激素會刺激更多類胰島素生長因子的生成，而類胰島素生成因子會加速老化。任何一名醫師（稍微對這項老化研究有點耳聞的話）都會知道一個健康的人攝取生長激素有害健康，可是，當你以「生長激素」作為關鍵字在網路上搜尋時，你會立刻找到無數的網頁，它們都把這個荷爾蒙譽為抗老化的仙丹。這又再一次說明了，觀念扭曲的健康建議有多可怕。生長激素對老化過程的負面影響，也解釋了為什麼體型小的動物會比體型大的動物壽命長（當然是在同一個物種之間）。一般來說，小狗的壽命比大狗長，嬌小的人也比高大的人活得久。[9] 這是因為平均來說，體型小的動物比較少暴露在生長激素之中（也因此牠們發育得比較慢，長得也比較小）。

當然，假如有人吃了生長激素，他往往會覺得自己的狀態變得比較好。他們會長出更多肌肉，肌膚會變得更加緊實，疲倦感下降，性慾會增加等等。但是同一時間，他們老化、癌症、糖尿病、肌肉疼痛和體液滯留的風險將會快速提升。[10] 使用生長激素會讓你看起來更好，但你會老化得比較快。我們用車子來做個譬喻，生長激素就像是一顆嶄新完備的法拉利引擎，我們如果把它裝在一台老舊的金龜車上，它會讓這部車跑得飛快，但最後它也會毀了金龜車。

科學研究顯示，發育得愈快或長得愈多的人，他們老化的速度愈快，這聽起來很合理。類生長激素物質（如類胰島素生長因子）會更加活化生理代謝的運作，因此身體也會耗損得比較快速。不過，或許我們比較少注意到，糖在這個過程中也扮演了一個重要的角色。當一個人吃了含糖的食物後，譬如說是一份美味的布魯塞爾格子鬆餅，他的類胰島素生長因子會因此上升，進而導致他老得比較快。這也正是為什麼當凱尼恩教授給蟲攝取愈多糖，它們就死得愈快的原因。

糖、AGEs和糖尿病

糖並不是只會藉由胰島素活化和類胰島素生長因子來加速我們老化，葡萄糖也可以直接影響我們的組織，讓它們衰老得比較快。葡萄糖分子容易黏附在我們體內的蛋白質上，造成這些蛋白質相黏。蛋白質是建構我們組織的基礎，它做出了肌肉細胞、胃細胞或上皮細胞：這些細胞因為組成蛋白質的不同，都各自具有特定的形狀和功能。

糖不止如你所見會沾黏在廚房中，它也會沾黏在你肉眼看不見的地方。在廚房裡，糖能讓我們的手指黏在一塊兒；在我們體內，糖讓我們的蛋白質互相沾黏。科學的說法是，葡萄糖在蛋白質之間形成了交聯結構（Crosslink）或鍵結。交聯結構是以葡萄糖為基礎的化合物，它形成在兩個蛋白質之間，造成這些原本獨立的蛋白質互相沾黏。

當這些交聯鍵結形成在組織中時，該組織會變得「比較硬」。舉例來說，在我們肌膚膠原蛋白之間形成的交聯鍵結，會讓我們的皮膚變得

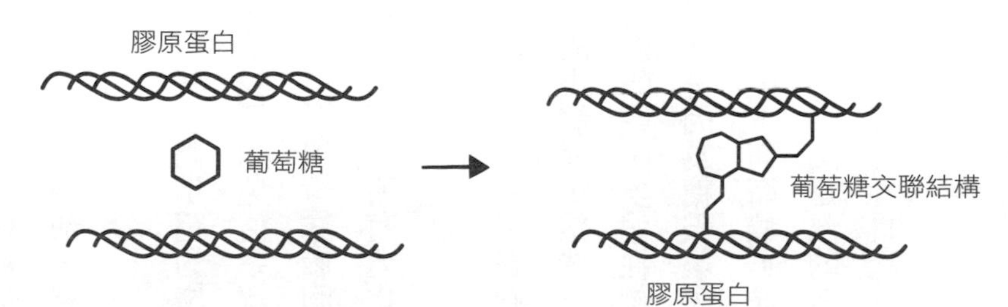

▶ 葡萄糖（糖）黏附在蛋白質上，並在各種蛋白質之間形成了鍵結（「交聯結構」），所以組織會變得比較堅硬或是比較多皺紋。資料來源：*Johan Svantesson Sjöberg*

比較不柔軟也較無彈性，進而產生皺紋。這正是為什麼人們吃了幾週低糖飲食後，皮膚的皺紋也會變得比較少的原因。[11] 當交聯鍵結出現在血管壁的膠原蛋白和彈性蛋白之間時，血管會變硬，會直接造成血壓的上升，這個是常見的老化症狀。血管變硬後，其破裂的風險就會上升。當這發生在腦部，就是腦出血或是中風，是另一項老年人不得不面對的狀況。

交聯鍵結會發生在體內的每一個地方：譬如，我們腎臟中的蛋白質之間，隨著我們年紀的增長，它也慢慢降低了我們腎臟的功能。當交聯鍵結發生在我們的細胞膜上，有時候會讓我們的免疫系統很難辨認出它是我們自己的細胞，進而把它們當作外來者一般猛烈地攻擊，造成得到自體免疫疾病的風險增加，如風溼病。當交聯鍵結發生在我們眼睛的水晶體中，蛋白質的團塊會導致白內障。所有老化症狀的發生都不是平白無故，如腎臟問題、風溼病、白內障、皺紋、高血壓和中風等。

從那些受糖尿病所苦的患者身上，你可以很清楚地看到糖對身體的破壞。糖尿病患者用餐過後，血糖必定會變得過高，這也是為什麼糖尿病患者必須面對一連串由糖尿病所引起的併發症，這些併發症也是在年長者身上常會見到的疾病，如心血管疾病、視力衰退、腎臟問題、性功能障礙、多發性神經病變（四肢出現神經痛的症狀）、胃輕癱（胃排空速度變慢）以及腸功能下降，這都是因為糖破壞了控制這些器官的神經。在西方國家，糖尿病是導致失明、截肢、腎衰竭和腎臟移植的主因。有時候截肢是必要的，因為糖尿病患者的傷口不易癒合，尤其是足部的傷口（這是因為糖破壞了血管，讓足部的血液循環不佳）。由於被糖化的白血球不再能有效地對抗細菌，所以這些傷口會很容易出現感染，並造成嚴重的後果。

患有糖尿病的人，其罹患心血管疾病的風險最多會比一般人高出五倍。這是因為糖黏附在血液中的膽固醇粒子上，因此膽固醇粒子就比較容易沾黏在光滑的血管壁上，並形成膽固醇斑塊，到最後則會堵住整個血管。如果堵住的血管是心臟的主動脈，就會造成心肌梗塞；當腦部的動脈被堵住，就會導致中風。此外，糖分子還會附著在血漿中的凝血蛋白上使這些凝血蛋白會變得比平常更具有黏性，並更快速的相黏，加速凝血連鎖反應（coagulation cascade）的進行，這使得血液更容易結塊，也因此血管被堵住的速度就變得更快。簡而言之，血液中過量的葡萄糖解釋了為什麼會有80％的糖尿病患者都死於心血管疾病。

糖尿病會加速老化疾病的論點不是醫師憑空捏造出來的。這個疾病明顯地刻劃出糖對身體的影響，小至皺紋增加，大至腎臟衰竭和心肌梗塞。

糖和癌症

除了加速老化以外，糖對癌症的形成也扮演重要的角色。研究顯示，吃很多含糖食物者，其罹患癌症的風險也比較高。這有可能嗎？再次，類胰島素生長因子（ＩＧＦ）在這裡又身居要角。在吃完含糖餐點後，血液中的葡萄糖濃度上升，因此身體分泌了胰島素和類胰島素生長因子。如前面所提到的，類胰島素生長因子會刺激組織的生長，而這正是癌症在做的事——生長。當某種細胞快速生長並無法控制時，癌症就會出現。一開始就只有一顆癌細胞，然後它增生為上百萬個、數十億個癌細胞，並聚集在一起形成瘤或腫塊。類胰島素生長因子這類的物質會加速細胞的生長，增加它們惡化和癌化的機會。因此，類胰島素生長因子會提升罹癌風險，研究也證明了這一點。血液中類胰島素生長因子濃度高的女性，其罹癌機率是濃度低者的七倍。[12] 大量生成類胰島素生長因子的男性，其得到攝護腺癌的機率為一般者的九倍。[13-14]

動物實驗也顯示相同的結果。以下是一個知名的研究，研究人員將小鼠注射了一定量的癌細胞，並將其分為兩組。他們餵其中一組小鼠吃含有大量糖分的食物，而另一組則吃含糖量非常低的食物。兩個月後，攝取大量糖分的組別有66％的小鼠死亡，攝取少量糖分的組別則只有5％死亡。[15] 最終這個實驗發現，糖分攝取量低可以降低13倍的死亡機會。

類胰島素生長因子和癌症間的關係也說明了為什麼得到侏儒症（拉隆氏侏儒症Laron dwarfism）的人幾乎不會得到癌症，他們個頭小，因為他們分泌比較少的類胰島素生長因子，這也大幅降低了他們罹癌的風險（風險趨近於0）。[16] 也有反證可以佐證：個頭大的人罹癌的風險會增加。發表在《刺絡針》的研究指出，身高（以152公分做為起始點，約五英呎）每多出十公分（約四英吋），罹癌的風險就增加16％。[17] 當然，這些被大力吹捧具有抗老化功效的生長激素會增加罹癌風險，你甚至可以在患者需知的單張和藥物包裝上讀到這些警告。

儘管如此，類胰島素生長因子的增加並不是造成糖分促進癌症發生的唯一原因。癌細胞的生長非常依賴糖，它比一般細胞需要更多的糖。這是因為瓦氏效應（Warburg effect），癌細胞喜歡關閉它們粒線體的功用。粒線體是細胞的發電廠，它會燃燒醣類和脂質，產生如ATP這類的能量分子以刺激細胞中各種蛋白質的生成，維持胞內的運作。可是粒線體也會產生自由基，自由基是有高反應力的分子，它會損害細胞中的許多結構。癌細胞中的粒腺體會產生大量自由基，因為癌細胞無法控制它們的粒腺體。事實上，癌細胞把所有的時間和精力都花在生長和分化上，鮮少去理會粒腺體。癌細胞是不正常的細胞，它們的粒腺體也是，這表示它們的粒腺體會產生許多有害的自由基。因此，癌細胞找到了一個解決這個問題的辦法：它們乾脆關閉了它們帶有缺陷的粒腺體功能，就像你會把壞掉的烤土司機丟掉一樣，因為它有可能會引發火災。那麼癌細胞要怎麼獲得能量呢？它們不能用粒腺體燃燒醣類，所以它們透過另一個不需要粒腺體的方式——糖解作用。糖解作用能將糖分子轉換為能量，然而比起粒腺體燃燒醣類產生的能量，糖解作用產生的能量比較少——也就是說就每一個糖分子而言，糖解作用所產生的能量比粒腺體低。這正是為什麼癌細胞需要利用更多糖才可以生存的原因。故此，癌細胞非常嗜糖。

運用正子斷層攝影（PET）掃描機可以偵測體內的癌細胞。在把患者推進掃描機前，醫護人員必須先為他們注射標定有輕微放射性標記的糖分子。掃描機可以透過測量標定糖分子的放射量，來監測糖分子在身體各處的分布狀況和累積量。吸收最多標定糖的組織處會出現亮點，而這表示不幸的是，這位患者在該處可能正有癌細胞在生長。

因為糖對癌症的發生和進程是如此重要，所以科學家正忙於發展可以抑制糖代謝的抗癌藥物。比方說，這些藥物可以抑制上文提到的糖解作用，[18] 如此一來，該藥物對癌細胞的影響就特別大。

另一個為什麼糖會增加罹癌風險的原因是，糖抑制了免疫系統。每一天，我們體內都有成千上萬個癌細胞形成，這些癌細胞大部分都會被免疫系統摧毀，但是假如命運不眷顧你，有一個癌細胞成了漏網之魚，在多年之後它就會變成癌症。免疫系統（尤其是白血球）它們就像是免疫系統的士兵，是防癌的第一道防線。可是，黏附在白血球上的糖分子阻礙了它們有效執行任務的能力。免疫系統的抑制不僅會妨礙它對抗癌細胞的能力，還會影響到它殺滅細菌的功效。人體正常的血糖值為每百毫升（dl）的血液有75-110毫克（mg）的葡萄糖。如果血糖值超過120 mg／dl，那麼白血球對抗細菌的能力會減半。[15] 其它研究指出，高血糖者（血糖值約190 mg／dl）其死於敗血症的機會是低血糖者（100 mg／dl）的兩倍。[19] 敗血症是由細菌和其釋放的毒素所引起，是一種可怕的醫院併發症。

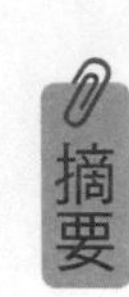
摘要

如果人和實驗動物攝取大量葡萄糖會老得比較快，且罹癌風險較高：

● 葡萄糖活化了類胰島素生長因子，類胰島素生長因子增加了細胞生長的速度，因而加速老化和進一步促進罹癌風險。

● 葡萄糖是癌細胞最重要的燃料。

● 葡萄糖在蛋白質之間形成鍵結，所以導致老化症狀出現，如：

■ 皺紋。

■ 血管硬化（和高血壓）。

■ 白內障。

■ 血栓增加。

■ 神經病變。

■ 腎功能下降。

■ 免疫系統變弱。

這些症狀糖尿病都有，尤其在餐後患者會有高血糖的現象，它們被叫做「加速老化的疾病」。

前面所提的發現也說明了為什麼：

● 血液中類胰島素生成因子高的人罹患癌症的機率高出好幾倍。

● 攝取比較多糖的實驗動物比較快死於癌症。

- 患有侏儒症的人幾乎不會得到癌症。
- 不分男女，個頭大的人有比較高的罹癌風險。
- 生長激素會加速老化，並增加得到癌症和糖尿病的風險。
- 實驗動物的壽命可以經由改造表現胰島素和類胰島素生長因子代謝的基因增加。
- 個頭小的動物和人類比個頭大者活得久。

關於麵包、馬鈴薯、麵食和米飯

糖對我們健康的影響甚巨。不僅是因為糖會造成我們蛀牙，還因為它會加速老化的過程以及刺激癌細胞生長。限制我們飲食中糖的攝取量很重要，但卻不要矯枉過正，譬如阿特金斯飲食和許多極低碳水化合物飲食。在這些飲食中，他們不鼓勵吃碳水化合物，但諷刺的是，這樣反而會產生更多具有毒性的糖。我們需要糖，正如同我們需要氧氣。如果我們要吃含糖食物，就必須挑選那些會緩慢釋放糖進入血液中的食物，這樣一來，就可以避免血糖、胰島素和類胰島素生長因子的竄升。讓血糖起伏平穩的食物稱作低升糖指數食物（我們很快會進一步說明）。全穀類麵包的升糖指數比白麵包低，因為它比較不會讓血糖明顯的升高。

我要重新提起凱尼恩教授的訪談內容。凱尼恩教授說她不吃甜點或是任何糖果糕點。這很合理，因為它們充滿糖分。不過，她也不再吃麵包、馬鈴薯、米飯和麵食。這些食物也含有澱粉形式的醣類，它們是釋放速度慢的醣類，這表示它們比鬆餅或蛋糕中的糖健康，然而儘管如此，它們仍然是糖。

現在我要討論到一個重要的觀念：假如你想要大量的減重或是活得非常健康，那麼你應該不要吃或是只吃極少量的麵包、馬鈴薯、米飯和麵食。你可以在你減重的非常時期這麼做，或甚至是將它奉為一輩子的信條遵守，如同凱尼恩教授所為。為了獲得良好的效果，你可以有幾週的時間不碰麵包、馬鈴薯、米飯和麵食，然後過了這段期間，你可以少量的吃這些食物。它的成果驚人，甚至有可能「治癒」第二型糖尿病。也就是說，糖尿病患者將不用再使用那麼多的胰島素，或甚至是可以完全不需要用到胰島素（當然，這必須在醫師的監督下進行）。[20-23]

第二型糖尿病（又稱做成年型糖尿病）是最盛行的糖尿病形式。這個疾病主要是過重或老化造成，尤其是過重，它會阻礙體內細胞接收胰島素的能力。照醫師的說法，這叫做胰島素阻抗（insulin-resistant），所以血液中的糖無法被肝臟、肌肉和脂肪細胞有效地吸收，這幾個地方通常會吸收並儲存大量的糖。因此糖會持續在血液中循環，損害神經細胞、眼睛細胞、腎臟細胞、血管壁等等。在另一方面，第一型糖尿病是一個很不一樣的疾病。第一型糖尿病比第二型糖尿病罕見許多，而且較常見於年輕和纖瘦的人身上。這種疾病是因為免疫系統攻擊身體本身製造胰島素的胰臟ß細胞所造成，出於這個原因，第一型糖尿病患者無法自己製造胰島素，而且他們用餐後，因為沒有胰島素去開啟細胞儲存糖的閘門，所以糖會持續滯留在血液中。

第二型糖尿病困擾著西方國家和許多新興開發中國家，這主要是因為飲食習慣不佳，如吃太多醣類所引起。有人說吃糖並不會導致糖尿病，這種說法一半對一半錯。一個瘦子吃糖並不會得到糖尿病，不過假如他不斷過量的攝取糖，並變胖了，那麼他就有可能得到第二型糖尿病，因為過重是最大的危險因子。因此就長期來說，醣類是造成第二型糖尿病的危險食物。

許多人認為「讓人變胖的」醣類主要存在於餅乾、派塔、汽水和蛋糕中，但是他們遺漏了每天獲得醣類最重要的來源，那就是大部分的人一天都會大量吃兩到三次的麵包、馬鈴薯、麵食和米飯。藉著避免吃進或少吃這類食物，你不僅可以減去許多的體重，還可以延緩老化的過程，甚至是逆轉第二型糖尿病。

身為一名醫師，我的老師告訴我，第一型糖尿病是一種慢性疾病（一日糖尿病，終身糖尿病），而且一旦患者開始注射胰島素，他就一輩子離不開它。所以當我讀到第一篇有關糖尿病患者戒斷麵包、馬鈴薯、麵食和米飯後，大量減重的報導時，我非常驚訝。戒斷這些食物幾週後，他們不僅體重明顯下降，也不再需要施打胰島素了。

這些糖尿病患者所試過的所有飲食中，只有這種飲食發揮了如此深遠的影響。我在我自己的糖尿病患者身上也有看到類似成果。第一個案例是我的叔叔，當時我還是個醫學系的學生。我建議他避免吃麵包、馬鈴薯、麵食和米飯這類的食物。多年來，每天他都自己施打三次胰島素，儘管嘗試過許多不同的飲食，但是他的體重和血壓還是不斷上升，眼睛也有毛病。當然，這意味著他必須注射更多的胰島素。然而，藉由戒斷麵包、麵食、米飯和馬鈴薯，他不但減掉了大量的體重，幾個星期後，他也不再需要使用胰島素，因為他的血糖保持在正常數值。

這個飲食特別令人感興趣的點是，患者能夠大幅減少胰島素的使用量。雖然胰島素對這些患者而言就像雙面刃，但是糖尿病患者不能沒有胰島素。胰島素和類胰島素生長因子一樣，它具有生長激素的功能，它讓身體的組織生長，尤其是脂肪組織——胰島素讓人變胖。但發胖衍生了第二型糖尿病最大的風險因子。簡單的說，每一個注射胰島素的糖尿病患者會落入一個惡性循環：使用胰島素讓他變胖，並惡化他的病情，所以他需要施打更多的胰島素，也因此他變得更胖，如此周而復始。研究也證明這項說法：胰島素可以把糖尿病的病程先緩個幾年，但是它還是會持續地惡化。糖尿病患者不論有或沒有注射胰島素，他們病程惡化的速度都一樣快。用兩條平行線表示，注射胰島素的患者是位在下方的那一條線，因為胰島素只是暫緩了他們的病程。在某個時間點，他們又會恢復原本惡化的速度。[24]

戒斷（或減少）麵包、馬鈴薯、米飯和麵食的飲食型態尚不普遍，可是在我還是個實習醫師時，我就已經碰到了一些發現類似飲食的患者。他們是少數，不過他們很滿意自己減輕了體重，並改善了健康。有鑑於糖會對身體造成的損傷，這樣的結果並不令人驚訝。

這個飲食還沒有廣為人知，即便是醫學界也是一樣。許多醫院的糖尿病標準飲食仍然是低脂飲食（長期下來效果非常差），或甚至更糟糕的高蛋白飲食（有一點像阿特金斯飲食）。就短期來看，高蛋白飲食往往可以減輕大量的體重，這滿足了短期住院的效果。話雖如此，它卻是一份有害健康的飲食[25]，尤其是對糖尿病患而言，這種飲食很難能夠長時間持之以恆。不應該給病人吃高蛋白飲食，而是應該教他們如何以其它食物取代麵包和馬鈴薯。因此，這份飲食和高蛋白飲食不同，它可以遵循一輩子，還能夠讓許多患者不再需要注射胰島素。科學研究甚至指出，這份飲食可以延長健康個體的壽命。

有人會好奇，前面所說的不吃麵包、馬鈴薯、麵食和米飯是不是一種生酮飲食（會造成身體產生酮體的飲食）？當身體由食物中獲取的醣類過低，它就會產生酮體這種物質。腦部需要大量的糖以維持運作，將會開始把酮體做為主要的能量來源。阿特金斯飲食也是一種形式的生酮飲食，因為它幾乎完全禁止攝取碳水化合物，特別是飲食初期的時候。

但是沙漏式飲食所說的飲食型態並不是生酮飲食。麵包、馬鈴薯、麵食或米飯本來就是不鼓勵食用的食物類型，然而，水果和含有澱粉的豆類、豌豆或其它蔬菜卻多多益善。如我們所見，它們以更健康的方式供應你大量的醣類。

我知道你在想些什麼，「不吃（或少吃）麵包、馬鈴薯、麵食或米飯？那我還可以吃什麼？」澱粉類食物幾乎是我們的主食。不再吃麵包？不再讓馬鈴薯出現在我熱騰騰的餐點中？不可能！可是，在很多非西方的國家，他們攝取高澱粉類食物的比例少許多。因此，不吃麵包、馬鈴薯、麵食和米飯並不是最新的發現，他們已經這樣吃了數千年的時間。人類已經出現十八萬年，超過十七萬年的時間人類都沒有麵包、馬鈴薯、米飯和麵食，馬鈴薯（今日幾乎每一份熱食的主食）十六世紀中才被引進歐洲。換而言之，演化的過程中，我們並沒有以這些「現代的」澱粉類食物賴以維生。不過，這並沒有回答到你的問題：「如果不吃這些食物，那我可以吃些什麼？」稍後在本書中，我們將深入的討論這個問題。現在只需要先告訴你，早餐你可以用燕麥粥取代麵包，並搭配一碗的草莓、藍莓、梨子、果乾、核桃或一塊黑巧克力，這樣的餐點美味又健康。在「無澱粉原則」中，我有一個提醒，那就是燕麥粥，它是由燕麥片、穀類和牛奶組成。製作燕麥粥很重要的一點是，要使用植物性牛奶，如豆漿。燕麥粥可以取代早上的麵包。晚餐時刻，馬鈴薯、麵食或米飯可以用大量的蒸煮蔬菜或豌豆、豆類、菇類等取代。很多美味的食譜都不含馬鈴薯或是麵食。史前的人類可以做到，十六世紀初的歐洲人可以做到，凱尼恩教授可以做到，而你也可以做到。

這本書也說明了該如何用比較健康的替代品取代糖。已經透徹讀過沙漏式飲食的人都知道，糖可以用甜菊糖或糖醇取代。總之，現在有許多替代品可以取代我們過量攝取的糖分。

摘要

有兩種使用沙漏式飲食的方式：

嚴格執行版▼不吃（或極少吃）麵包、馬鈴薯、米飯和麵食，維持一段時間，譬如八個星期，或者是一輩子。

適用於▼

- 糖尿病病患（在要醫師監督下）。
- 難以減輕體重的人。

範例▼約翰患有第二型糖尿病。每個星期他會有一餐吃糙米飯，但是其它時間他不吃麵包、馬鈴薯或麵食。八週後，他考慮是否要將執行強度轉換為「平易執行版」。

平易執行版▼大幅減少麵包、馬鈴薯、米飯或麵食的攝取量（在某段時間內，或做為你一輩子的飲食原則）。

適用於▼

- 想減重者。
- 想活得更健康者，或是想降低得到老化疾病機率者。

範例▼一天之中，蘇珊有兩餐不吃含有麵包、馬鈴薯、米飯或是麵食的餐點。

了解這麼多關於碳水化合物的事情後，現在，我們該好好的來看看蛋白質和脂質。

小心蛋白質（以及高蛋白飲食）

蛋白質是排名第三的能量來源，名列醣類和脂質之後。蛋白質是迷人的結構體，也幾乎參與了細胞內所有的運作，並且是建造我們身體組織的原料，也是建構細胞的主體和基石。實際上，蛋白質是由一群原子（數百個至上萬個原子）所組成的小團塊，它們的直徑大多落在10奈米左右（nm，百萬分之一厘米）。所有蛋白質都是由胺基酸構成。跟醣類一樣，胺基酸也會形成長鏈，而一條胺基酸鏈就叫做蛋白質。一條長鏈以特定的方式自我摺疊，就會創造出一種專一的構型。

每一個胺基酸的基本結構都是由九個原子所組成，它們的排列方式永遠相同（見下圖示）。

R基團則由特定的原子組成，而這個基團決定了胺基酸的種類。身體裡有二十種不同的胺基酸，所以有二十種R基團。R基團可以由一個原子構成，如氫（H）。在這種情況下，這個胺基酸就是所謂的甘胺酸。R基團也可以由二十個原子構成，色胺酸就是一個例子，它是最大的胺基酸。下面列出二十個出現在我們體內的不同胺基酸，它們建造出我們身上所有的蛋白質。

胺基酸連結的順序決定了蛋白質的種類。一種蛋白質的胺基酸連結順序可能是甘胺酸—精胺酸—色胺酸，然而另一種蛋白質的胺基酸連結順序又可能是色胺酸—色胺酸—精胺酸—……等等。當然，你幾乎可以獲得無限種的排列組合。只要三個胺基酸，你就可以創造出二十七種不同的蛋白鏈；十個胺基酸，你更可能有一百億種的排列方式。

圖中所列出的二十種胺基酸，大約可以在我們的體內製造出十萬

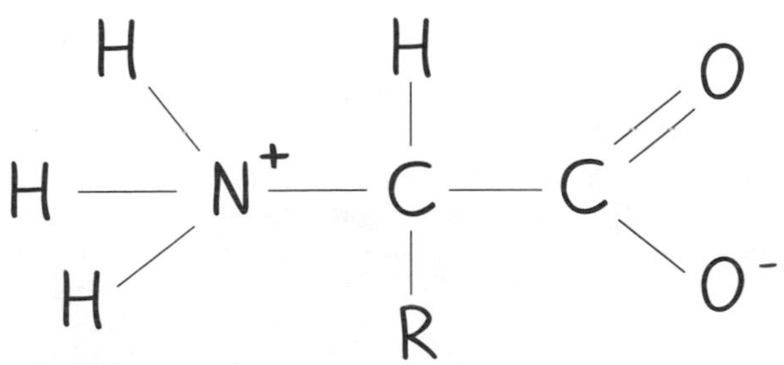

▶ 胺基酸的基本結構，它建構了我們體內所有的蛋白質。H代表氫原子，C代表碳原子，O代表氧原子，N代表氮原子。R代表原子團側鏈，不同的R構成不同的胺基酸。

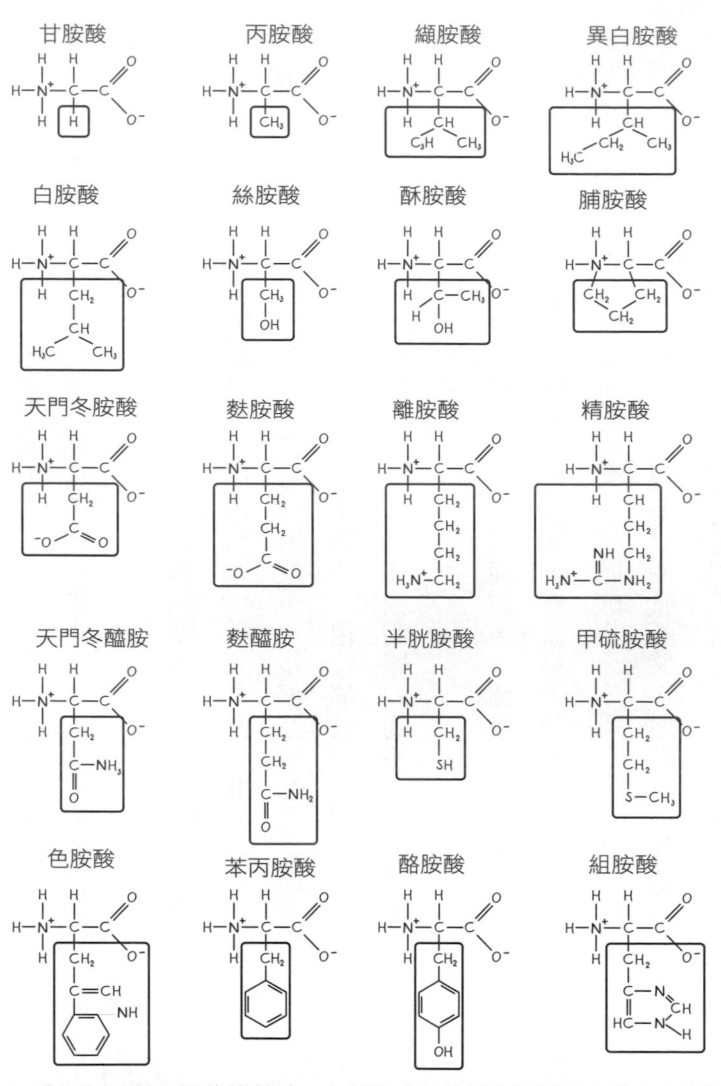

▸ 體內有20種不同的胺基酸，它們組成了我們身體的蛋白質。R基團（被框起的部分）決定了胺基酸的種類。重要原子：氫原子（H）、碳原子（C）、氧原子（O）、氮原子（N）、硫原子（S）。附註：每一個六邊形的角都有碳原子（圖中碳原子呈現的方式未依照標準的科學註記法）。

種不同的蛋白質。有些蛋白質是由幾十個胺基酸所構成，如胰島素，它是一條由五十一個胺基酸組成的胺基酸鏈。其它巨型蛋白質，如肌聯蛋白，它由三萬個連結的胺基酸所組成，是肌肉組織中重要的蛋白質。

胺基酸的排列順序和種類決定了蛋白質的形態。由於胺基酸中的原子帶有正電或負電，所以某些胺基酸會互相吸引或排斥，進而讓胺基酸長鏈開始自我折疊成某種特定的形態。

這樣的特性讓每一種蛋白質都有自己獨一無二的形態，而蛋白質的形態又決定了蛋白質的功用。以分子的角度看，某些蛋白質看起來像一個中空的圓柱體，在細胞膜裡它們具有「閘門」或「通道」的作用。

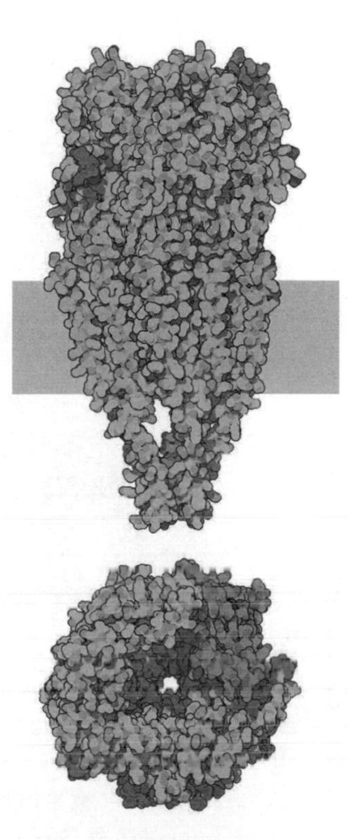

▸這類通道蛋白讓某些帶電的原子（如鈉）可以由細胞外進入細胞內。每一個球體都代表一個原子。資料來源：*David S. Goodsell, RCSB Protein Data Bank*

也有一些蛋白質看起來像蜂巢，它們具有儲存金屬的功能，如鐵：

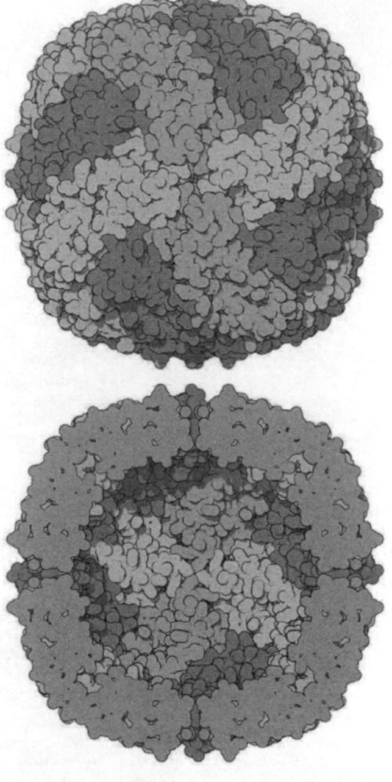

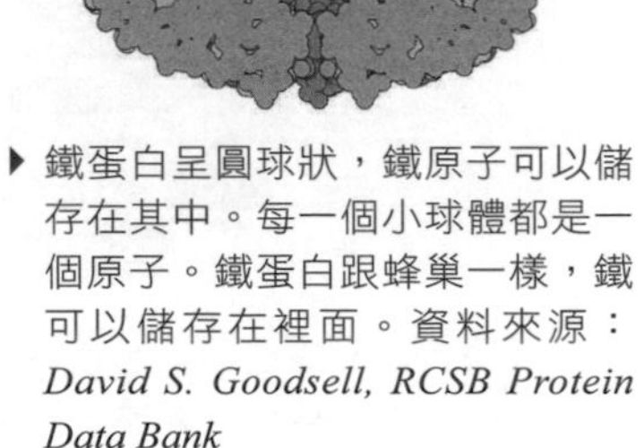

▶ 鐵蛋白呈圓球狀，鐵原子可以儲存在其中。每一個小球體都是一個原子。鐵蛋白跟蜂巢一樣，鐵可以儲存在裡面。資料來源：*David S. Goodsell, RCSB Protein Data Bank*

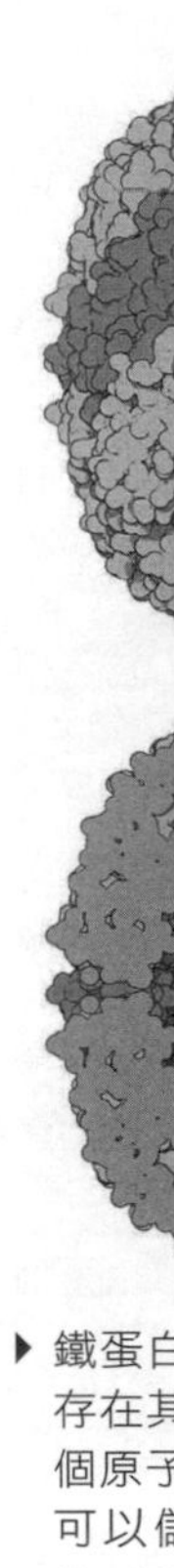

某些長鏈的蛋白質可以收縮，這使得我們的肌肉群可以活動四肢；如膠原蛋白這種蛋白質，主要運用在組織的建造上。膠原蛋白如皮膚細胞，是細胞間的長蛋白鏈，而我們體內大約有四分之一的蛋白質都是膠原蛋白。

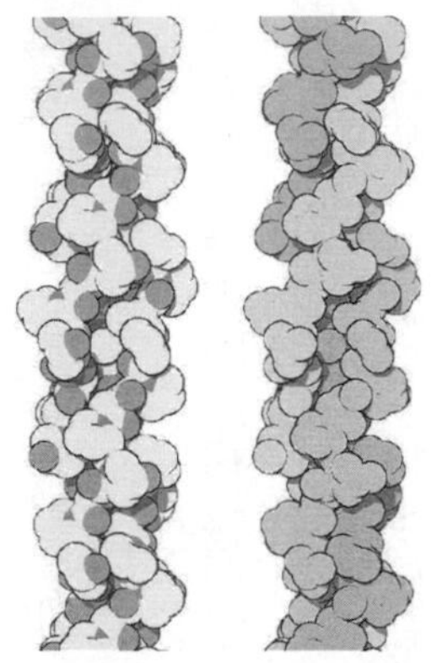

▶ 兩條膠原蛋白。每一個球體都代表一個原子。資料來源：*David S. Goodsell, RCSB Protein Data Bank*

最後一件必須知道的事：身體如何消化和吸收蛋白質。和醣類相同，它必須將長鏈分解為較小的片段。我們吃進蛋白質時，消化酵素會把它們分解成一個個的胺基酸。腸道細胞會吸收胺基酸，再將它們釋放到血液中，接著它們會被運送到我們的細胞。細胞吸收了胺基酸後，會再將它們重新連結在一起，以組成必需的蛋白質。所以，腸道也可以吸收游離胺基酸。

蛋白質是身體的基石和主體。我們所有的細胞都有「骨架」，它們是由長鏈的蛋白質所構成。我們肌肉中的細胞充滿平行的長鏈蛋白，它們可以收縮，因此我們的肌肉才能夠做出大笑、跳舞或鼓掌等動作。幾乎我們身體的每一個功能都是蛋白質構成的傑作：細胞膜上的通道、細胞的儲藏室、分解或合成物質的酵素。

肉（肌肉）是由大量蛋白質組成的，這就是為什麼健身者會喝蛋白質或是胺基酸奶昔來大量吸收生成蛋白質所需的原料（胺基酸），以鍛鍊出更強壯和更大塊的肌肉。

大量食用高蛋白餐點或許看起來是個健康的選擇，特別是對於想要強壯或陽剛外型的人來說。不過這並非事實，因為攝取太多的蛋白質並不健康，而且蛋白質或胺基酸吃得愈多，你就老得愈快。被餵食大量胺基酸的果蠅壽命比較短，[26] 尤其是當它們被給予身體無法自行合成的必需胺基酸時。進行低蛋白飲食的小鼠老化得比較慢，也活得比較久。[8] 可是，為什麼會這樣呢？

蛋白質會促進生長，但是如我們所見，生長就意味著老化。事實上，所有的蛋白質在經過一段時間後都會受損。糖分子附著在蛋白質上，或者是自由基破壞或「氧化」蛋白質，這些都會改變它們的結構，導致它們失去正常功能。這些老舊、受損的蛋白質必須被細胞分解掉。然而這個過程並非總是順利進行，因為受損的蛋白質容易附著在其它的蛋白質上，這讓它們難以被細胞分解。最後，累積在體內的蛋白質就成了打垮我們健康的兇手。許多與老化有關的疾病，本質上都是因為蛋白質堆積在細胞內或細胞外，它們阻礙了細胞的活動，並導致細胞死亡，阿茲海默症就是一個標準的例子。就這種疾病而論，蛋白質會累積並聚集在腦細胞內外，腦細胞由於無法負荷這些難以分解的蛋白質團塊，因而走上死亡一途。即使是百歲人瑞，抑或是從癌症或心血管疾病中撿回一命的人，都必須任它擺布。類澱粉變性症（amyloidosis）是另一種與老化相關的疾病，類澱粉變性症的發生是因為蛋白質不斷沉積在器官和血管的內部及周圍，使得血管和器官變得比較脆硬和衰弱。

因此，攝取太多的蛋白質有害健康。一項發表在《自然》（Nature）雜誌上的研究，藉由餵食各組大鼠不同蛋白質含量的飲食，說明了高蛋白飲食對健康的傷害。第一組大鼠被給予蛋白質佔10%的飲食，第二組大鼠被給予蛋白質佔22%的飲食，第三組大鼠被給予蛋白質佔51%的飲食。被給予含有51%蛋白質飲食的大鼠，其得到心臟病的機率增加四倍，出現腎臟病和攝護腺問題的機率則翻倍。[27] 腎臟特別容易受到蛋白質的傷害，因為蛋白質在體內被分解成胺基酸後，這些胺基酸又會進一步被分解為含氮化合物，並經由腎臟排除，而這會對腎臟造成極大的負擔，這也是為什麼腎臟病患者常常需要進行低蛋白飲食的原因。

疾病名稱	患病幾率（%）			
	蛋白質10%飲食	蛋白質22%飲食	蛋白質51%飲食	自由攝取蛋白質
心臟病	11	42	48	67
腎臟病	38	56	73	90

癌症	26	29	28	62
攝護腺疾病	5	10	12	62
總計	80	137	161	281

資料來源：*Dietary preference and diseases of age. Nature, 1974*

這個研究有趣的地方是第四組大鼠的結果，牠們沒有被嚴格控制蛋白質的攝取量，也就是說牠們可以「選擇」要吃多少的蛋白質。心臟病、癌症和腎臟病的風險在該組急速飆升，與飲食中蛋白質只佔10%的大鼠相比，該組大鼠的癌症發生率翻倍，腎臟病發生率幾乎要達三倍，心臟病則是六倍多。

套一位營養和老化專家羅伊・沃爾福德博士的話，我們「可以預期」實施如阿特金斯飲食這些風行社會的高蛋白飲食者會有什麼後果。[28] 依照這些飲食的說法，你必須吃大量的蛋白質做為碳水化合物（醣類）的替代品。進行這類飲食的人可以明顯地減去體重，但他們也減去了健康。

蔚為風行的典型史前飲食者（classic paleo diet）也會出現類似的情況。根據這個飲食的觀點，我們應該盡可能地模仿我們祖先穴居人的飲食。這份飲食的基礎建立在你必須吃大量的肉類，所以你所吃的菜餚要以大塊的肉類主，再點綴少許蔬菜。

我完全支持史前飲食背後的信念，那就是我們吃的東西應該跟十萬年前的祖先一樣。現代人的身體結構和十萬年前的祖先並無不同，我們的消化和代謝功能也和祖先一樣。然而，史前飲食的問題是，來自肉類的蛋白質成了史前食物金字塔的基底。把肉當作食物金字塔的基底完全偏離了事實根據，是一份非常有害健康的飲食。我們的祖先可能並沒有吃這麼大量的肉，所以實際上史前飲食並不那麼史前。要常常打敗一頭龐大的毛象、捕獲一隻飛奔的羚羊，或甚至是串烤一隻狡猾的兔子，並不是那麼容易的事。真正的史前飲食主要是由蔬菜、水果、堅果和少量的肉類所組成，而它建立在與沙漏式飲食相同的基底上。

我們已經觀察到，當大小鼠和果蠅吃很多高蛋白食物時，牠們的壽命會減少，罹患各種疾病的風險也會增加。其它的研究也顯示，過多的蛋白質有害人體健康。[29]蛋白質會對肝臟和腎臟造成很大的壓力，也因此腎衰竭和肝衰竭的患者必須進行低蛋白飲食。動物性蛋白會酸化血液，並增加骨質疏鬆（骨頭容易碎裂）的風險。[30]

吃大量肉類的人，其得到癌症和心臟疾病的風險也會提升。一個由九萬一千名女性共同參與的研究顯示，比起吃肉次數每週少於三次的女性，每天吃肉的女性得到乳癌的機率翻倍。[31]根據另一項發表在新英格蘭醫學期刊的研究發現，每天吃牛肉、豬肉或羊肉者，其得到大腸癌的機率比吃肉頻率低於每月一次的人多2.5倍。[32]哈佛大學的科學家在十二萬名參與者間進行了一項研究，並清楚地發現食用紅肉與得到癌症和心肌梗塞發作之間的關聯性——[33]每天吃紅肉者，心肌梗塞發作的機會增加20%。根據另一項有四十五萬名歐洲人參與的研究顯示，研究期間大量攝取肉類者（譬如，每天吃兩條香腸和一片培根），其死亡的機率比每天攝取二十公克和更少量的肉類者高出44%。[34]

此外，如果你吃進大量的肉類，其蛋白質無法被小腸徹底分解。這些未消化的蛋白質片段（胜肽）會漂浮在小腸的間隙之中，由於它們被消化酵素任意地分解為片段，因此腸道免疫系統會將它們視為外來物。因為這個原因，將引起免疫系統過度反應，並大幅提升我們罹患自體免疫疾病的風險，如乳糜瀉（麩質過敏症）、氣喘、濕疹和發炎性腸道疾病等等。[35]

後來，雷帕黴素（rapamycin）問世了，它是一種可以經由抑制身體生成蛋白質，進而延長生物壽命的物質。二〇〇九年的夏天，雷帕黴素帶來不小的震撼，因為它可以延長小鼠的壽命。這篇研究發表在《自然》（Nature）（並非是一份名不見經傳的醫學期刊），它指出有一種抗氧化劑可以延長垂垂老矣的小鼠的壽命。這篇自然期刊上的研究寫到，已經垂垂老矣的小鼠的壽命可以大幅延長，雌鼠約延長38%，雄鼠則約延長28%，[36]因此雷帕黴素是少數幾樣真的可以延長壽命的物質。它是怎麼發揮功效的呢？雷帕黴素會抑制mTOR（mammalian Target of Rapamycin，雷帕黴素對哺乳類動物發生作用的標靶蛋白）——我們細胞中的一種重要蛋白，它會刺激蛋白質的生成。mTOR會活化細胞的蛋白質生成作用，而愈多的mTOR被活化，細胞的蛋白質生成量就會愈多，我們生長的速度也會愈快，肌肉也會愈多，老化的速度也會愈快。雷帕黴素抑制了蛋白質的生成，並使老鼠能夠穩定的老化。值得注意的是，mTOR不只會被胺基酸活化，它也會被血液中的糖或胰島素活化。簡單來說，醣類和胺基酸（蛋白質）這類的物質會促進生長，但它們也會減短壽命。

大量的科學研究都顯示吃太多的蛋白質有害健康。富含蛋白質的動物性食物（如肉）會增加得到癌症、心臟病和甚至是糖尿病的風險。[37]另一個引人注目的觀點是，有人訪問百年人瑞的飲食狀況，其結果證明他們往往都非常少吃肉。

當然，讓肉有害健康的原因不單是因為蛋白質，這還牽涉到肉（尤其是加工過的肉類，如培根、香腸或薩拉米（salami，義大利香腸））含有防腐劑、不健康的油脂、色素和大量的鹽分。

即便如此，蛋白質還是最主要的原因。蛋白質攝取量和得到如糖尿病的老化疾病的機率之間有直接的關聯性。蛋白質的攝取量每增加總熱量的5%，得到糖尿病的風險就增加20%。[25]另外，假如血液中有大量的胺基酸，我們的代謝功能就會變差，而我們的細胞對胰島素的阻抗性也會增加（它們運用糖的

能力就會變低）。[39-40]

儘管有這些科學證據，但是高蛋白飲食仍然蔚為風行。有幾個原因造成了這個現象，因為高蛋白飲食可以讓你在短時間內減去許多體重，這使得很多人認為他們正在做一件有益健康的事情，但是這樣的減重方式並不健康。除此之外，就長期來看，它沒有什麼效率：在進行這樣的高蛋白飲食六年後，90％的人至少都會復胖到他們原來的體重。

另一項讓人們堅信蛋白質飲食的原因是，有一些研究真的顯示它對人們的健康有所幫助。舉例來說，如果你給人吃胺基酸，他們會比較有活力，或是肌肉的代謝狀況會比較好。這說得通，因為短期的給人補充蛋白質可以讓他們變得比較強壯或健康（這正是為什麼健身者要吃它們），不過長期下來，太多的蛋白質有害健康，因為胺基酸會活化各種老化的機制，如mTOR機制。[41-42]

還有一個原因（它也可能是最重要的一個原因）讓高蛋白飲食這麼風靡社會，那就是它帶來大量商機。的確，要攝取這麼大量的蛋白質，人們必須額外買相關的蛋白質補充劑——蛋白飲、蛋白粉或蛋白棒。這要花費許多的金錢，同時也為生產和販售這類飲食的業者製造了大把的鈔票。

難道這意味著我們必須變成素食者，不要再吃任何肉類？並非如此。素食者確實比一般西方人活得久，但是並不是所有的素食者都活到了一百二十歲。肉類含有我們所需要的豐富的物質，如鋅、維生素B12、肌肽、鐵等等。因此，我們可以吃肉，只是要吃得比我們一般習慣的量少一點。比方說，你一天吃的肉量不要超過你大拇指和食指指尖圈起的圓圈大小。或者是，逐日遞減你所吃的肉類份量。

當然，你也不應該吃過少量的蛋白質，因為這樣會削弱你的免疫系統，並讓你比較容易受到感染。嚴重蛋白質缺乏的人會出現肌肉無力或心臟相關的問題，所以攝取充足的蛋白質是很重要的，只不過最好要能夠聰明地適量攝取。之後我們細部地討論沙漏式飲食時，我將會再詳述這個部分。

摘要

攝取太多蛋白質會加速老化

- 蛋白質能夠促進生長，這會導致老化速度加快。
- 蛋白質會在細胞內外不斷聚集，導致細胞「窒息」和受損。這個過程會發生在：
  - 阿茲海默症。
  - 巴金森氏症。
  - 類澱粉變性症（蛋白質會沉積在體內各處）。
  - 一般老化症狀：如視力和聽力的衰退，以及心臟、腎臟和肝臟功能的下降。這些都是因為細胞被蛋白質團塊塞滿所造成。
- 藥物（如雷帕黴素）延長了實驗動物的壽命，因為這種物質可以抑制蛋白質的生成量。
- 吃比較少蛋白質或胺基酸的小鼠、果蠅和其他實驗動物，活得比較久。
- 非常長壽的人通常很少吃高蛋白食物，如肉類。

增加蛋白質或肉類的攝取量還會導致：

- 罹患骨質疏鬆症的風險提升。
- 肝臟和腎臟的負擔變重。
- 罹患非大腸癌的機率提升，如乳癌。
- 腸道消化不良，進一步使得富含蛋白質的食物「腐敗」後，在腸道產生有毒物質（增加罹患大腸癌的風險），而未消化的蛋白質碎片則會活化免疫系統（增加得到自體免疫疾病的風險，如麩質過敏症）。

雖然高蛋白飲食相當風行，甚至能夠減輕體重，可是它是一種有害健康的飲食。儘管如此，嚴重的蛋白質缺乏會損害健康。肉類也具有對健康不可或缺的物質，如鋅、鐵和肌肽。

油脂遠比你認為的健康

這是一個矛盾的現象：過去四十年美國人吃比較少的油脂，但是他們仍然持續變胖。透過許多推廣健康的運動，美國人被告知攝取油脂是有害健康的：它讓你發胖、血管阻塞和心肌梗塞。這些健康運動的成效很好，美國人的油脂攝取量變低了，而且這個趨勢仍持續進行中。不過，從一九七〇年開始，過重的人數增加了一倍，糖尿病的人數增加了兩倍，心血管疾病仍是主要死因的第一名。所以，讓我來告訴你一些可能會和你所聽過關於油脂的健康建議相互牴觸的事情：大多數的脂肪並非造成心血管疾病的主因。是的，你沒有看錯。一份由三十五萬人所參與的整合分析研究，釐清了許多研究人員的懷疑，那就是即便是惡名昭彰的飽和脂肪都不是造成心血管疾病的主因（我們將進一步討論飽和脂肪的性質）。[43]可是難道飽和脂肪不會提升膽固醇的含量嗎？肯定會，只是膽固醇也有分好的膽固醇和壞的膽固醇。脂肪會同時增加這兩者的含量，所以它們之間會保持平衡。

此外，脂肪對過重的影響似乎遠比糖還低。起初這個理論看起來有點奇怪，因為肥胖的人確實擁有比較多體脂肪，也吃比較多油脂，所以脂肪肯定是那個罪魁禍首。然而，事情並非這麼簡單。

一項發表在新英格蘭醫學期刊的研究，招募了超過三百名的受試者，並讓他們進行三種不同的飲食：低脂飲食、地中海飲食（含有大量蔬菜、少許肉類和攝取量有所限制的麵食）以及低糖飲食。研究結果如下：血液中擁有最佳膽固醇比值的組別並不是低脂飲食組，而是進行低糖飲食的組別。這樣的結果很有趣，因為膽固醇總是跟脂肪綁在一起討論，然而糖和膽固醇間的關聯性卻鮮為人知。另外，進行低糖飲食者減去的體重比低脂飲食者多一倍，[44]這對那些主張你必須減少脂肪攝取量才能減重的飲食來說是多麼大的打擊（因為脂肪的熱量這麼高）。這個研究也顯示，備受推崇的知名地中海飲食還可以改得更健康，畢竟它含有大量麵包和麵食形式的碳水化合物食物。

特別的是，含有較少釋放速度快醣類的飲食似乎比低脂飲食更有成效，也更健康。這是因為釋放速度快的醣類會造成血糖突然飆升，這對健康很不好。如同稍後我們會看到的，升糖指數是用來評估這些食物對我們血糖影響幅度的指標。這也是為什麼我們會將含有較少釋放速度快醣類的飲食稱為「低升糖指數飲食」的原因。

一項由知名實證醫學機構所做的大型研究發現，比起低脂飲食，低升糖指數飲食對心血管系統更為健康，也更能減輕體重。[45]此外，更引人注意的是，低脂飲食也必須限制熱量的攝取（所以你不可以吃太多），可是低升糖指數飲食卻可以讓你盡情的吃，並同時持續減重！

另一個有趣的研究讓分組的患者遵循下列不同的飲食：一組為低脂飲食，另一組則是為低升糖指數飲食。結果顯示，相較那些遵循低脂飲食者，進行低升糖指數飲食者的心血管指標比較好（膽固醇比值較好、血脂較低、胰島素敏感性較佳）。[46]這項研究也顛覆了傳統大眾的想法——不論來源為何，熱量就是熱量。實際上，在這項研究中，所有的受試者都吃進了一樣的熱量，但是與低脂飲食者相比，進行低升糖指數飲食者的血管狀態比較健康。它的結論是，對心血管疾病而言，醣類的影響力比脂肪大。不僅糖尿病患者有五倍罹患心血管疾病的風險，即便是健康者發生心肌梗塞的機率也和醣類的攝取量有強烈的相關性。根據一項由一萬五千名女性參與的研究發現，相較於所吃餐點含有較少釋放速度快醣類的女性，吃高升糖指數（會導致血糖和胰島素快速上升的含糖產品）餐點的女性有80％罹患心血管疾病的風險。[47] 或是引用一句大衛・樂德維格教授（波士頓兒童醫院肥胖防治計畫執行者）的話：「下一次當你吃一塊塗有奶油的吐司時，上面的奶油其實是比較健康的部分。」

有多少的研究都告訴我們，糖對心血管疾病的影響甚大。儘管如此，我們還是必須分辨有哪些油脂有益健康，而哪些油脂又有害健康。反式脂肪是極度不健康的油脂，它確實會增加心肌梗塞的風險。這類脂肪通常可以在油炸食物和工廠生產的糕餅中發現（如餅乾、格子鬆餅或蛋糕）。另一個所謂的「不健康」脂肪是著名的飽和脂肪，相對於前面談的論點，其實它對心血管疾病的影響並沒這麼大（事實上，糖看起來才是更重要的因素）。也有對健康有益的脂肪——如omega-3脂肪酸，它們能夠實質地提供你對抗心血管疾病的保護力。除此之外，這類脂肪不僅可以降低心肌梗塞的風險，還可以減少得到發炎疾病和憂鬱症的機會。為了瞭解這些對健康有益的脂肪特性，我們必須更加詳細的介紹油脂。事實上，每一個廚房都是一間小小的實驗室，而食物的分子結構則對我們的健康扮演了關鍵的角色。最後，在下一個段落我們將討論到脂肪的分子結構，它是這本書中比較困難的部分。

脂類學（Lipidology）

什麼是脂肪？脂肪是一個分子。數萬億的脂肪分子聚集在一塊兒，才形成了奶油或是油品。但是這些物質「脂肪」的基本單位是一個分子結構。

一個脂肪分子由數十個原子構成，並且永遠保持在一個明確的結構狀態，也就是一個「頭部」接著多條（兩或三個）「觸手」——脂肪酸。觸手或脂肪酸是由長鏈的碳原子（C）組成，在碳原子上會接有氫原子（H）。頭部的部分則是全部由甘油所組成。依照脂肪的種類，其實你可以把脂肪想像成一隻只有兩或三隻觸手的魷魚。頭部是甘油群，而觸手則是脂肪酸。當我們吃進脂肪時，它們必須經由消化酵素分解，因為它們太大了，所以我們的腸壁細胞無法直接吸收它們。這些消化酵素（有個很棒的名字「脂解酶」）永遠都會以相同的方式分解脂肪——將它們頭手分離。簡單的說，就是消化酵素會將魷魚斬首，所以它們的頭和手就會隨意地飄浮在腸道中。

觸手「脂肪酸」的大小夠小，所以腸道細胞可以吸收它們，並使它們進入血液中，此時身體的細胞

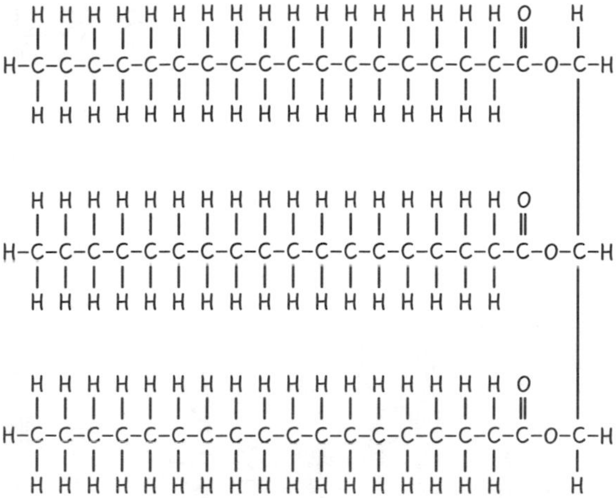

▶ 脂肪的分子結構。該脂肪的三隻觸手（脂肪酸）在左側，而頭部則在右側，由三個碳原子（C）和一些氧原子（O）、氫原子（H）所組成。許多在我們體內的脂肪都只有兩隻觸手，而非三隻觸手。資料來源：*Kimball's Biology Pages*（*http://biology-pages.info*）

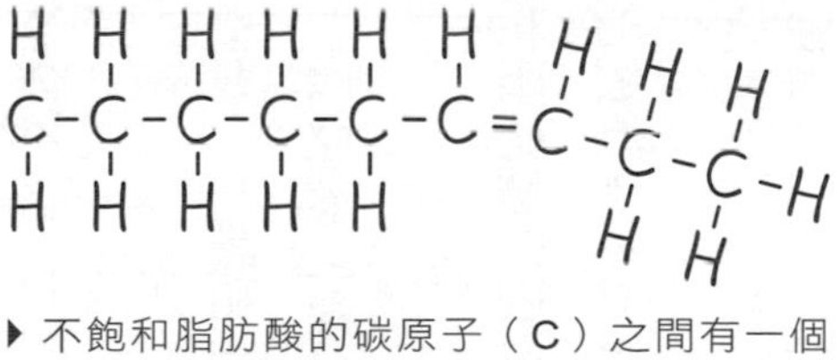

▶ 不飽和脂肪酸的碳原子（C）之間有一個（或多個）雙鍵（以兩條線表示）。因此，這類脂肪酸會呈現一種扭曲的結構。

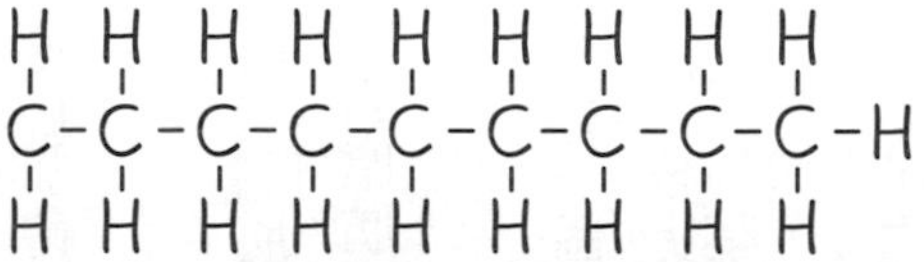

▶ 飽和脂肪酸的碳原子之間不會有雙鍵，且碳原子（C）和碳原子（C）之間只有一個鍵結。因此，這類脂肪酸會呈現一條直線的結構。

就可以吸收它們。細胞吸收脂肪酸後，它們會再次在細胞中被重組成一個脂肪（或是說一隻完整的魷魚）。脂肪細胞尤其擅長這麼做，它們會從血液中吸收大量的脂肪酸（觸手），並將它們轉換為脂肪（魷魚）。

為了我們的健康，了解飽和脂肪和不飽和脂肪非常重要。「飽和」或「不飽和」是指脂肪酸的分子結構。為了不要讓這個部分太過複雜，我們將只會提到脂肪酸（觸手），而不會提到脂肪（觸手和頭）。畢竟，在我們血液中流動的是脂肪酸。

什麼是不飽和脂肪酸？什麼又是飽和脂肪酸？不飽和脂肪酸的碳原子（C）之間會有一個或多個雙鍵，使它們會有一個扭曲的結構（kink）。飽和脂肪酸的碳原子（C）之間不會有雙鍵，所以它們會是一條直線的結構。

兩個碳原子間的雙鍵會導致這些碳原子（C）互相強力吸引。一般來說，在兩個碳原子之間只會有一條鍵結（以一條線表示），而另一條鍵結則會和氫原子（H）相連。但是經由化學反應，某些與碳原子相連的氫原子（H）被移除了，這使得碳原子之間能夠更緊密的連結在一起。﹝原子間的鍵結（線）由電子構成，它就像膠水，把所有原子給連接在一起。﹞

由於雙鍵處少了兩個氫原子（H），所以這些脂肪酸並沒有完全被氫原子（H）填滿，因此它們被稱作不飽和脂肪酸。以另一個方式來說就是，不飽和脂肪酸因為有雙鍵，所以它們的碳原子（C）沒有被氫原子（H）填滿。

飽和脂肪酸不具有雙鍵，所有的碳原子（C）都會整齊地和氫原子（H）連結在一起。所以，這類脂肪酸會完全被氫原子填滿。

為什麼我要告訴你這些？我要告訴你脂肪酸的雙鍵處會有一個扭曲的結構，在雙鍵兩側的碳原子會緊緊的鍵結在一起，造成脂肪酸彎曲。經由下列的方式，不飽和脂肪酸的扭曲分子結構影響了我們的健康，因為它的結構讓這類脂肪酸很難互相堆疊在一起，也就是說，它們比較不容易相黏。事實上，因為這樣的扭曲結構，這些分子之間總是會留有一些空隙。我們用堆柴來比喻脂肪酸的排列方式。假如木料扭曲不直，柴堆就會很不穩固，容易散掉。但是如果柴堆是由筆直的木料堆疊而成（就像飽和脂肪酸一樣），那麼它們就可以很牢靠地疊在一起，並讓柴堆穩固許多。

因此，飽和（直線型的）脂肪酸比較能夠穩定的排列，也比較容易互相聚集在一起。它們會以這樣的方式黏附在我們的動脈內壁，並不斷堆積，造成動脈粥狀硬化症。假設我們動脈中的這些脂肪團塊堆積得夠大，它們就會堵住整個動脈，形成我們所說的心肌梗塞或中風。我們已經知道對心臟病影響力最為強大的是糖，而飽和脂肪酸對它的貢獻則反而明顯少了許多。話雖如此，但某些飽和脂肪酸還是很容易在我們的脂肪細胞中堆積，這會讓我們快速發胖。有些飽和脂肪酸則會聚集在身體的每個角落，並引發損害我們肝臟和腦細胞的發炎反應。

總之，這看起來不起眼的扭曲分子結構可以決定我們健康或生病，也可以決定留在我們體內的脂肪是好脂肪還是壞脂肪。

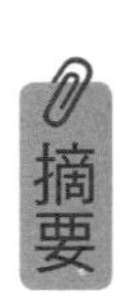

飽和脂肪酸（或脂肪）：

- 完全被氫原子（H）填滿。
- 分子呈直線型（沒有任何扭曲的結構）。
- 這類脂肪酸會緊密的堆疊，所以它們很容易在身體各處聚集，並擁有「黏稠」和較硬的質地（如奶油）。

不飽和脂肪酸（或脂肪）：

- 碳鏈並沒有完全被氫原子填滿，因為它們會有一個或多個雙鍵。
- 分子呈一個或多個扭曲結構。
- 這類分子無法緊密的互相堆疊，這使得不飽和脂肪比較具有流動性（如澄澈的液態食用油品）。

扭曲結構也可以解釋為什麼缺乏這個結構的反式脂肪酸（或反式脂肪）有害健康。我們還沒談到反式脂肪酸。反式脂肪酸和健康的不飽和脂肪酸一樣具有雙鍵，但是，和一般不飽和脂肪酸不同的是，它不具有扭曲結構。

會有這樣的情況發生，是因為反式脂肪酸的氫原子（H）分別鍵結在具有雙鍵的碳原子（C）的對側〔因此，「反式」（trans）這個字在拉丁文就是「交叉」（across）的意思〕。一般帶有雙鍵的不飽和脂肪酸，其氫原子（H）會位在同一側，因而形成了扭曲的結構。大多數我們所吃的反式脂肪酸在自然界中找不到。實際上，大自然習慣將雙鍵的氫原子（H）放在同一側，就跟不飽和脂肪酸一樣。大家所熟知且對健康有益的omega-3脂肪酸就是這類脂肪酸。

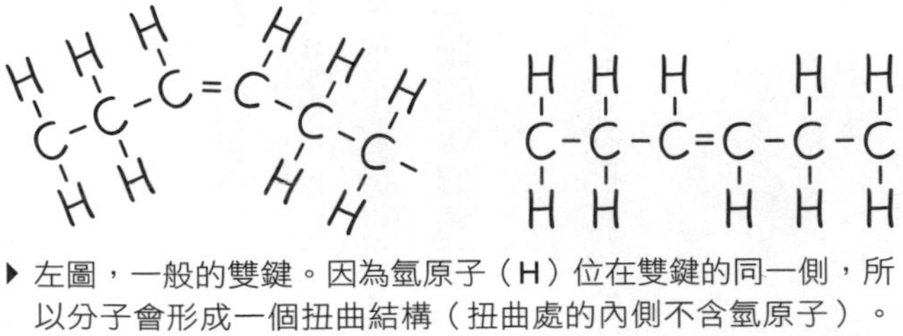

▶ 左圖，一般的雙鍵。因為氫原子（H）位在雙鍵的同一側，所以分子會形成一個扭曲結構（扭曲處的內側不含氫原子）。右圖，反式脂肪酸。氫原子（H）分別位在雙鍵的對側，讓它呈現一個筆直的線型結構。

由於反式脂肪酸是這麼奇怪的脂肪酸，所以我們體內大多數的蛋白質都無法好好消化它。因此，反式脂肪酸造成了或產生了怪異的分解產物，它們非常有害健康，因為它們跟飽和脂肪酸一樣具有直線型的結構，也容易聚集在一起，並造成動脈粥狀硬化症和微發炎（micro-inflammation）。大量的研究指出，人造反式脂肪酸對心血管疾病的發生具有影響力。當工業化的大量製備食物時，就會形成反式脂肪酸（如餅乾、蛋糕、糕點、人造奶油、洋芋片、炸丸子等等）。

了解脂肪：人造奶油和反式脂肪

有趣的是，脂肪或是脂肪酸的分子結構（有無雙鍵）決定了脂肪酸在巨觀層次（如廚房檯面）上的反應狀態。脂肪酸的扭曲結構愈多，它們的流動性就愈好。其實，扭曲結構可以避免脂肪鏈互相堆疊及黏著在一起，以防止它們形成一個更穩定的固體結構。彎曲的枝幹也無法形成穩定、堅固的柴堆。擁有多個雙鍵（因此也具有多個扭曲處）的脂肪酸會形成液態的油脂，如橄欖油或亞麻子油。

不過，要把這類油脂抹在你的三明治上並不容易，這正是為什麼工廠會設計出一個過程，將植物性不飽和脂肪酸的扭曲結構轉換為飽和脂肪酸的結構，如此一來，這些油脂就會固化，並能夠被塗抹在麵包上，這類固化的油脂叫做人工奶油。然而，它所造成的問題是，由不飽和脂肪鍵結所創造出的飽和脂肪鍵結會產生反式脂肪這樣的副產物。因此，一般來說人工奶油含有許多對血管健康有害的反式脂肪。儘管眾多著名的醫學期刊都有出版相關刊物，但是直至數十年後，食品工業才正視了這個問題。終於人造奶油工業研發出了能夠大量減少其產品中反式脂肪酸含量的方法，只不過各式人造奶油中仍含有不健康的反式脂肪。

人造奶油享有比奶油更有益健康的美譽，但是這只不過是個假象，也是不可取的觀念，人造奶油對健康的幫助甚至比奶油還少。奶油主要以動物性的飽和脂肪酸所組成，然而人造奶油卻是由植物性的不飽和脂肪酸經由化學的方式轉換為飽和脂肪酸，並產生反式脂肪這樣的副產物。

人造奶油	奶油
主要原料為植物性不飽和脂肪酸，將其經過「化學改造」後所製成。因此，人造奶油含有飽和脂肪酸和反式脂肪。	主要原料為動物性飽和脂肪酸。

人造奶油製造商很清楚，他們產品中的反式脂肪酸和飽和脂肪酸並不是那麼健康。所以，為了給他們的產品一個比較健康的形象，有些公司加入了植物固醇（是一種植物性的膽固醇，被認為可以降低血液中膽固醇的數值）。大量的廣告活動讓大眾深信人造奶油有益健康，如以電腦動畫呈現閃耀光澤的黃澄澄膽固醇球體，健美亮麗的廣告明星笑容滿面的把人造奶油塗抹在麵包上，或是透過建立能夠評估你「心臟健康」的網站。儘管如此，科學家並不是很認同植物固醇的作用，沒有任何令人信服的研究顯示植物固醇可以降低心血管疾病的風險。事實上，歐洲心臟期刊最近的回顧文獻甚至做出了這樣的結論：「研究資料顯示植物固醇可能會對心血管造成不良影響。」[48] 此外，誠如我們所見，植物固醇應該要降低的總膽固醇對我們心血管疾病的影響力並不大。然而，植物固醇仍持續添加在人造奶油中，行銷的策略也仍持續地進行。在已經含有不健康脂肪的油品中加入引人非議的植物固醇，它的功效令人質疑。

反式脂肪主要出現在油炸食品和工業化大量製備的糕點中，如派塔、餅乾、蛋糕等等，所以你最好盡可能的避免這類食物。不僅是因為它的成分，也因為這類食物缺乏營養，這些垃圾食物幾乎不含任何維生素、礦物質或有益健康的營養成分。

摘要

非常不健康的脂肪酸（或脂肪）

反式脂肪酸：常見於人造奶油、油炸食物和商業化的糕點（派塔、餅乾、糖果條、蛋糕）。

不健康的脂肪酸（或脂肪）

飽和脂肪酸：主要常見於動物性產品中，如（紅）肉類、牛奶、奶油、乳酪、冰淇淋以及（白）巧克力。

（備註：並非所有的飽和脂肪酸都有害健康，如黑巧克力中的飽和脂肪甚至對心血管健康有所幫助。）

不飽和脂肪酸：

多元不飽和脂肪酸（有多個雙鍵，因此被稱作多元不飽和）：

- Omega-6脂肪酸：玉米油、葵花油、橄欖油、棕櫚油。

（備註：如我們所知，飲食中含有過多omega-6脂肪酸會導致體內的發炎反應增加。）

健康的脂肪酸（或脂肪）

不飽和脂肪酸：

1. 單元不飽和脂肪酸（有一個雙鍵，因此被稱為單元不飽和）：橄欖油。
2. 多元不飽和脂肪酸（有多個雙鍵，因此被稱作多元不飽和）：

● Omega-3脂肪酸：常見於魚油、核桃、亞麻子等等。

Omega-3脂肪酸：媒體大肆宣傳，也確實有益健康的脂肪酸

脂肪並非總是招致厄運，也有對健康有益的脂肪酸。這些脂肪酸主要是不飽和脂肪酸，科學家依照它們雙鍵的數量稱之為單元或多元不飽和脂肪酸。

當脂肪酸只有一個雙鍵，它就是單元不飽和脂肪酸；當它有多個雙鍵，就稱做多元不飽和脂肪酸。橄欖油含有許多單元不飽和脂肪酸，著名的omega-3脂肪酸是多元不飽和脂肪酸。因此，omega-3脂肪酸含有許多雙鍵（以化學的方式說明，就是當我們從碳鏈尾部開始計數時，它的第一個雙鍵位在第三個碳原子），而omega-9脂肪酸也含有不只一個雙鍵（它的第一個雙鍵位在尾部數來的第九個碳上）。脂類學是一套非常有邏輯的科學。

科學研究清楚地顯示omega-3脂肪酸對身體的健康有大量幫助，但是這套理論並不能套用在大多數omega-6或omega-7的脂肪酸上，因為這類脂肪有害健康。舉例來說，omega-6脂肪酸〔如亞麻油酸（linoleic acid）或花生四烯酸〕就具有促發炎的作用。不過儘管如此，現在市面上仍然販售著無數含有omega-6、omega-9或甚至是omega-7脂肪酸的膳食補充劑。但是讓我們把焦點放在對健康有益的omega-3脂肪酸。omega-3脂肪酸有三種類型：

Omega-3脂肪酸	主要來源
二十碳五烯酸，EPA	魚油
二十二碳六烯酸，DHA	魚油
α-亞麻酸（α-linolenic acid），ALA	堅果、亞麻子

下圖可以更清楚的呈現omega-3和omega-6脂肪酸：

已證明omega-3脂肪酸對下列器官和系統有所影響：

- 心臟和血管：omega-3脂肪酸降低心血管疾病的風險。
- 腦部：omega-3脂肪酸降低發生憂鬱症和其它精神疾病的風險。
- 免疫系統：omega-3脂肪酸抑制體內的發炎反應。

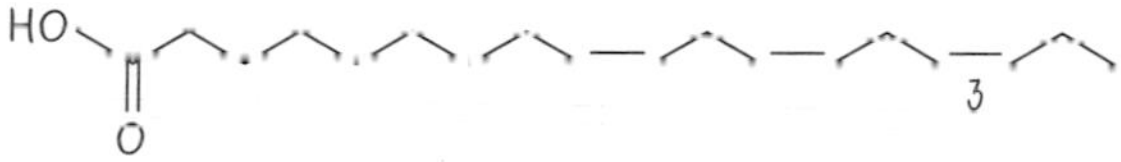

α-亞麻酸（omga-3脂肪酸）

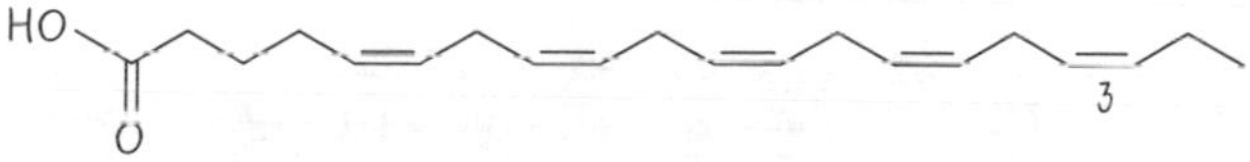

二十碳五烯酸（EPA）（omga-3脂肪酸）

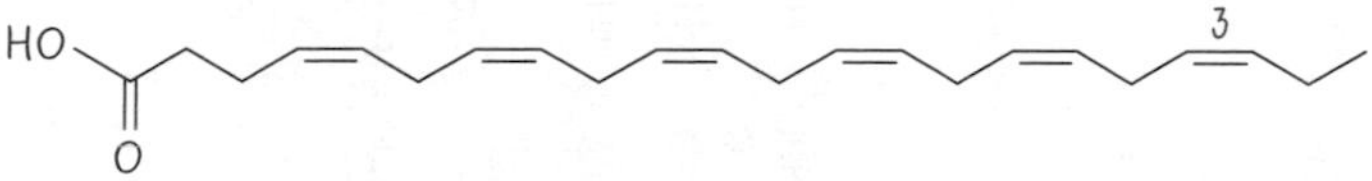

二十二碳六烯酸（DHA）（omga-3脂肪酸）

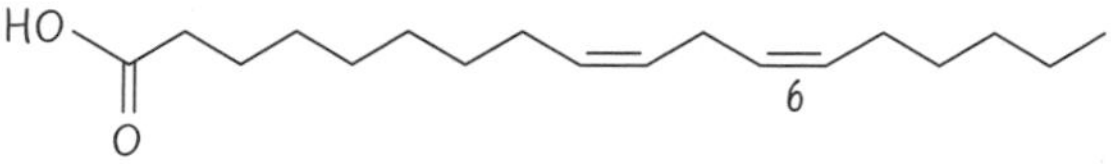

亞麻油酸（omga-6脂肪酸）

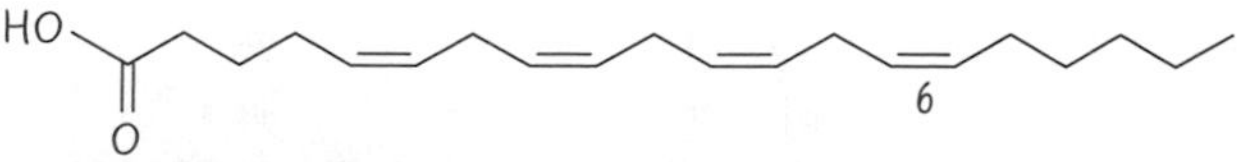

花生四烯酸（omga-6脂肪酸）

▶ 某些omega-3和omega-6脂肪酸。每一個轉折處都有一個碳原子，它們的表達方式並未依照標準的科學註記法。「omega」碳原子是位在最右側（也就是最靠近尾部）雙鍵的碳原子。數字3和6表示第三個和第六個碳原子，皆自尾部算起。

Omega-3脂肪酸與心臟

Omega-3脂肪酸已經被證實對心臟和血管的健康有幫助。[49] 三項超過三萬二千名參與者的大型研究顯示，omega-3脂肪酸（尤其是DHA和EPA）可以降低19%至45%的心血管疾病發生率。[50] 值得一提的是，每一位參與研究的患者都曾接受過各種藥物〔如抗高血壓藥、抗血脂藥物（statins）、阿斯匹靈和ß阻抗劑〕的治療，但它卻還是可以達到降低心血管疾病發生的機率。

另一項發表在《刺絡針》（The Lancet）期刊，有超過一萬一千名受試者參與的大型研究顯示，服用omega-3脂肪酸（一千毫克／天）的人，其死亡率下降45%。這項研究也指出，儘管健康權威常常把維生素E做為心臟保護劑，但它對心血管疾病毫無影響。[51]

這就是為什麼官方機構也會認為食用omega-3脂肪酸能夠對抗心血管疾病。來自美國著名梅約醫學中心的研究人員，倡導使用omega-3脂肪酸來預防心血管疾病，這適用於健康的民眾或是罹患心血管疾病的高風險者。[50] 美國心臟協會（American Heart Association，AHA）和歐洲心臟病協會（European Society for Cardiology，ESC）也推薦使用omega-3脂肪酸來做為預防心臟病的輔助工具。[52-53] 美國食品藥物管理局（The American Food and Drug Administration，FDA）已經認可食用omega-3脂肪酸可以治療高三酸甘油酯血症——一種血液中脂肪分子（脂質）含量上升的疾病。Omega-3脂肪酸要獲得這類官方機構的認可，必須要經過好幾年的驗證。

值得一提的是，多數的研究都以口服的形式給予受試者omega-3脂肪酸，但是每一個人的腸道吸收omega-3脂肪酸的能力不一。很少有研究會談到以膠囊形式給予的omega-3脂肪酸，實際上出現在血液中的含量會是多少。也就是說，可能有人吃了大量的omega-3脂肪酸，但是它出現在血液中的含量卻很低。因此，這個人就比較無法受到omega-3脂肪酸的保護，逃離心血管疾病的威脅，所以你可能做出服用omega-3脂肪酸對心血管無益的結論。經由測定血液中omega-3脂肪酸的含量，科學家可以準確地評估它對心臟及血管的影響，這類研究已經開始進行，其結果也相當引人注目。

一項至少進行十七年，並有二萬二千名受試者參與的大型研究顯示，大量攝取omega-3脂肪酸者，其心肌梗塞發作的機率降低了四倍！[54]這些結果發表在知名的醫學期刊《新英格蘭醫學期刊》上。研究人員做出了這樣的結論：「魚類中的omega-3脂肪酸與降低突發性的（心臟）死亡風險具有強烈的相關性。」

有趣的是，這些結果顯示omega-3脂肪酸對沒有心臟病病史的人也同樣具有助益。研究人員甚至建議沒有心臟病者：「藉由多吃魚類或營養補充劑來提升omega-3脂肪酸的吸收量。」

儘管如此，有些研究並沒有指出omega-3脂肪酸對發生心肌梗塞的風險有正面幫助。這類研究佔少數，但它們確實存在。這些研究中，有些人的心臟病甚至因為

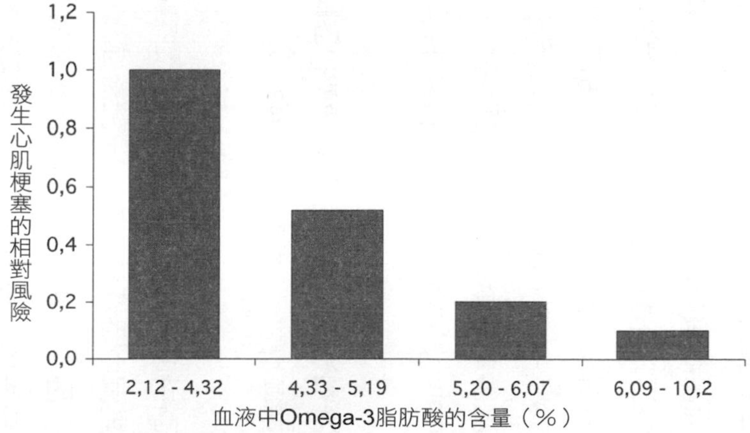

▶ 血液中omega-3脂肪酸的含量愈高，發生心肌梗塞的肌會愈低。資料來源：*Blood levels of long-chain n-3 fatty acids and the risks of sudden death, New England Journal of Medicine, 2002*

omega-3脂肪酸變得更糟。這怎麼可能呢？

就像我們馬上要看到的，omega-3脂肪酸也能夠降低發生心律不整的風險，這是一件好事。心律不整是因為某些心肌細胞高度興奮和過度反應所造成的。Omega-3脂肪酸可以透過降低這些細胞的興奮性，減少心臟被過度刺激（心律不整）的機會。但是患有嚴重心臟疾病的患者很難保持正常的心律，因為他們的心肌細胞已經被先前發生的心肌梗塞狀況過度損傷。在這種情況下，過度反應的心肌細胞或許才能維持心臟有效的跳動。如果這些人吃了omega-3脂肪酸，他們的心肌細胞就不能再保持在高度的反應力，這會導致心臟病狀況惡化。

幸運的是，這種狀況鮮少發生。總之，對大多數的民眾而言，omega-3脂肪酸是一個對身體有益的物質。但對於患有嚴重心衰竭的病人而言，在他們要服用高劑量的omega-3脂肪酸前，必須要先諮詢他們的主治醫師。

無數研究都顯示omega-3脂肪酸對心血管疾病具有保護力，甚至連官方機構都建議攝取omega-3脂肪酸，可是，為什麼我們對它了解甚少？為什麼許多人認為omega-3脂肪酸對心臟有益的言論還未被證實？又為什麼大多數的醫師或心臟專科醫師不會開立omega-3脂肪酸做為處方藥？這牽涉到許多原因。

首先，omega-3脂肪酸不能申請專利。Omega-3脂肪酸本來就存在於魚類或堅果中，這和多數可以申請專利的藥品不同，它們並不是實驗室合成出來的物質。這就是為什麼藥商不願花數千萬的資金來宣傳這種人人可售產品的原因，所以相較於製藥廠，omega-3脂肪酸的製造商所擁有的宣傳經費明顯比較少。製藥廠的宣傳經費都是天文數字，這當然是因為當研發一種藥物多年後，把它打入市場將可以帶來龐大的利潤。

二〇〇三年，輝瑞（Pfizer）製藥公司單靠它的降膽固醇藥物「Lipotor（一種statin類藥物）」就獲取了九十二億的利潤。靠著這樣的銷售數字，你可以做出許多奇特的廣告。這就是為何醫學期刊的廣告篇幅都被具有專利的藥品填滿，卻沒有與omega-3脂肪酸相關的信息；這也是為何拜訪醫師的業務專員袋子裡都是裝著statins的樣品，而非omega-3脂肪酸。

另一個將omega-3脂肪酸做為處方用藥的限制是，有關omega-3脂肪酸的科學研究很少。所有的醫學研究中，有超過90％的研究資金都是由製藥業所贊助。醫學研究所費不貲，而製藥公司本來就傾向將資金投注在它們自己的藥物研究上。

一家藥廠很難撥出五百萬的經費在魚油膠囊的研究上，因為任何一個人都可以將魚油膠囊引進市場。幸運的是，通常大學或是政府會投入這類非專利性藥物或膳食補充劑的研究。只是與一般藥物相比，omega-3脂肪酸的研究報告數量只不過是九牛一毛，而無知更讓人輕忽了它的重要性。

最後，製藥業做出了屬於他們自己的omega-3脂肪酸替代品，也就是屬於他們自己治療心血管疾病獨一無二的藥物——纖維酸衍生物和著名的statin類藥物。纖維酸衍生物可以調節脂肪的代謝作用，它可以降低血液中壞的膽固醇（LDL），並提升好的膽固醇（HDL），也可以降低血脂量（三酸甘油酯）。這些聽起來非常好，但是實際上，纖維酸衍生物尚未被證實可以降低心血管疾病的致死率。[10]不管你是否有服用纖維酸衍生物，你都不會多活一天！除此之外，纖維酸衍生物有許多的副作用，最常見的是肌肉疼痛、性功能障礙、肝臟和膽囊的功能失調以及同半胱胺酸的含量增加。最後一項很有趣，因為諷刺的是，同半胱胺酸正是心血管疾病的風險因子之一。很有可能你服用纖維酸衍生物對健康所帶來的益處——降低壞的膽固醇和脂肪，都會被提升的同半胱胺酸含量給抵消掉。這類的反應不令人驚訝，因為基本上，纖維酸衍生物是藥物，而許多藥物都會抑制體內蛋白質的功能，進而產生副作用。跟大多數的藥物相同，纖維酸衍生物對身體來說是外來物（xenobiotic），然而omega-3脂肪酸卻是存在於人類和動物體內的天然物質。

除了纖維酸衍生物，statin類藥物也會做為心血管疾病的處方用藥。與纖維酸衍生物不同的是，statin類藥物可以降低致死率，因此改善了存活率，特別是對心臟病患者。話雖如此，statin類藥物也有副作用，如橫紋肌溶解症（肌肉分解）、肝功能失調、性功能障礙或睡眠與記憶力障礙。往往藥商都會宣稱這些副作用很罕見，但這純粹是看你怎麼解讀的問題。當醫師談到副作用時，他們指的是最嚴重的副作用，像是大量肌肉分解可能會導致腎衰竭，或是嚴重的過敏反應和急性肝衰竭。當然，statin類藥物極少會出現這類的狀況。可是，statin類藥物卻會抑制膽固醇的生成量。膽固醇常常被形容為罪大惡極之人，但是膽固醇對身體很重要，體內許多重大的生理功能都必須有它的參與才行。

舉例來說，膽固醇是我們細胞膜的重要成分，尤其是對肌肉細胞和神經細胞而言。膽固醇會嵌入這些細胞的細胞膜中，讓細胞膜變得比較柔軟，且具有流動性。當服用statin類藥物時，膽固醇的生成量會減少，因此肌肉細胞和神經細胞的細胞膜就會變得比較堅硬，這會削弱它們的功能，進而導致肌肉疼痛和無力。有時候還會出現嚴重的肌肉分解現象，大量的肌肉壞損導致病人被送至醫院急診。只是，有更多服用statin類藥物的人會出現典型的「老化毛病」，如肌肉疼痛、肌肉無力、神經痛，或記憶障礙及注意力難以集中等症狀。

以肌肉疼痛來看，我們可以說病人的活動愈多，statin類藥物對它們肌肉細胞的傷害就愈大。雖然研究顯示，因statin類藥物所引起的嚴重副作用的機會低於0.1%，但是有80%持續運動的年輕運動員在服用statin類藥物後，出現了肌肉不適的狀況。[55]你可能會好奇，為什麼年輕的運動員需要服用statin類藥物，因為這個研究是以患有「家族性高膽固醇血症」的運動員做為受試者。這是一種基因缺陷的疾病，而這類患者的體內會有過多的膽固醇，所以statin類藥物對他們而言應該是一個最理想、有效的治療方法，且產生的副作用最低（他們有異常過高的膽固醇數值，因此降低他們的膽固醇數值是必要的）。可是這些年輕的運動員在服用statin類藥物後，卻也出現了肌肉不適的症狀。根據這項研究的作者赫爾穆特・西辛格（Helmut Sinzinger）教授的說法，有超過25%的健康者（沒患有家族性高膽固醇血症）可能因為劇烈運動產生肌肉疼痛，而這和服用statin類藥物後，只會有0.1%的機率可能出現嚴重副作用的說法不同。

服用statin類藥物後還可能發生健忘和注意力不集中的問題，因為腦細胞的細胞膜流動性必須由膽固醇維持。當腦細胞的彈性變差時，它就會導致記憶障礙。也可能出現神經痛，一項發表在神經學上的研究顯示，服用statin類藥物兩年以上者，比較容易出現神經痛的症狀（多發性神經病變）。[56] statin類藥物可以降低心肌梗塞的風險，但是，omega-3脂肪酸也可以降低心肌梗塞的風險。這兩者之中誰是最好的良藥？是statin類藥物或是omega-3脂肪酸？

一份蒐集了九十七篇科學研究成果，並涵蓋了十四萬名患者參與的大型分析報告做了相關的探討。在這項分析報告中，研究人員試圖找出它們兩者之間誰比較好：statin類藥物或是omega-3脂肪酸。結果是omega-3脂肪酸的效果比較好——從所有知名的介入性研究中可以看到，它降低了整體和心血管的死亡率。這份研究發表在《內科醫學誌》（Archives of Internal Medicine）上，它是首屈一指的醫學期刊之一。[57] 根據這份研究報告，以下表格列出了影響死亡率的不同介入方式。

介入方式	死亡率（1表示無影響，數值愈低表示效果愈好）
纖維酸衍生物	1
諮詢營養師	0.97
Statin類藥物	0.87
含有Omega-3的魚油	0.77

資料來源：*Effect of different antilipidemic agents and diets on mortality: A systematic review. Archives of Internal Medicine, 2005*

從這份研究報告中可以清楚看到，就整體死亡率以及心血管死亡率方面而言，omega-3脂肪酸效果最好，Omega-3脂肪酸的效果甚至超過處方用藥的statin類藥物。另外，值得一提的是，諮詢營養師對死亡率的影響很小。畢竟，這份研究中的營養師主要是使用老舊的食物金字塔和低脂飲食來預防心血管疾病。

然而，假如患者已經發生過心肌梗塞、小中風或心腦部血管嚴重阻塞的狀況，就預防的角度來說，statin類藥物對他們非常有幫助。問題的癥結就在於，現在statin類藥物被過度的濫用。比方說，膽固醇數值升高的人，甚至在沒有嘗試其它的治療方式，或尚未試圖解決造成高膽固醇的原因前，醫生就開立了statin類藥物給他們服用。大型藥廠源源不絕地做出歌頌statin類藥物的科學文獻，而這類的研究成果讓有些醫師甚至主張將statin類藥物加入飲水中，或在每一份漢堡旁都附加一包statin類藥物的粉末，如此一來，你就可以把statin類藥物撒在你的大麥克上。多麼瘋狂的想法！難道我們不應該先處理漢堡的問題，反倒是要用將藥物撒在漢堡上來驅趕它可怕的後果？

為什麼omega-3脂肪酸能夠保護心臟？它背後的機制是什麼？跟膽固醇一樣，omega-3脂肪酸會嵌入組成心臟和血管的細胞的細胞膜中，因此，細胞膜會變得更有流動性，這讓蛋白質能夠更輕易地漂浮在細胞膜中，並充分地和細胞作用。[58]

血管壁因為這個原因變得比較健康，而健康的血管壁可以確保團塊比較不易在血管中形成，所以心肌梗塞的風險就會降低。Omega-3脂肪酸不僅會嵌入血管細胞中，它還會嵌入凝血細胞的細胞膜中。凝血細胞是小且扁平的血液細胞，它們會凝聚在一起形成血塊。我們受傷時，它們在凝血方面就扮演了重要的角色，不過它們也可以自發性的在血流中形成血塊。當凝血細胞的細胞膜含有足夠的omega-3脂肪酸時，這些凝血細胞就比較不容易凝聚在一起。[59] omega-3脂肪酸也可以嵌入心肌細胞中。當心肌細胞含有大量omega-3脂肪酸時，心臟就比較不容易發生心律不整的狀況。[60] 心律不整是心臟非自主且雜亂的收縮，常

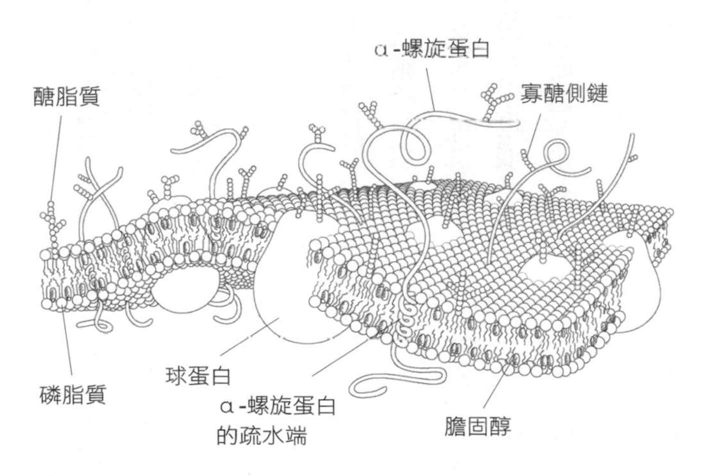

▶ 蛋白質（大的球狀結構）在由脂質所構成的細胞膜中，如浮球一般的漂浮著。實際上，一顆細胞就是一粒迷你版的肥皂泡泡，因為肥皂泡的壁面也是由脂肪組成（支鏈狀的突起是醣鏈）。資料來源：*Dana Burns, Scientific American, 1985*

發生在長者身上。所有年齡在五十至七十九歲的西方人之中，有超過四分之一者將經歷心房震顫——它是一種心臟上腔收縮過快的疾病。這類的節律失調是因為帶電粒子不受控制地通過細胞膜上的通道，並進入心肌細胞所致。一份由一百六十名患者參與的研究顯示，在進行心臟手術前，服用omega-3脂肪酸的患者發生心房震顫的機率降低了54％。[61]

但是omega-3脂肪酸不只會嵌入心臟和血管的細胞膜，它們也會嵌入我們腦細胞的細胞膜中。透過這個方式，omega-3脂肪酸可以做為一種保護劑，有時候甚至可以對許多腦部疾病發揮療效。

Omega-3脂肪酸與腦部

我們的腦部有77％都是由水分組成。假如我們把所有的水分移除，那麼腦部的乾重會有60％為脂質，因此，我們的腦部主要是由脂質構成——它是一個「富含脂肪的器官」。

故此，脂肪酸對建構和維持腦部功能運作具有重要影響的理論並非無稽之談。當然，身體無法自行生成必需脂肪酸（如omega-3脂肪酸），而大多數西方人的飲食中也很少有它們的存在。第一篇重視這個論點的研究發表《刺絡針》期刊上，這篇研究以圖表的方式描述，在不同的國家中，攝取魚類與預防憂鬱症之間的關聯。

比起較常攝取魚類的國家（如日本），憂鬱症比較容易發生在少吃魚的國家（如德國或加拿大）。研究人員發現日本平均每年每人的魚類攝取量超過六十公斤。簡而言之，在西方國家，憂鬱症被認為將會成為位在心血管疾病之後，排名第二的常見疾病，但是它卻很少出現在某些國家。有趣的是，研究人員也發現，魚類的攝取量與心血管疾病之間亦有類似的相關性。

許多發表在主流精神學期刊〔如精神病學誌（*Archives of General Psychiatry*）〕上的研究都顯示，omega-3脂肪酸確實可以對抗憂鬱症，並可以降低躁鬱症患者出現憂鬱情緒的機會。一項有關躁鬱症患者的研究指出，在服用四個月的omega-3脂肪酸後，大約有90％的患者病況出現好轉（他們不再出現憂鬱症的狀況）；然而，沒有攝取omega-3脂肪酸僅服用藥物者，卻只有40％的人沒有再出現憂鬱症的症狀。[62]

另一項研究每天給與患者兩公克的omega-3脂肪酸，一個月後以漢氏憂鬱量表評估（Hamilt on Depression Scale，一種評估憂鬱症嚴重程度的指標），他們的分數減了一半，從24掉到11.6。可是，服用安慰劑的控制組，其分數卻仍舊一樣。[63] 此外，發表在二〇一〇年由四百三十二位患者參與的研究，再度證明了omega-3脂肪酸的功效「優於」安慰劑。[64]

甚至有研究顯示，omega-3脂肪酸有助於對抗精神疾病。精神錯亂是常見的嚴重精神病症狀，腦細胞可能會出現損傷，並需要以強效的藥物治療。舉例來說，思覺失調症者會出現精神錯亂的症狀，精神錯亂者會出現妄想和幻覺的症狀，如幻聽、幻視或幻想。幻想包括覺得被人跟蹤，或是認

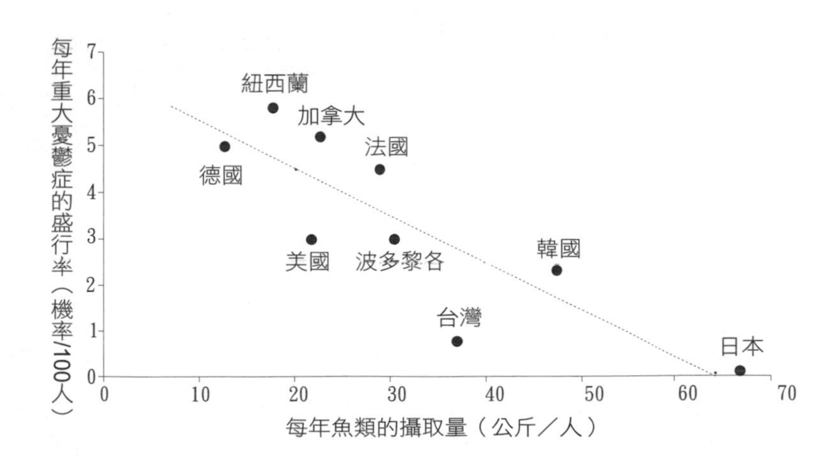

▶ 重度憂鬱症比較容易發生在少吃魚的國家。資料來源：*Fish consumption and major depression, The Lancet, 1998*

為自己的腦袋裡被別人植入了信號器等等。

同樣也是發表在精神病學誌裡的一篇研究，給予有高度風險罹患精神疾病者服用omega-3脂肪酸，十二個月後，服用omega-3脂肪酸者只有4.9％罹患精神疾病，而未服用omega-3脂肪酸者則有27.5％出現精神疾病的症狀。也就是說，未服用omega-3脂肪酸者有五倍的機率比較容易得到精神疾病。[65]

Omega-3脂肪酸對產後憂鬱症也有所幫助。產後憂鬱症是指，母親在生產後一週內出現憂鬱症的症狀。往往我們都會說這是因為體內荷爾蒙轉變所造成的。不過，另一種解釋是，omega-3脂肪酸也對它有所影響。在胎兒成長期間，omega-3脂肪酸對胎兒腦部的發育很重要。寶寶腦部的生長需要大量的omega-3脂肪酸，如果omega-3的含量不足的話，孩子會設法從母親身上得到他所需的omega-3脂肪酸。因此，就會讓媽媽的omega-3脂肪酸不足，並比較容易得到憂鬱症。[66]

許多研究都已經顯示，omega-3脂肪酸對胎兒的生長和發育很重要。其中一篇發表在《刺絡針》期刊的研究發現，比起懷孕期間吃比較少魚類的媽媽，讓孕期間攝取充分魚類

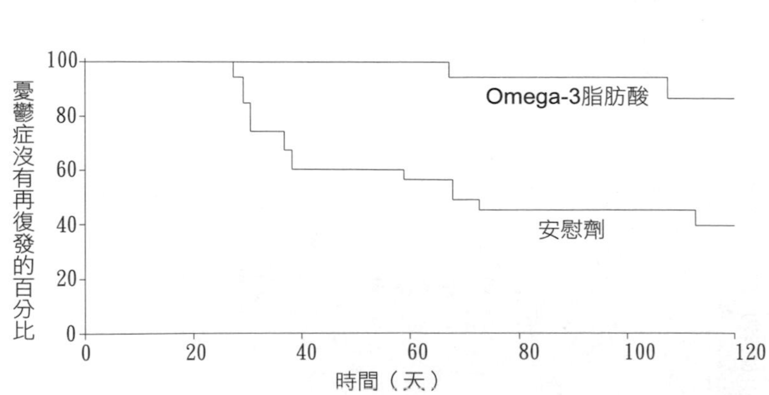

▶ 服用omega-3脂肪酸的受試者，其憂鬱症復發的機率低許多。資料來源：*Omega 3 fatty acids in bipolar disorder: a preliminary double-blind, placebocontrolled trial. Archives of General Psychiatry, 1999*

的媽媽的孩子ＩＱ比較高；當母親在懷孕期間有攝取充足的omega-3脂肪酸，尤其是透過攝取魚類獲得時，孩子的語言、認知能力以及運動技巧都會大幅提升；充分攝取魚類的母親可以降低孩子出現語言ＩＱ低下50％的機會。[67]

非常諷刺的是，我們通常不鼓勵孕婦吃富含油脂的魚類。原因是富含油脂的魚類可能都被汞金屬或其它有毒的物質汙染，這些物質對胎兒有負面的影響。但不論如何，研究人員做出了這樣的結論：

「我們的紀錄發現，母親每週攝取超過三百四十公克的海鮮有助於孩子的生長發育，所以我們認為建議母親限制海鮮的攝取量實際上是有害的。這些研究結果顯示營養缺乏的風險，遠大於每週攝取三百四十公克海鮮時，其微量汙染所帶來的傷害。」

（*Maternal seafood consumption in pregnancy and neurodevelopmental outcomes in childhood (ALSPAC study), The Lancet, 2007*）

Omega-3脂肪酸不僅對年輕人腦部的發育有所幫助，也能夠維持老年人腦部功能的正常運作。

神經學誌的一篇研究，花了九年以上的時間追蹤了八百

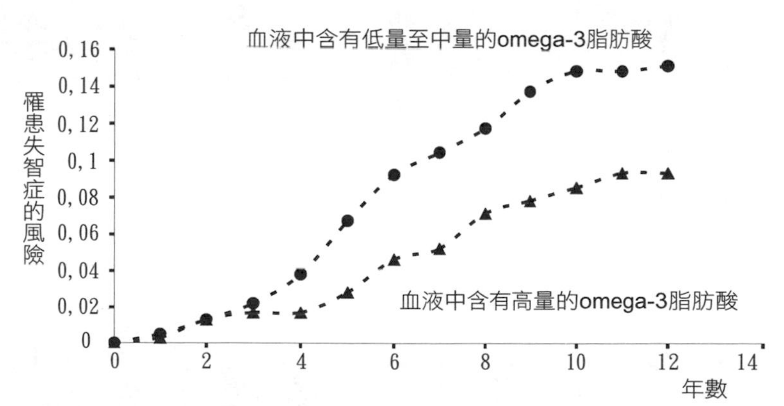

▶ 與血液中omega-3脂肪酸含量高者（三角形）相比，血液中omega-3脂肪酸含量低者（球形）其得到失智症的機會比較大。資料來源：*Plasma phosphatidylcholine docosahexaenoic acid content and risk of dementia and Alzheimer's disease: the Framingham Heart Study, Archives of Neurology, 2006*

八十九名參與者，它發現相較於血液中omega-3脂肪酸「DHA」含量低者，DHA含量高者的失智症發生率降低了50％。[68]研究人員也觀察到，每週食用兩次富含油脂的魚類，就足以滿足魚油能夠降低50％失智症風險的相關性：「在我們的研究中，每週吃兩份以上的魚類可以降低50％罹患阿茲海默症的風險。」

大量研究顯示，omega-3脂肪酸對腦部具有正面的幫助，而且它們可以降低或甚至是治癒許多精神疾病，如憂鬱症。在一份由十一名專科醫師，並集結了數十篇科學研究結果的大型分析報告，做出了以下的結論：「流行病學和創新研究都發現攝取omega-3必需脂肪酸（特別是EPA和DHA）對情緒疾病有正面幫助。」（*Omega-3-fatty acids: evidence basis for treatment and future research in psychiatry, Journal of Clinical Psychiatry, 2006*）

美國精神病協會（American Psychiatric Association，APA）也建議攝憂鬱症和精神疾病（如思覺失調症）患者攝取omega-3脂肪酸。美國精神病協會是美國精神科醫師所組成的專業組織，它也是精神病學最重要的機構之一，並發行過著名的精神疾病診斷與統計手冊（Diagnostic and Statistical Manual of Mental Disorders）一書，該書被譽為精神病學的「聖經」。[69]

脂肪酸怎麼能夠如此廣泛地影響到這麼多不同的精神疾病呢？

正如我們前面所看到的，我們腦細胞的細胞膜成分主要是由脂肪構成。Omega-3脂肪酸會自己嵌入腦細胞的細胞膜，讓細胞膜變得比較具流動性。因此，漂浮在它們周圍的蛋白質可以更有效的作用，特別是對突觸來說。突觸是兩顆神經細胞能夠互相聯絡並傳遞信號的位置。突觸的流動性愈好，神經細胞傳遞信號的過程就會愈流暢。如此一來，腦部的功能會運作得更好，也更能對抗憂鬱症和其它精神疾病。

此外，omega-3脂肪酸也可以降低腦部微發炎（micro-inflammation）的機會。微發炎是指細胞層次的發炎反應，某些細胞的細胞成分（如細胞膜）被損傷，並抑制了神經細胞的正常功能。除了這些生物化學的原因，演化的過程也是為什麼omega-3脂肪酸對腦部這麼重要的因素。Omega-3脂肪酸是脂質的一部分，它對人類的演化具有重大的影響，尤其是在腦部的生長方面。有可能是前人某些代謝脂質的基因出現變異，因而讓人類變得比較聰明，[70]這解釋了為什麼人類腦部主要由脂質所組成。我們的祖先因為基因的變異，能夠更有效的利用脂肪，並生長發育出更大且更具功能的腦部。這些變異徹底改變了脂質的代謝方式，不可避免地也造成了我們身體的其它部位出現了變化。脂肪在我們體內的分布狀況不同，而依體脂肪的分布情形，我們可以說明人類和類人猿的差異性。與人類相比，類人猿（如倭黑猩猩或黑猩猩）的皮下脂肪含量極低，因此，倭黑猩猩胸部和臀部的脂肪含量也較低。相較於一般的雌性倭黑猩猩，人類女性的胸部和臀部都很豐滿（由脂肪組織構成）。簡單說，不同的體脂肪分布狀況可能讓人類（腦部、胸部、臀部和皮下有比較多的脂肪）變得比類人猿來得聰明。儘管如此，聰明腦袋的缺點是，它可能會讓我們比較容易患有精神疾病，如思覺失調症。依據某些科學家的說法，思覺失調症是我們必須為提升的智慧和創造力所付出的代價。人口中只要有1%的人患有思覺失調症或精神疾病，就算很大的比例了。

有些人可能會懷疑，omega-3脂肪酸真的能對人類的演化產生這麼顯著的影響嗎？孕育出我們的荒蕪非洲大草原，並沒有大量富含omega-3脂肪酸的魚群。在荒蕪的大草原上，你不僅很難找到魚，也很難找到其它的食物。對我們的祖先而言，飢荒的威脅是一個很大的問題，甚至因為間歇不斷的乾旱降臨在大草原上，讓這個問題更日益嚴重。這個情況發生在數百萬年前，因為氣候的變遷，非洲大陸被一分為二。千真萬確，即使是現在，非洲仍持續的分裂，而東非和西非之間的距離因為大陸的板塊運動愈離愈遠，漂浮在大片的岩漿之中。這樣的拉扯成就了非洲大裂谷，一個巨大的裂縫綿延數千公里並貫穿了非洲南北，而一些非洲的巨型湖泊和瀑布都仍持續地在增加它的寬度。

這個過程起始於數百萬年前。裂谷西側的氣候仍舊溫暖、潮濕，並叢林密布，我們的類人猿祖先倭黑猩猩和黑猩猩就是在這裡被發現的。裂谷東側的氣候就乾燥的多，形成了乾燥的大草原（至今仍舊是如此），而我們的祖先就是在這片乾燥的土地上演進。與住在裂谷西側茂密叢林中的倭黑猩猩和黑猩猩不同，我們的祖先在這片乾燥的大草原上，必須變得更加聰明，且必須擁有更好的覓食技巧。因此，他們的腦部變大，也能夠直立行走。總之，非洲大裂谷的這些地理和氣候變遷造成了我們物種的演化，它也可以說明為何人類與他的近親（如倭黑猩猩和黑猩猩，牠們不需要變得更聰明或做出這麼大的演化，因為在叢林中牠們有充足的遮蔽處和食物）之間有如此大的差異。

然而，裂谷東側在某個時間點變得非常乾旱，我們的祖先幾乎無法在乾燥的大草原上覓得充足的食物，所以他們逃到了海邊。潮濕的空氣讓氣候不再那麼乾燥，此外，我們的祖先也能夠以海邊的魚類、甲殼類和貝類維生。這表示他們可以吃進必需的omega-3脂肪酸，而它對腦部進一步的生長發育扮演了重要的角色。我們都是這些因為長期乾旱，而居住在非洲沿海洞穴裡祖先的後代。[71]

所以omega-3脂肪酸對我們腦部如此重要的原因，不只是與生物化學有關，還牽涉到我們演化的過程。

Omega-3脂肪酸與免疫系統

人體或多或少都會有發炎的情況發生。微發炎會造成動脈粥狀硬化、癌症，甚至是失智症，而大規模的發炎則會導致發炎性疾病。這些發炎性疾病是由我們的免疫系統所引發，可能是因為免疫系統過度反應，也可能是免疫系統攻擊身體自己的組織，進而造成各式各樣的發炎性疾病。風濕病是白血球攻擊關節的疾病，氣喘是白血球被過度刺激並攻擊支氣管的疾病，濕疹是發生在皮膚上的疾病，克隆氏症是腸道免疫系統過度反應的疾病，比較鮮為人知的疾病還有如紅斑性狼瘡、硬皮症、多肌炎，這些疾病都是免疫系統把自身的肌肉或結締組織視為外來物所致。

大量研究都顯示，omega-3脂肪酸可以降低出現在免疫疾病中的發炎反應和症狀，如風濕病、[72-73]氣喘[74]和克隆氏症。[75]不過，在這裡給予omega-3的方式對其成效的影響很大。對風濕病而言，它必須要使用高劑量的omega-3脂肪酸（一天要數公克），並且需服用三個月後才能看見效果。若要對克隆氏症發揮功效，給予的藥丸必須以腸溶膜衣包覆，如此一來，它們才不會一下子就被胃部溶解，進而能夠到達發炎腸道後再釋放出有效成分。

Omega-3脂肪酸可以抑制發炎反應的原因是，它們能夠對我們體內一種叫做COX（cyclooxygenase，環氧核酶）的重要蛋白質發生作用，而這種蛋白質會產生造成發炎反應的物質。著名的抗發炎藥物阿斯匹靈就是藉由抑制和阻斷COX，以阻止它製造出促發炎的物質。話雖如此，但COX蛋白並非只會產生促發炎物質，它也會生成抗發炎的化合物。以omega-3脂肪酸為原料，它可以製造出抗發炎化合物；以omega-6脂肪酸為原料，它則可以製造出促發炎物質。這正是為什麼保持omega-3和omega-6脂肪酸的平衡這麼重要的理由。

然而，現代的西式飲食中含有太多促發炎的omega-6脂肪酸（主要存在於肉類、人造奶油和如玉米油、葵花油這類的油品中），其含量遠高於抗發炎的omega-3脂肪酸，而這正是造成許多心血管疾病和免疫失調的原因。

要吃多少的omega-3脂肪酸才有效？

建議想要達到保護心血管的效果，每天至少要服用五百毫克（mg）EPA和DHA形式的omega-3脂肪酸。對於已經處於心血管高風險群（如過重、有心臟病家族史或是已經發生過輕微心肌梗塞者）或憂鬱症的人來說，每天至少要吃一公克（一千毫克）的omega-3脂肪酸。若是要預防憂鬱症，每天攝取五百毫克的omega-3脂肪酸就已足夠。此外，欲以omega-3脂肪酸醫治憂鬱症，研究中通常都使用一至二公克或更高的劑量。你不需要每一天都攝取omega-3脂肪酸，因為這些脂肪酸可以保留在我們細胞的細胞膜中，並持續數週的時間。

不同的研究顯示，DHA對心血管疾病的幫助比較大，EPA則是治療憂鬱症和其它精神疾病較好的選項。不過，我總是推薦服用DHA和EPA的混合劑，因為如此一來，心臟和腦部皆可以獲得保護，而且它們之間也可以相輔相成。每天建議攝取五百毫克的omega-3脂肪酸，是指EPA和DHA的總量。譬如說，假如一顆膠囊裡有二百毫克的EPA和三百毫克的DHA，那麼你每天就會吃進五百毫克的omega-3脂肪酸，剛好滿足所需。

EPA和DHA主要存在於富含油脂的魚類中，這類魚有鮭魚、鯖魚、鯡魚、鯷魚和沙丁魚，我將牠們稱為「五大油魚」。關於鮭魚，常常有人說，相較於養殖的鮭魚，野生的鮭魚含有比較多的omega-3脂肪酸。這並非事實。養殖鮭魚所含的omega-3脂肪酸比野生鮭魚高，[76] 這是因為養殖鮭魚吃得好，又不需要到處游動覓食。

每週吃兩次油魚等同於每天吃一粒五百毫克的omega-3脂肪酸膠囊，所以你不必一定要食用所費不貲的膳食補充劑，以食用油魚的方式獲取omega-3脂肪酸反而更加經濟實惠且健康。除此之外，魚油膠囊常會被氧化，以至於脂肪酸酸敗，無法發揮良好效果。有時候服用omega-3補充劑的人會出現輕微的肝臟問題，就是因為這個原因，這也就是為什麼最好把omega-3脂肪酸存放在冰箱中的理由。儘管如此，在它們存放到你的冰箱前，它們已經被擺放在倉庫或店家溫暖的貨架上好幾個月。另外，在你晚餐餐盤中的油魚不僅具有omega-3脂肪酸，它還包含許多有益健康的物質，這些物質並不是所有的膳食補充劑都有，如魚類的呋喃脂肪酸（furan fatty acid），它們對心血管也有一些保護的作用。[77] 可是請不要誤解我的意思，補充劑並不壞，只是你晚餐餐盤中的油魚對健康更好。

某些魚油膠囊可能難以被胃部消化，而使呼吸中帶有魚腥味，這會讓有些人感到些許噁心或不舒服。藉由在早餐前服用膠囊（因為膠囊會被食物所覆蓋），可以很輕易地解決這個問題，或是你也可以透過把魚油保存在冰箱中，亦或是服用包有腸溶膜衣的膠囊。這類膠囊會被薄薄一層的膜衣包覆，以保護膠囊不受胃酸作用，如此它們就只會在腸道中釋出，並且比較不會造成胃部的消化負擔。

那麼累積在魚類體內的汞金屬呢？鮭魚、鯖魚和其它富含油脂的魚類悠游在我們受污染的海洋中，汞金屬可能會因此累積在它們的體內。

這一切聽起來很合理，但是研究顯示，不論是養殖或是悠游在大海中的油魚，其體內的汞金屬含量都極低。研究人員也發現魚油補充劑中「含有極微量的汞金屬」。[78-79] 當然，不是只有汞金屬會累積在魚的體內，這是事實，以毒理學的角度來看，體型愈大的魚所含的有毒物質愈多，因為大魚會吃進也含有毒物的小魚。這些有毒物質並不會被大魚排出體外，而會累積在它們富含脂肪的組織中。簡單來說，每公克的鯷魚組織，其所含有的毒物量會比鮪魚或大型的劍魚低。極小型的海洋生物如藻類和螃蟹，所累積的毒物量最低。因此，某些omega-3補充劑就是由這些生物體萃取而來。對於完全不想承擔任何風險的人來說，他們可以食用如鯷魚或鯖魚的小型油魚，或是服用由藻類萃取出的omega-3補充劑。

摘要

儘管西方人的脂肪攝取量愈來愈低，但是他們卻變得愈來愈胖。

進行低脂飲食者，其所減去的體重比低糖飲食者少了50%。糖才是造成心血管疾病的主要原因，脂肪的影響程度反而沒那麼大。

話雖如此，脂肪還是有分對健康有益和對健康有害兩大類。

非常不健康的脂肪（或脂肪酸）

- 反式脂肪酸：常見於工業化大量製備的食物，如人造奶油、速食以及即時餐包；油炸食物，如洋芋片和炸丸子；糕點，如餅乾、蛋糕、派塔等等。

沒那麼健康的脂肪（或脂肪酸）

- 飽和脂肪酸：出現在高脂的動物性產品中，如肉類、牛奶、乳酪；植物性的產品，如椰奶、棕櫚油、巧克力等等。（備註：並非所有含有飽和脂肪酸的產品都是不健康的，如黑巧克力。）
- Omega-6脂肪酸：出現在肉類和植物油中，如葵花油、棕櫚油和玉米油等等。

健康的脂肪

- Omega-3脂肪酸：如富含油脂的魚類、堅果和亞麻籽。
- 單元不飽和脂肪酸：如橄欖油。

備註：omega-6和omega-3脂肪酸是多元不飽和脂肪酸。

Omega-3脂肪酸

- 根據許多大型研究的結果，它能降低心肌梗塞的風險。
- 根據由十四萬名患者參與的研究顯示，它對心血管疾病的幫助比statin類藥物大。
- 可以大幅降低憂鬱症、精神疾病和躁鬱症的復發率，並對胎兒腦部的發育有重要的影響。
- 備受官方機構推薦服用，如美國精神病協會（APA）、美國心臟協會（AHA）和歐洲心臟病協會（ESC）。
- 可以抑制發炎反應，並輔助自體免疫疾病的治療。

4 chapter

沙漏式飲食

「瞭解自己」這幾個字被題刻在希臘名廟德爾菲。這句格言也可以套用在我們的食物上，「瞭解食物」或知道你所吃進的食物是什麼。在前面的章節我們討論了三大熱量來源（碳水化合物、蛋白質和脂質），而現在我們要來檢視構成沙漏式飲食的各類食物，並瞭解為什麼這些食物有益或有害健康。

第❶層：飲品

汽水、牛奶、優格（優酪乳）、非現榨果汁。

代換成⬅

水、綠茶、白茶、薑茶、紅酒、現榨果汁、植物性牛奶（包括：豆漿、杏仁漿和米漿）、咖啡。

腎臟是個驚人且精密的器官。每一顆腎臟都是由一百萬個腎元組成，而每一個腎元都是一顆迷你的腎臟，它們是腎臟執行過濾功能的基本單位。每一個腎元的「漏斗狀」結構中都有一團血管，血液中的液體（含有毒素和廢物）會緩緩地通過這團血管流入漏斗狀結構中，再釋放到輸尿管，輸尿管則會將產生的尿液運往膀胱。

每一天這兩百萬顆腎元的漏斗狀結構大約要過濾一百八十公升來自血液的液體。這一百八十公升的液體中，大多數的液體都會被再吸收，並重新回到血液當中。這表示，每一天你身體裡五公升的血液，都會被過濾大約三十六次。一百八十公升的液體中，大約有一點五公升會被腎元留下，而這一點五公升

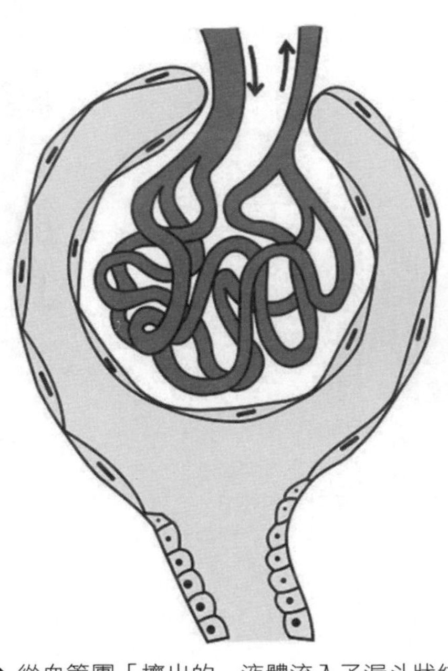

▶ 從血管團「擠出的」液體流入了漏斗狀結構。大多數血液中的液體會被漏斗狀結構再吸收，因此這些液體又會重新再回到血液中。其餘的液體則會流向輸尿管（並排入膀胱）。

的液體就是我們每天排出的尿液。正因為我們的腎臟時時刻刻都努力運作，所以它們才會那麼容易受到老化過程的影響。

從三十歲開始，我們的腎功能每十年會下降10％。這意味著大多數七、八十歲的老人家，其腎臟的功能只剩下一半。事實上，因為不健康的生活型態，多數者的腎功能甚至還剩不到一半。而三個加速腎臟耗損的主因是：

- 水喝太少。
- 吃太多高蛋白食物。
- 服用藥物，包括高劑量的阿斯匹靈，和一些血壓或糖尿病用藥。

對腎臟而言，充分的飲水很重要。你喝愈多水，通過你腎臟的水分也就愈多。大量的水分通過可以確保腎臟中數千公里長的血管得以延展（因為它們充滿較多的液體），如此一來，腎臟就比較不容易受損。大量的水分也可以讓腎臟過濾比較多的血液，因此就像機油潤滑了機械一樣，水也潤滑了腎臟。在熱浪來襲時，我們可以清楚地瞭解到攝取充足水分的重要性。尤其是水分攝取不足的年長者，天熱時他們很容易就會出現腎損傷，或甚至是腎衰竭的狀況。每到炎夏時分，養老院就常常會出現腎衰竭的個案。

攝取充足的水分不僅對腎臟重要，它對心臟和血管也同等重要。根據基督教會健康研究（Adventist Health Study）顯示，其兩萬名參與研究的受試者中，喝比較少水的人（一天喝水量為兩杯或少於兩杯）其發生心肌梗塞的機會是每天至少喝五杯水者的兩倍。[38] 心臟專科醫師暨統計學家蓋瑞・弗雷澤醫師建議每人每天喝五到六杯的水。夜間行車的計程車司機可以藉由多喝水，大幅降低心肌梗塞發生的機會。[81]

每天喝進充分的液體很重要，這些液體主要是指水。一個人每天需要喝進兩公升的液體（也有一些額外的液體存在於食物之中）。每天愈早開始攝取水分，對你的身體愈好。這正是為什麼知名的新谷弘實醫師每天一起床，在早餐前的十五分鐘，都會喝兩杯水的原因。這個動作可以確保身體在一早就吸收到液體，以供腎臟進行過濾作用，並活絡消化道。不僅如此，早餐前十五分鐘喝一到兩杯水有助於提升你的胃口，如此一來，你就可以享用一份豐盛的早餐，稍後我們就會瞭解到這對我們有多重要。所以，在你喝水之後，請在用餐前的這十五分鐘做些其它的事情，如沖澡、更衣、刮鬍子、化妝、讀報或準備午餐。

除了水喝太少會對腎臟不好外，攝取過多的蛋白質也會。前一章我們看到豐富的蛋白質來源「肉類」會造成腎臟的負荷過重。不過，不僅是過量的蛋白質，許多藥物也會損害腎臟，比方說，抗生素或口服的acyclovir（治療唇皰疹）。這些化學物質會由腎臟排出，但它們對腎臟特別具有傷害性和毒性。止痛藥如待克菲那（diclofenac）、異布洛芬（ibuprofen）、萘普生（naproxen）和高劑量的阿斯匹靈，以及某些降血壓的藥物會造成腎臟血管的收縮、限制血液的流量，它們也都會傷害腎臟。

結論就是長期的服用藥物，包括止痛藥和高血壓用藥，都會損害腎臟。

這表示除了最重要的大量飲水外，你還必須謹慎地用藥和攝取蛋白質。當然，還有許多其它健康的飲品也可以和水一樣，對身體具有正面的影響。

綠茶、白茶和薑茶

無數的研究顯示，綠茶和白茶對身體的健康特別有幫助。綠茶可以降低癌症的風險，並可以影響我們的代謝作用，使我們的體重減輕；白茶可以減少細紋的生成，因為它可以抑制蛋白酶。現在，請讓我來為你解說。

蛋白酶是分解我們皮膚中膠原蛋白和彈性蛋白的蛋白質。膠原蛋白和彈性蛋白也是蛋白質，膠原蛋白是長鏈蛋白質，可以保持肌膚的豐盈；而彈性蛋白則是富有彈性的蛋白質，它賦予肌膚彈性。當這些蛋白質被蛋白酶分解時，肌膚就會變得比較沒有彈性，並產生細紋，這是造成皺紋的原因之一。如同我們在第三章所看到的，食用過多的糖也會加速皺紋的形成。

如果你看到下圖，你就會清楚地瞭解到，白茶是最有效的蛋白酶抑制劑，隨著數年時間的流逝，它可以穩定且緩慢地分解組成肌膚的蛋白質。白茶可以同時抑制膠原蛋白酶和彈性蛋白酶（分別可以分解膠原蛋白和彈性蛋白），但是綠茶中的重要組成物EGCG，卻只有抑制彈性蛋白酶的能力與白茶相當，其抑制膠原蛋白酶的能力則比白茶低。這表示綠茶也對皮膚老化的過程有正面的幫助，只不過可能效果沒有像白茶那麼大。[82]

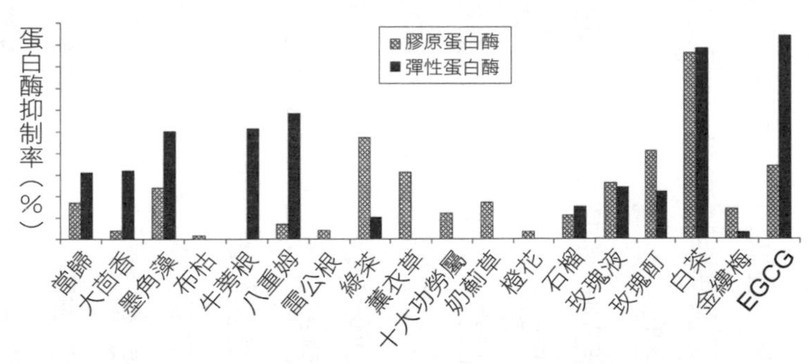

▶ 此圖顯示各種來自植物的萃取物（如白茶或綠茶所含的EGCG）抑制蛋白酶的效果，蛋白酶即分解肌膚成分的蛋白質，它會造成皺紋。資料來源：*Anti-collagenase, anti-elastase and anti-oxidant activities of extracts from 21 plants, Biomedcentral, 2009*

近年來，以綠茶做為主題的研究比白茶多。我們常常說綠茶有益健康是因為它含有抗氧化劑，然而，這卻不是它對身體有益的原因。就讓我們先來更詳細地探討這則有關抗氧化劑的迷思。

我們聽到和看到許多大眾媒體說著抗氧化劑有益健康，尤其是膳食補充劑的製造商。不過，許多科學家（真正研究抗氧化劑領域的專家）卻不同意這樣的說法。一般大眾聽到的是：「抗氧化劑有益健康」，因為它能夠中和自由基。自由基是我們身體代謝運作時所產生的小分子物質，它們會跟蛋白質、DNA片段或細胞膜發生反應，並破壞它們。抗氧化劑可以和這些自由基產生作用，進而清除自由基。

抗氧化劑是荷槍實彈的保鑣，它們確實會將清除自由基做為第一要務，因此有用的細胞成分（如DNA或蛋白質就可以免於自由基的攻擊。可是，如果綠茶中的抗氧化劑真的如人們所宣稱能夠有效的對抗自由基的話，那麼我們就會有個問題，因為實際上我們需要自由基。我們需要它們是因為，它們可以啟動細胞的警報器。當我們的細胞偵測到自由基，它們會開始生成各種保護自己的蛋白質。這些蛋白質對抗自由基的效果，遠比你透過攝取食物或膳食補充劑獲得的抗氧化劑好。這表示當我們吃進大量抗氧化劑時，我們細胞的警報器就不會響起，細胞的防禦機制（它可以讓我們免受許多更有害的自由基和毒性物質侵擾）也會接著中止。被削弱的防禦機制將使毒性物質和自由基得以到處作惡，長期下來將會損害我們的健康。這也解釋了為什麼大型和執行過程縝密的研究會顯示，抗氧化劑事實上並不會讓我們免於心臟和老化相關疾病之苦，還有為什麼抗氧化劑反而會增加平均死亡率。這份重要研究的結論是統合六十八篇前人的研究結果所做出，涵蓋的受試者人數超過二十二萬二千名患者，它證明了大多數的抗氧化劑都對預防心血管疾病、癌症、阿茲海默症和肝硬化等疾病無效，它也指出抗氧化補充劑β-胡蘿蔔素、維生素E和維生素A甚至會增加死亡率。[83]我們將在第六類的沙漏式飲食中，更仔細地討論好的補充劑與壞的補充劑。

假如綠茶如許多廣告所說，含有如此大量的抗氧化劑，那麼這些抗氧化劑將會削弱我們細胞的防禦機制，致命的後果也可能隨之而來。事實當然不是這樣的，綠茶有益健康，但是並非是因為它的抗氧化劑，而是因為它的弱毒性！我們稱這些弱毒性物質為類黃酮素（flavonoids）。我們常說類黃酮素對身體好，是因為它們是抗氧化劑（不僅是大眾媒體，有時候非自由基化學領域的研究學者也會說出同樣的言論）。類黃酮素對我們身體好，並非它們的抗氧化活性，而是它們的弱毒性。這些類黃酮素刺激我們的細胞進入防禦模式，並讓我們的細胞開始生成能夠保護我們免受毒物侵擾的蛋白質。長期下來，綠茶對細胞的影響就利大於弊，它讓細胞抵抗損傷的能力變得更好。

此外，綠茶裡的物質也對引發癌症的蛋白質有所影響。因此，這些物質的功效並非是因為它們「神奇的」抗氧化能力，而是因為它們可以和細胞的特定蛋白質反應，這些蛋白質可以調節細胞的生長週期。[84] 這些蛋白質引人關注是因為當它們不受控制時，它們就會失控的生長，造成癌症。綠茶中的EGCG也會活化p53蛋白，它可以摧毀已經開始癌化的細胞。[85] 此外，綠茶亦可以抑制TNF-α的生成，這種物質會造成發炎反應，[86-87] 而微發炎反應正是癌症的最佳溫床。我已經列舉出許多生理機制，證明綠茶能夠抑制癌症的發生，但是這些機制和抗氧化劑毫無瓜葛。

這些理論看起來都非常好，但是實際上呢？有任何研究顯示喝綠茶的人比較不容易得到癌症嗎？當然有，許多研究都證明了它們之間的關聯性。舉例來說，相較於每天喝少於三杯（其茶杯比西式茶杯小）日式綠茶的女性，每天喝十杯日式綠茶的女性其癌症出現的時間平均晚了九年。[88] 一項有七萬名患者參與的研究顯示，平日有喝綠茶習慣者，其得到大腸癌的機會減少了57％。[89] 另一項有四萬九千九百二十名受試者參與的研究則指出，每天喝五杯以上綠茶的男性，其得到攝護腺癌的機會比每天喝少於一杯的男性低了48％。[90] 埼玉縣癌症中心的主任藤木醫師（他也是一名探討綠茶與癌症相關性的研究學者）說了下面這番話：「綠茶延緩了癌症發生的時間，並可以防止已有癌症病史的患者出現第二原發性腫瘤、腫瘤復發和轉移的狀況。約有一百萬名的日本癌症患者在被診斷出罹患癌症後，會再存活五至十年的時間，這段期間他們需要有一個無有害副作用的防癌保護劑。依此概念，綠茶或綠茶錠是一個經濟實惠的好辦法，而且它們已有許多實質的科學數據。」（資料來源：*Vitasearch, The experts speak: cancer and green tea*）

綠茶抗腫瘤的效果甚至比抗癌還強大，它似乎還可以治癒尖形濕疣（俗稱菜花）。我會提到這件事是因為，尖形濕疣可能是腫瘤的前身。疣和癌化腫瘤的差別在於，疣的細胞尚未完全變性為癌細胞。患有尖形濕疣者，若其免疫系統長年無法對抗此疾病，未來他們身上的疣發展為癌症的風險就會提升。

尖形濕疣是一種極常見的病症，由人類乳突病毒（human papillomavirus，HPV）引起。約有80％的人會在某些時間點被這種病毒感染。人類乳突病毒將它的ＤＮＡ植入子宮頸細胞，或是肛門和陰莖部位周邊的皮膚細胞中。大多數人的免疫系統都能夠將這些病毒清除，但是這些病毒卻會在某些人的身上不斷增生（因為病毒過於茁壯，或是他們的免疫系統較弱無法對抗這類病毒），因而產生了尖形濕疣，有些類型的病毒則甚至會在一段時間後發展為癌症。這就是為什麼政府要建議女性每兩年要做一次子宮頸抹片檢查的原因，因為要確認她們的子宮頸內沒有人類乳突病毒的存在，這些病毒可能會導致子宮頸癌。

你可能會問，綠茶對它有什麼幫助。美國食品藥物管理局最近核准一款綠茶製的藥膏，它有除疣的功效。[91] 這個消息很引人注目，因為尖形濕疣很難治療，且幾乎無法治癒，最常見的治療方法是以切除、電燒或冷凍的方式「去除」造成尖形濕疣的感染細胞，可是，通常這些疣都會再度復發。因此不管對患者或醫師而言，尖形濕疣都是一道難解的問題。因此，當一個綠茶製的軟膏竟能夠消除這些病變時，它當然引起了眾人的關注。別忘了，尖形濕疣中所含的DNA是已經發生大量突變的細胞，因此細胞才會增生（否則也不會長出疣來），所以這些細胞每多生長一些，它們轉變為癌症的機會就愈大。

除了降低罹癌的風險外，綠茶對代謝作用也有影響。綠茶可以幫助減重，並減少得到著名的代謝性疾病糖尿病的機會。[92] 綠茶改善了血糖的數值，[93] 加快了脂肪的燃燒速度，並提升了組織對胰島素的敏感性。組織對胰島素的敏感性提升，能夠讓我們體內的肝臟、肌肉和脂肪細胞更快的和胰島素作用，並盡快將血液中的糖儲存起來，這表示糖就比較沒有機會引起身體其它部位的損傷。

綠茶對腦部也有影響。綠茶中的胺基酸（茶胺酸theanine）會刺激我們腦部產生較多的α波，所以我們就會比較穩重，並擁有較好的專注力。綠茶也會降低血小板的凝集作用，這對心臟和和大腦的血管是一件好事。每天喝三杯綠茶可以降低中風的危險（腦部動脈出血或突然阻塞）一項十九萬五千人參與的大型研究顯示，每天喝三杯綠茶者，其中風的機會降低21％；當他們每天喝六杯綠茶時，中風的風險更降低了40％。[94]

儘管綠茶的好處這麼多，但它並非十全十美。綠茶會增加膀胱癌的風險，不過它影響的程度非常小。這是因為綠茶中含有我們前面所提到的弱毒性成分，這些物質在經由尿液排出體外之前，會先以濃縮的形式儲存在膀胱中。低濃度的毒性物質有益健康，可是當濃度過高，它就對我們不好，並會導致膀胱癌。然而，雖然綠茶會微幅的增加罹患膀胱癌的風險，但與其眾多好處相比，它對人體的幫助還是利多於弊、瑕不掩瑜。

綠茶以及一般的茶和咖啡也會刺激胃部黏膜。喝太多的茶，尤其是空腹時，會使某些人出現消化方面的問題。喝茶的最佳時間是在餐後一小時。避免在用餐時喝茶或飲水，因為這會稀釋胃酸和消化液，阻礙消化作用的正常進行並造成腸胃的負擔。

現在我們已經談到兩種茶，綠茶和白茶。這裡還有另一種茶也在研究中，並顯示對身體有益，那就是薑茶。薑茶中的重要成分是薑辣素（gingerol），它能夠抑制導致發炎性疾病的發炎反應，如風濕病，[95] 甚至是癌症。[96-97] 將一些薑片浸泡在滾水中約十分鐘，即可製成薑茶。

所以，綠茶、白茶和薑茶對你的健康都有許多好處，其中綠茶居首。我建議想減重或只是想保持健康的人每天喝一到三杯的綠茶，如果你喜歡，你也可以和白茶或薑茶交替著喝。對喝綠茶純粹只為減重的人來說，他們必須明白單靠喝綠茶並無法讓體重馬上掉下來，因為在綠茶影響到脂肪和醣類的代謝前，它需要花好幾週的時間。

汽水和市售濃縮果汁

正如我們在本書中不斷提到的，過多的糖分有害健康。過量的糖不僅會加速老化，也會增加罹癌的機會。此外，一如最近研究結果所發現的，它更會提升血管疾病的風險。

食品製造商發現了一個完美的方法，讓我們不知不覺的吃進大量的糖，那就是「汽水」，或是看起來比較好一點的「果汁」。一罐的汽水平均含有三十五公克的糖——相當於九顆方糖！市售濃縮果汁也沒好到哪裡去，儘管它給人健康的形象，因為它由水果製成，又或者因為它們標有「無防腐劑」或「添加維生素C」的迷人標語，然而它們卻含有大量的糖。一瓶市售濃縮果汁平均含有十一湯匙的糖！某些廠商會在果汁外包裝印上斗大的字體，宣稱他們的產品「無添加糖」。事實上，他們添加的高度濃縮蘋果汁幾乎都是糖所組成。不過，因為他們沒有加入純糖（葡萄糖），所以他們可以使用「無添加糖」這個標語，讓人以為該產品有益健康。

汽水和市售濃縮果汁有害健康的部分不單單只有隱藏的含糖量，還有它們所含的糖的形式，也不利代謝作用的進行。因為糖被稀釋在液體裡，所以它會直接被腸道吸收，造成血糖快速飆升，胰島素大量分泌。胰島素的大量分泌會讓胰臟精疲力竭，並使得身體細胞對胰島素的敏感性下降，進而導致糖尿病。知名的《護士健康研究》（Nurses' Health Study）顯示，每天喝一罐以上汽水的女性，其得到糖尿病的風險會上升83％。[98]

除了大量的糖分，汽水如可口可樂也含有磷酸鹽。磷酸鹽會加速老化。一項小鼠實驗發現，血液中含有高濃度磷酸鹽的小鼠，其老化速度較快，也較早死亡。飲食中具有大量磷酸鹽的小鼠，其壽命減少了25％。[99] 磷酸鹽不只出現在許多汽水中，各式工業化量產的食品也找得到它們的蹤跡（如冷凍披薩、速食、蛋糕和餅乾）。

即便是所謂「健康的」低熱量汽水也不是那麼健康。譬如說，健怡可樂就含有大量的磷酸鹽。此外，低熱量汽水也會讓人發胖。每天都喝低熱量汽水的人，其變胖的機率高出兩倍。另一項研究指出，一天喝兩罐以上汽水者，其腰圍增加的速度比不喝低熱量汽水者快五倍。[100]

低熱量汽水幾乎不具有熱量，怎麼還會讓你變胖？一罐普通的汽水是一百四十大卡，而一罐低熱量汽水只含有一大卡的熱量（一天成人約需攝取二千一百大卡）。儘管如此，低熱量汽水含有人工甜味劑，如阿斯巴甜。這些人工甜味劑和糖不同，它們熱量極低，因此造就了這些低熱量汽水。可是，人工甜味劑會活化我們體內各種神經和代謝的機制，導致人們發胖，甚至是有高度罹患糖尿病的風險。根據一項大型研究的結果，一天喝一罐以上低熱量汽水者，其得到糖尿病的機會高出67％。[101]

有了對這些隱藏的糖分、磷酸鹽和人工甜味劑的認知，當你聽聞汽水和其它量產的濃縮果汁竟是造成肥胖流行的幕後推手之一時，就不會感到太訝異，尤其是開發中國家。最胖的人不再是生活在美國的人，而是居住在新興、開發中國家的人，如埃及和墨西哥。這些國家的人攝取大量的汽水（因為它們便宜又好喝），並已經出現肥胖、心血管疾病和糖尿病人數急遽上升的狀況。一九八九年，墨西哥有2％的人口患有糖尿病。二〇〇一年，這個數值增加了七倍，患有糖尿病者佔了人口的15％，而且有不斷上升的趨勢。[102] 日本各種癌症和心血管疾病的發生率比其他國家少了五到十倍，其人口的壽命也是全球之冠。我們可以看到他們汽水的攝取量比美國人少十倍美國人每人一年平均會喝下二百十六公升的汽水，日本人則喝不到二十二公升。[103]

當然，日本人慢性病（如糖尿病、心血管疾病）發生率較低，不單純是因為他們汽水喝得少。不過，少喝汽水和市售濃縮果汁是很重要的健康飲食習慣之一。該圖顯示，各個文化對汽水飲用習慣的差異極大，因此還有許多改進的空間。

汽水和市售濃縮果汁當然屬於「少吃為妙」三角形的最頂層。請盡可能以水、綠茶和白茶取代這些不健康的飲料。

酒精

我的胃腸學（有關消化系統的學問）教授在課堂中告訴我們第一件關於酒精的事就是，如果從未發明酒精，那麼他醫院門診的患者將

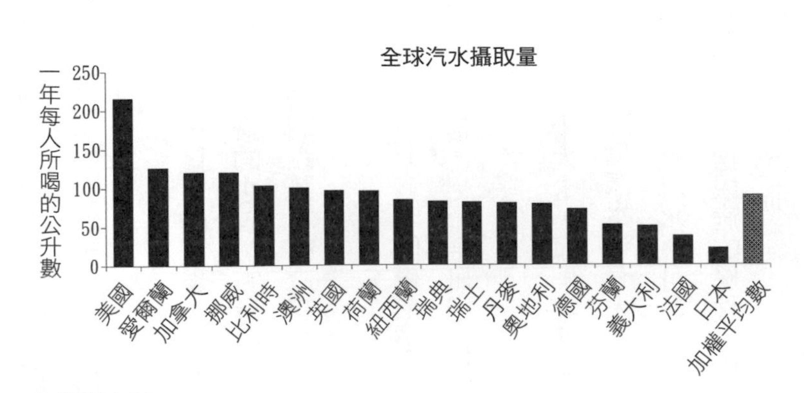

▶ 資料來源：*Global Market Information Database, Euromonitor*

少三分之二。酒精對身體來說是高毒性的物質，它會損傷肝臟、心臟和腦部。適量的飲酒不會對健康造成問題，但過量的飲酒就會對身體產生難以衡量的危險性。

酒精最廣為人知的副作用就是肝硬化。硬化表示肝臟中的細胞死亡，並被堅實的結締組織所取代。與多數人的認知不同的是，肝硬化的成因並非是因為酒精直接破壞肝臟，而是因為另一個更有趣的機制。

酒精會破壞腸壁和胃壁（那些在浴室照鏡子的宿醉者很幸運，因為他們看不見他們又紅又腫的胃壁），由於酒精破壞了腸道黏膜，所以所有腸道細菌生成的有害物質就從腸道滲進了血液。來自腸道的血液永遠都會先經過肝臟，肝臟的肝細胞之間配有移除血液中有害物質的白血球，此時它們都已蓄勢待發。然而，酒精破壞了腸壁，大量的有害物質直接由腸道進入血液，使得肝中的白血球過度活化，並認為出現嚴重的感染，進而生成了發炎物質。這些發炎物質損害了白血球附近的肝細胞，且刺激了周邊的結締組織細胞。所以這些結締組織細胞就開始生成結締組織，使肝臟變成一團的結締組織，成為「硬化的」肝臟，這個過程是不可逆的。肝臟是身體的生化工廠，所以這樣的結果並不是大家所樂見的。

酒精並非只會傷害肝臟和腸道，它還會傷害心臟細胞，這正是為什麼飲酒過量者，其心臟衰竭的風險會上升。除此之外，酒精對胰臟也不好，它是引起胰臟炎的主因，還會造成膽結石。腦細胞也不敵酒精的傷害，長期下來，酗酒者會出現魏尼克氏和科爾薩科夫氏症候群，這兩種疾病的特色是永久性的記憶力喪失、感覺遲鈍以及眼動障礙。

當然，肝硬化、胰臟炎和酒精性心臟衰竭只會發生在長期酗酒者身上。但是，這些疾病說明了過量飲酒並不健康，並可能傷害我們的身體。儘管它所造成的傷害大多是可以修復的，但是這並無損它會快速造成我們身體沉重負擔的事實。五杯黃湯下肚，並不表示你的肝臟就會充滿結締組織，或是你的心臟就會衰竭，只是它會造成分子層次的破壞，長期下來，不僅對你的健康不好，還會加速老化。大多數的損傷是乙醛造成的，它是酒精分解後的產物，具有高毒性。乙醛會黏附在細胞內和細胞膜上的各種蛋白上，因此細胞將無法正確地執行功能，接著它們就會受損並快速老化。[104] 乙醛也是造成過量飲酒後宿醉的原因，它會讓我們覺得噁心、疲累和倦怠。

還有，過量的酒精會讓你發胖。一杯啤酒約含有一百零五大卡的熱量。每天每人平均要攝取二千大卡的熱量（女性一千八百大卡，男性二千二百大卡），而喝完兩杯啤酒後，你就得到了二百一十大卡的熱量！一杯葡萄酒的熱量大約是八十五大卡，當然，這是因為葡萄酒比較小杯。實際上，每一百毫升的啤酒是四十三大卡；每一百毫升的葡萄酒則是八十五大卡，因此葡萄酒的熱量是啤酒的兩倍。說到熱量，烈酒名列前茅：威士忌、伏特加或琴酒的熱量是葡萄酒的三倍。

然而，適度的飲用酒精飲料不會讓你變胖。雖然它們含有大量的熱量，但是因為酒精會影響許多肝臟和脂肪組織（它讓我們快速變胖）中的代謝機制，因而造成這樣的效果。

酒精的毒性也可以變成一件好事。我們已經瞭解綠茶的弱毒性對身體的益處，比方說它們可以刺激我們細胞的防禦機制。事實上，適量的飲酒對我們有幫助。研究顯示，一天喝一到兩杯酒對心血管的健康有益；一天喝一到兩杯酒的男性，其心肌梗塞的機率比完全不喝酒的男性少35％。[98] 研究人員看到這麼大的差異時大感震驚。可是，一天喝三杯以上的酒則肯定會提高罹患高血壓、動脈硬化、心肌梗塞、胰臟炎、癌症和中風的風險，故飲酒必須適量。許多健康機構建議，男性一天最多喝兩杯酒，女性是一杯，女性特別要謹守這個原則，因為已經有研究發現，一天喝兩杯酒的女性得到乳癌的風險會明顯較高，其發生乳癌的機會多出25％。總之，不論男女，酒精都不應該被過量飲用。

飲酒的要點是必須分散攝取酒精的時間，也就是說，不要五天不喝酒，然後一口氣在週六晚上的聚會中喝下五杯酒。試著一週中有三到五天，每天喝一杯的酒。皇家醫師學會（Royal College of Physicians）建議，健康者一天喝二至三杯的酒，如此一來，肝臟就有時間休息。良好的飲酒原則是，只在社交聚會期間飲酒，這樣一週中你只會有幾天喝酒。晚上喝酒要小心，因為有時候它會讓你很快入眠，但卻是淺眠，所以隔天你會覺得比較疲累。

糖尿病患者或有減重困擾者也必須謹守這些建議，還要注意千萬不要過量飲酒。酒精會對肝臟造成負擔（肝臟必須分解酒精），而糖尿病患者的肝臟本來就已經負荷過重。糖尿病患者的血液中含有過多的糖和脂肪，它們都需要被肝臟分解，進一步導致脂肪肝。再加上酒精，肝臟的負荷就會徹底破表。因此，糖尿病患者應該要少量飲酒。同樣的，減重者也需要小酌即止，因為如我們前面所說，酒精會使你發胖。當一位男士每天餐後都喝兩杯葡萄酒，一年下來，他就多喝進了七萬二千大卡的熱量，這相當於身上多長出了好幾公斤肉。這就是為什麼糖尿病患者或想減重者，每週不應該飲用超過二至四杯酒的原因。他們也應該考慮戒酒一段時間，觀察這樣對他們的血糖和體重有什麼影響。

接著，讓我們來看看幾個守護你心臟健康的妙法。有趣的是，研究證實不論你喝的是哪一種酒——葡萄酒、啤酒或烈酒，它們降低心肌梗塞的效果都差不多。根據某些研究學者的說法，紅酒對健康的好處可能稍微比其它類型的酒精飲料大。大眾媒體總是說紅酒有益健康，因為它含有白藜蘆醇。很難在眾多討論健康與葡萄酒的文章中，找到一篇不提到白藜蘆醇的，它被視為延緩老化的神奇物質。確實，有些（但非全部）研究宣稱，白藜蘆醇能夠增加酵母菌、蟲體、果蠅的壽命，甚至有一篇研究還提到，它可以讓一種短命魚的壽命延長。所有這派論調所造成的結果是，白藜蘆醇成為美國最熱賣的抗老化膳食補充劑之一。不幸的是，更深入的研究顯示，白藜蘆醇不會增加哺乳類動物的壽命，哺乳類動物不會因為白藜蘆醇而多活一天。[105] 不過，對攝取高熱量不健康飲食的小鼠而言，白藜蘆醇可以增加牠們的壽命。

這則著名的研究發表在《自然》期刊上。圖中，你可以清楚地看到高熱量飲食的小鼠死亡得有多快（最下面那一條線），不誇張，該組小鼠是自己吃到一命嗚呼。吃正常飲食的小鼠活得比較久（最上面那一條線）。可是，當高熱量飲食組的小鼠同時攝取白藜蘆醇時，牠們的生存率幾乎和正常組（最上面那一條線）一樣。[106]

因此，白藜蘆醇並不會讓你更長壽或是延緩老化（這是許多膳食製造商想要我們相信的概念），但是當你的生活型態不健康時，它可以幫助你找回你逝去的健康。所以它並不會增加實際的壽命，而是幫助你回歸「平均的」壽命。總而言之，白藜蘆醇是一個很有趣的物質，尤其是對生活型態不健康或患有代謝性疾病者——如糖尿病、高血壓或心血管疾病，而它的有效分子可以從藍葡萄的皮中取得。製藥龍頭葛蘭素史克藥廠（GlaxoSmithKline）非常認同它的效果，並以七點二億美元收購了Sirtris公司，該公司正在研究白藜蘆醇且擁有一些非常吸引人的專利。

給個小叮嚀，小鼠所吃的白藜蘆醇劑量遠比一瓶紅酒中所含的白藜蘆醇高出許多。如果想要獲得和小鼠相同的健康功效，你必須一天喝下三十五至一百瓶的紅酒——這種行為很不可取。由此可知，紅酒之所以有益健康是因為它的其它物質，而非是白藜蘆醇。

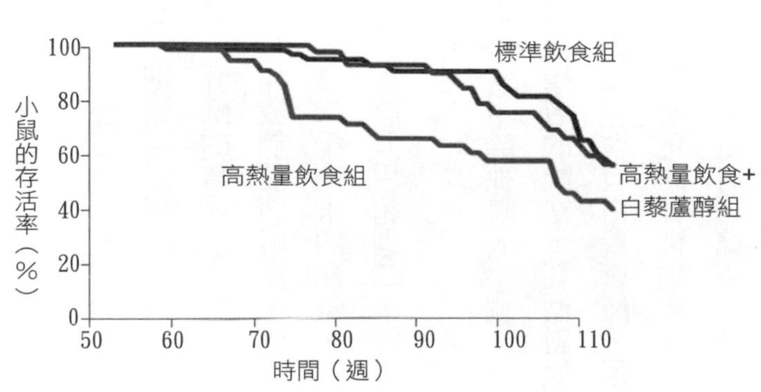

▶ 白藜蘆醇只對食用高熱量不健康飲食的小鼠有影響，它並不會增加健康小鼠的壽命。資料來源：*Resveratrol improves health and survival of mice on a high calorie diet, Nature, 2006*

咖啡對人體又有什麼幫助呢？

儘管關於咖啡有許多論點互相對立的報導，但是它實質上是一種有益健康的飲品（雖然它確實有它的缺點，尤其是當你大量飲用時）。咖啡是一種植物性產品，這表示它含有對身體有益的物質。很不巧的是，許多西方人的飲食都不健康，這也讓咖啡成了獲得這些植物性健康物質的主要來源。

研究發現，咖啡對各種老化疾病具有保護功效，包括阿茲海默症、[107]巴金森氏症[108]和糖尿病，[109]這是因為咖啡可以活化細胞裡的NRF2蛋白。這種蛋白質就像是一個開關，它可以啟動其它蛋白質，以保護細胞不受自由基的侵擾。過量的自由基對阿茲海默症、巴金森氏症和糖尿病這類疾病的影響很大。研究也發現，咖啡可以對抗各式癌症。雖然研究已經證實咖啡確實可以對抗大多數的癌症，但是某些比較早期和實驗較不嚴謹的研究報告也指出，它會增加得到某些癌症的風險，如胃癌、肺癌和攝護腺癌。[110]

咖啡除了有這些好處外，也有缺點。在心血管疾病方面，咖啡扮演一個模稜兩可的角色：有些研究宣稱它有助於預防心血管疾病的發生，但有些研究則說一旦出現心血管方面的毛病，飲用咖啡反而會增加心肌梗塞的風險。[111]除此之外，我們都知道咖啡是一種興奮劑，它可能會造成戒斷症狀，如缺乏專注力、肌肉疲勞和睡眠障礙等等。過量飲用咖啡也會損害腸胃黏膜，這會導致胃酸逆流或消化不良。還有，咖啡也會增加罹患骨質疏鬆症的機會。

咖啡對健康有正反兩面的影響，不過大致上看來它的利多於弊，尤其是對老化相關疾病這方面，如糖尿病、心臟病和阿茲海默症。不過，雖然咖啡位在沙漏式飲食的底層，但是我建議你還是必須適量的飲用它（一天不要超過三杯）。

牛奶和優格

乳製品並不如我們所想的健康。對大部分的人來說，這個說法可能像是一顆震撼彈。本書中我們已經討論過，哈佛大學的科學家將牛奶和優格擺放在他們所設計的新式金字塔頂部，也就是所謂的違禁品區，甚至他們建議以鈣補充劑和維生素D來完全取代它們，他們有很好的理由來支持這個論點。

首先，我們必須明白，人類的演化過程中從未刻意去發展出消化乳製品的能力。這並不令人意外，即使人類已經出現十八萬年，而我們的遠祖更在數百萬年前就出現了，但是一萬年前我們才開始飲用動物的乳汁。所以當數百萬年前，我們的祖先漫步在非洲大草原和熱帶雨林中時，他們沒有天天飲用牛乳，所以我們的腸道和身體從來沒有想要消化乳製品。大約一萬年前，自然環境的變化驅使動物的乳汁變得更容易消化，加上當時我們的DNA發生了突變，這讓有些人可以更輕易的分解掉牛乳中所特有的醣類——乳糖。多數的歐洲人都產生了這樣的變異，所以他們能夠更輕鬆的消化牛奶，不過約有10％的歐洲人沒有發生這項變異，因此一旦他們喝牛奶就會出現不適的症狀。歐洲人和大部分的白種美國人幾乎是世界上唯一能夠消化牛奶的族群，因為他們的基因產生了這方面的突變。大約有75％的非洲人和幾乎100％的亞洲人不具有這方面的突變，因而他們無法消化牛乳。可是，即使有90％的歐洲人可以消化它，飲用牛奶還是非明智之舉。

一篇刊登在神經學雜誌，由七千五百名受試者參與的研究發現，喝大量牛奶者，其得到巴金森氏症的機會比不喝牛奶者高出二點三倍。[112]它和牛奶中是否含有脂肪或鈣無關，純粹就是飲用牛乳本身會增加罹患巴金森氏症的風險。

牛乳和乳製品也會增加罹癌風險。根據由八萬八千名受試者參與的護士健康研究結果所述，相較於每個月乳製品攝取次數在三次以下的女性，每天攝取次數在一次以上的女性，其得到卵巢癌的機會高出44％。[113] 每天喝兩杯以上牛乳的男性，其發生攝護腺癌轉移的機率幾乎是不喝者的兩倍。[97,83] 在十三篇的獨立研究中，他們證實了飲用牛乳和攝護腺癌間的關聯性。[114,98]

科學家懷疑牛乳會增加得到這些癌症的風險，是因為它含有各種天然的生長因子，這些天然生長因子提升了體內胰島素和類胰島素生長因子的含量，而細胞生長愈多，罹癌的風險就愈高。從某種意義上來說，牛乳中含有牛長因子是相當合理的事，因為它本來就是要刺激小牛生長。但是，成年人飲用牛乳，對身體可能沒有什麼幫助，尤其是就長期看來。[115] 依照這些觀點，美國某些知名的教授開始質疑政府為何要建議每天喝三杯的牛乳。根據官方的飲食指南所言，若不這麼做將有害健康，且不喝牛乳會剝奪你攝取鈣質的來源，對骨頭的健康不好。話雖如此，但在此同時有數以百萬的亞洲人從未喝過牛奶，然而他們也並非都拄著枴杖走路。

事實上，牛乳甚至無助於那些我們認為它會有所幫助的疾病：牛乳並不能讓你遠離骨質疏鬆症！某些研究更證明，牛乳會增加骨質疏鬆的風險。骨質疏鬆症是一種骨骼弱化的疾病，主要出現在更年期女性的身上，但是男性和停經前婦女也可能得到此疾病。這很詭異。我們不是老說牛乳可以幫助我們建造出強健的骨骼嗎？

大約在一九九〇年初，討論並質疑有關牛奶強化骨骼理論的相關研究如雨後春筍般冒出，這些研究檢視了各國牛乳攝取的狀況。研究人員發現，少量食用乳製品的國家，其骨折和骨質疏鬆症的發生率很低。新幾內亞的女性幾乎不食用乳製品，相反的，美國女性因為受到美國食物金字塔和乳品工業的鼓勵，她們的牛乳飲用量比新幾內亞女性多出了三十倍。然而儘管她們攝取了如此大量的牛乳，但美國女性發生髖部骨折的機率卻比新幾內亞女性高出四十七倍。[116-117] 其次，爾後的研究也證明牛乳並不能讓我們免於骨質疏鬆症，實際上它還會增加我們得到骨質疏鬆症的機會。一項由七萬八千名女性參與的研究顯示，相較於每週喝不到一杯牛乳的女性，一天喝兩杯以上牛乳的女性，其出現髖部骨折的機率高出45%。[118]

現在他們怎麼還能說牛奶有益健康，尤其是對我們的骨骼而言？廣告和政府運動又怎麼能夠持續地將牛奶頌揚為有益健康的完美飲品？當我寫到這裡時，電視畫面上正播放著一段健康運動的廣告，它建議想在八十幾歲還能夠跳佛朗明哥舞的人應該多喝牛奶。可是，就在這則廣告結束之際，你可能會看到快速掠過的字幕寫著，該影片由乳品工業和歐盟贊助製作。牛奶和乳品工業有數百萬美元的產值，這就是為何政府會不斷告訴我們乳製品有益健康，很顯然地，他們成功了。

食物與健康領域的世界級權威哈佛沃爾特・威利特（Walter Willett）教授說了下列這段話：「攝取大量的乳製品被說成是預防骨質疏鬆症和骨折的關鍵。但是它不僅無法作為有效的防治政策，甚至談不上有任何效果。……更重要的是，乳製品已經被證實，對健康有許多潛藏的問題。」

不過，如果我們不吃乳製品，我們的鈣要從哪裡來？其中一個健康的來源是蔬菜，它含有大量的鈣。一百大卡的捲葉羽衣甘藍含有四百五十五毫克的鈣，然而一百大卡的牛奶只含有一百九十四毫克的鈣。我們一人每天約需要攝取一千毫克的鈣。可是，如果你的飲食健康，這一半的量已經足夠，因為你的身體可以比較有效率的吸收這些鈣，血液也比較不會這麼酸（它會導致骨骼中的鈣釋出）。水果的含鈣量比蔬菜低許多，但即使是一顆柳橙也至少含有六十毫克的鈣。

研究結果又告訴我們些什麼？吃水果和蔬菜能夠強化骨骼（使「骨質密度」較高），並提供良好的骨質疏鬆症保護力。[119] 也就是說，想要有健康的骨頭，不是要喝牛奶，而是要吃大量的蔬菜。

沙漏式飲食建議你不要吃優格和牛奶。優格是另一項被乳品業捧上天的的乳製品，因為它可以「調整腸道蠕動狀態」、「改善便秘」或「增強免疫系統」，而這些功效通常會由幾位身著白衣、容光煥發且笑容可掬的小姐說明，同時她們還會一邊開心的做出輕揉腹部的示意動作。對某些人來說，優格確實可以幫助他們改善便秘和腸道蠕動的狀態，這是因為實際上優格會擾亂腸道的運作。當我們吃進優格時，為了努力消化這些乳製品，我們的腸道會快速的蠕動，而這當然會有助於改善便秘或加速腸道蠕動，它甚至可以讓你拉肚子。新谷弘實醫師（日本最有名的醫師之一，甚至治療過日本天皇）強烈的反對食用優格和牛奶。新谷醫師是一位極富盛名的胃腸科醫師，他發明了大腸內視鏡（附有攝影機的電纜），使得我們得以經由肛門來檢查腸道。透過這個方式，他看過數千個人的腸道內部，並發現腸道的受損可能是牛乳和優格造成的。新谷醫師在他的其中一本書中提到：他「從未看過哪個人天天吃優格還可以有一副健康的腸道」。只不過當你打開電視，你還是會聽到廣告上和善的聲音持續地告訴你優格（含有益生菌）對你的腸道有多麼好。

對於無法一天不吃優格的人來說，請試著以燕麥粥、大豆製優格或大豆製甜點來取代優格。大豆製的優格和甜點含有植物性的蛋白質和成分，腸道比較容易消化它們。此外，正如稍後我們將會看到的，它們對我們的健康亦有其它正面的幫助。

摘要

綠茶有益健康是因為它含有弱毒性的類黃酮素，而與其所含的「抗氧化劑」無太大關係。綠茶能夠：

- 降低某些癌症的風險。
- 降低中風的風險。

- 保持皮膚的健康。
- 藉由加速代謝作用，促進減重。

白茶可以減少皺紋的形成。

薑茶可以抑制體內的發炎反應。

只要我們適量的飲用咖啡（一天最多三杯），咖啡對身體健康的影響利多於弊。咖啡能夠降低各種老化疾病發生的機會，如：

- 阿茲海默症。
- 糖尿病。
- 巴金森氏症。
- 多數癌症。
- 心血管疾病。

咖啡會增加下列疾病的風險：

- 骨質疏鬆症。
- 戒斷症狀（頭痛、睡眠問題、專注力問題）。
- 心律不整（大量攝取時）。

● 刺激胃部和腸道黏膜。

市售濃縮果汁和汽水有害健康，因為它們：

● 含有大量的液態糖，造成血糖飆升。
● 含有磷酸鹽，加速老化。
● 含有人工甘味劑，讓你發胖。

人類演化的過程中，從未刻意的攝取牛乳或優格（優酪乳），即便是具有乳糖耐受性的人也一樣。

乳製品會增加以下疾病的發生率：

● 巴金森氏症。
● 骨質疏鬆症。
● 攝護腺癌和卵巢癌。
● 不健康的腸道。

這個理論也可以套用在其它動物的乳汁上，不過母乳並不在此限，因為它的成分和牛乳完全不同。

母乳對孩童的健康好處多多。

下列取代牛乳的食物含有大量鈣質：

● 蔬菜（特別是青花菜和深綠色蔬菜，如高麗菜或菠菜）。
● 豆腐。

- 鈣質強化的大豆製甜點和優格。
- 鈣質強化的植物性牛奶（豆漿、米漿、杏仁漿……）。
- 乳酪（稍後我們將更進一步討論為什麼乳酪是唯一例外的乳製品）。

小秘訣：

- 充分飲水，一天約兩公升。
- 早餐前十五至二十分鐘喝一至二杯的水。
- 飲品以水為主，綠茶、白茶和薑茶為輔。
- 一天最多喝一杯（女性）到二杯（男性）酒，但不要忘了要讓肝臟有休息的時間。糖尿病患者和想要減重者應該要少飲酒。
- 不要喝牛乳或優格（優酪乳）。

第2層：蔬菜、水果、燕麥粥、豆科植物和菇類

麵包、馬鈴薯、麵食和米飯
代換成 ⬅
- 燕麥粥（取代麵包）、豆科植物（豆類、豌豆、扁豆、大豆）、菇類
- 水果
- 蔬菜

關於燕麥粥和其它澱粉替代物

沙漏式飲食最大的改革大概就是要你不要吃麵包、馬鈴薯、麵食和米飯。顛覆傳統的思維，減重的最佳方法不是少吃油脂或是多吃蛋白質（如低脂飲食和高蛋白飲食），而是單純地戒斷或至少減少你麵包、麵食、米飯和馬鈴薯的攝取量。甚至連深受第二型糖尿病之苦者，也可以藉由戒斷這些澱粉類食物「治癒」他們的「慢性」糖尿病；這也表示，他們將能夠注射比較少的胰島素，或甚至不再需要胰島素。[20-23] 當我還是個菜鳥醫學生時，我覺得這簡直是不可思議。

當然，許多人在聽到最好要戒斷麵包和馬鈴薯時，會倒抽一口氣。這些食物占了西方飲食很大的一部分，但是要把這些澱粉類食物從菜單中剔除並不如想像中的困難。就以麵包為例吧，大多數的歐洲人

和美國人一天會吃兩份麵包冷餐和一份熱食。我建議冷餐的份數可以改成一份，每天只吃早餐這一份。其它兩餐則可冷可熱，不過必須主要由各類蔬菜、豌豆、豆類、豆腐、菇類、素肉或富含油脂的魚類等食材組成。

儘管如此，我們還是必須要解決我們的早餐。你可以用不同的水果、堅果或黑巧克力取代麵包，也或者你可以將它們搭配燕麥粥食用。燕麥粥是由燕麥片製成，因此它算是一種麥穀片食物，然而燕麥片卻是沙漏式飲食中唯一推薦的穀類食物。

不幸的是，大眾對燕麥片仍然比較陌生，這真是一件憾事，因為它不僅對健康有益，也可以幫助我們減掉許多體重。我大概可以直接就把這本書叫做「偉大的燕麥片飲食」。燕麥片含有大量的纖維素，它會刺激小腸的蠕動。這種蠕動是小腸有節奏的收縮，使得食物通過小腸。用餐時，纖維素也可以阻止吃進的醣類過快被吸收到血液中，所以高纖餐點可以避免血糖飆升，使飯後血糖值較平穩。[120]譬如說，一項研究顯示，當糖尿病患者吃比較多燕麥粥時，他們胰島素的注射量可以減少40%。[121]纖維素的重要性不言而喻，因為如果要說出一個營養和健康間所有學者都認同的相關性，那就是有益健康的營養飲食含有大量的纖維素。燕麥片也含有許多對血管和代謝有益的元素，其中最著名的就是燕麥醯胺（avenanthramides），它可以減緩動脈硬化和降低血壓。[122-124]燕麥片中的纖維素、燕麥醯胺和無數的其它成分使它變成一個非常健康的食物。更重要的是，因為吃燕麥片會阻止你吃麵包，所以你可以避免出現胰島素快速上升以及體重每天穩健增加的狀況。

通常燕麥粥都是搭配牛奶，但是因為沙漏式飲食不建議你喝牛奶，所以你可以用植物性牛奶代替（如豆漿、米漿或杏仁漿）。超市販賣的豆漿往往含有大量的糖，不過你也可以在超市買到無糖豆漿。以無糖豆漿沖泡的燕麥粥可能會有一點清淡，但你可以藉由添加少許肉桂或甜菊糖（一種天然的甜味劑）來解決這個問題。即使豆漿沖泡的燕麥粥添加了少許的糖，它還是有助於你減重。

燕麥粥是將燕麥片放在植物性牛奶中滾煮，如豆漿。跟你說個小撇步：記得多準備幾份燕麥粥，這樣一來，如果你餓的話就可以隨時取用。你可以將煮好的燕麥粥冰在冰箱，食用時冷熱皆宜，熱食的話，只需用微波爐加熱即可。早餐吃燕麥粥，你可以搭配水果、堅果或巧克力。因此，一天的開始不再是麵包配果醬或火腿，而是一碗的燕麥粥搭配：

- 一碗的草莓、藍莓或覆盆莓。
- 一顆梨子或一根香蕉。
- 一把核桃。
- 一串藍葡萄。
- 一塊黑巧克力。
- 一杯檸檬綠茶或是一杯現榨果汁。

這就是一份早餐該有的樣子。這樣規律、富含水果的燕麥粥早餐還有另一個好處，那就是當早上你打開冰箱時，你不需要去想你要吃些什麼，冰箱裡早已備有一碗燕麥粥和時令水果，等著你享用美味又健康的早餐。

這裡有幾點關於早餐的注意事項：不要吃即食的早餐麥穀片，如什錦燕麥片（muesli）或玉米片。第一，這些產品都跟牛奶一起食用，但我們不建議食用牛奶。其次，即食的早餐麥穀片就像糖炸彈，它會導致胰島素飆升。它們除了額外添加的維生素、礦物質和植化素（如類黃酮素）外，什麼都沒有。我建議你不要相信那些麥穀片上標註的「讓你擁有好身材」等標語，因為這些產品除了滿滿的糖以外，根本稱不上是一份完整健康的早餐。儘管它們的盒子上印有美麗、窈窕和笑容甜美的模特兒圖片，但這不表示裝在裡面的麥穀片就對你的健康有所幫助。

曾經有一個學生來找我，因為他每天大約早上十點左右就會感到疲倦、暈眩。他已經和其他醫師諮詢過了，並感到憂心忡忡。在我問了幾個關於他飲食習慣的問題後，我發現大約在早上八點左右，他通常會吃一些即食的早餐麥穀片，因此我建議他停止這個習慣。停止食用早餐麥穀片後，他不曾再出現疲倦或暈眩的症狀。他的這些症狀是因為早餐麥穀片會造成他的血糖在早上快速升高，所以他會有兩個小時的時間精力充沛，接著在大約十點左右血糖高峰出現後，他的血糖就會開始往下降，這就是為什麼他會感到疲倦無力的原因。很多人早上都會有這樣的狀況，白吐司也會造成血糖快速飆升。

白吐司並不是一個好食物。當你把麵包裡的礦物質和纖維素等營養成分都移除時，白吐司裡還剩下些什麼？長期下來，白吐司會大幅增加糖尿病和心血管疾病的風險，甚至還會增加你的皺紋！[125]

即食的早餐麥穀片和白吐司有害健康，因為它們的營養素太低，而且會造成血糖快速上升。在營養科學上，食物使血糖上升的幅度具有很重要的意義，所以科學家想出了一個表達血糖幅度的方法——升糖指數（glycemic index）。升糖指數（GI值）是一種量表，它可用來表達單一特定的食物使你血糖上升的幅度。升糖指數愈高，對身體愈不健康。以葡萄糖做為參考點，它的升糖指數是一百。純葡萄糖會直接被小腸吸收，進入血液，因為它不需要被消化酵素切成小片段。麵包、早餐麥穀片、馬鈴薯、米飯和麵食的升糖指數都很高，全穀類麵包、糙米和全穀類麵食的升糖指數則較低（雖然它們與其它食物相比還是相對的高）。升糖指數的數值落在50以上者，都算是高升糖指數的食物。

高升糖指數的食物（數值在50以上）	升糖指數（GI值）
葡萄糖	100
糖（蔗糖）	70
白麵包	70
漢堡包	85
雜糧麵包	65
白米	70
熟馬鈴薯	75
糙米	60
薯條	95
馬鈴薯泥	90
「精白」義大利麵	55
全穀類義大利麵	50

食物	升糖指數（GI值）
玉米片	85
餅乾	70
洋芋片	80

低升糖指數的食物（數值在50以下）	升糖指數（GI值）
全穀裸麥麵包	40
柳橙、梨子	35
蘋果、桃子	30
黑巧克力	22
櫻桃、梅子、葡萄柚	21
果糖、大豆	20
豆腐、胡桃、杏桃	15

請注意！熟馬鈴薯、馬鈴薯泥和薯條的升糖指數甚至比一般糖類還要高。這些食物中的糖分在烹調過程中分解了，所以它們可以很快地被腸道吸收，造成血糖快速上升。這就是為什麼哈佛大學的研究學者要將馬鈴薯放到食物金字塔頂部違禁品區的理由，使之與汽水和甜食並列。白麵包、玉米片和洋芋片也會造成血糖快速上升。

如果你想要吃進健康，請盡可能多吃低升糖指數的食物。表格中有清楚地列出這些食物和它們的升糖指數。有些表格也會將升糖指數搭配升糖負荷（glycemic load；GL值）一起解釋，升糖負荷可以更準確的預測食物對血糖的影響。以甜菜根為例，它的升糖指數偏高，但是它的升糖負荷低，這表示它仍舊是健康的食物。然而，如果你想知道一個食物會不會讓血糖飆升，升糖指數就足以判斷大多數的食物。如果你的飲食健康，並食用沙漏式飲食所推薦的食物，那麼你就不必太在意這些升糖指數和升糖負荷的表格。沙漏式飲食中的食物主要是由低升糖指數和低升糖負荷的食物構成，所以它們會讓血糖值如同托斯卡尼丘陵般連綿起伏，而不會像喜瑪拉雅山一樣陡然高升。

想要減重或活得如辛西雅・凱尼恩教授（進行蟲體實驗的女士）一樣健康的人，我建議你不要吃（或盡可能少吃）麵包、馬鈴薯、麵食和米飯。如果你還是想要吃麵包，我建議你試著吃全穀類麵包（尤其是全穀裸麥麵包），它們的升糖指數比較低，全穀類的麵食和米飯也是。哈佛的研究人員就是因為這個充分的理由，將「精白」麵食和白米放在他們食物金字塔頂部的違禁品區。

有些讀者可能已經發現了，雜糧麵包的升糖指數和全穀類麵包的升糖指數大不相同：雜糧麵包的升糖指數是65，然而全穀類麵包的升糖指數卻是40，這是因為雜糧麵包和全穀類麵包並不相同。白麵包、雜糧麵包和全穀類麵包之間的差異性大有學問。不過，假如你對穀類的構造很熟悉，那麼你就會瞭解麵包師烘焙出的麵包種類有百百種，大部分的麵包都是由小麥製成，而每一種穀類都分為三個部分：胚乳、麩皮和胚芽。

胚乳佔了穀類最大的一部分，它由富含纖維的麩皮（主要由纖維素組成）包覆，而胚芽（含有大量維生素和礦物質）則在胚乳（主要是澱粉組成）的內部。白麵包是由胚乳製成，雜糧麵包則是由胚乳、富含維生素的胚芽和一小部分富含纖維素的麩皮製成。可是，全穀類麵包是用整顆小麥製成的，也就是說，它的胚芽、富含纖維素的麩皮和充滿營養素的胚乳都一併揉入在麵包中。有時候雜糧麵包的棕色麵包體，其成分根本就跟白麵包一樣，只不過它另外添加了焦糖色的食用色素罷了。

總結一下，雜糧麵包並不如全穀類麵包健康，因為雜糧麵包較少富含營養素的胚芽和纖維素。因此，由於雜糧麵包（當然還有白麵包）纖維素含量低，所以它所含的澱粉分解成葡萄糖後很快就會被腸

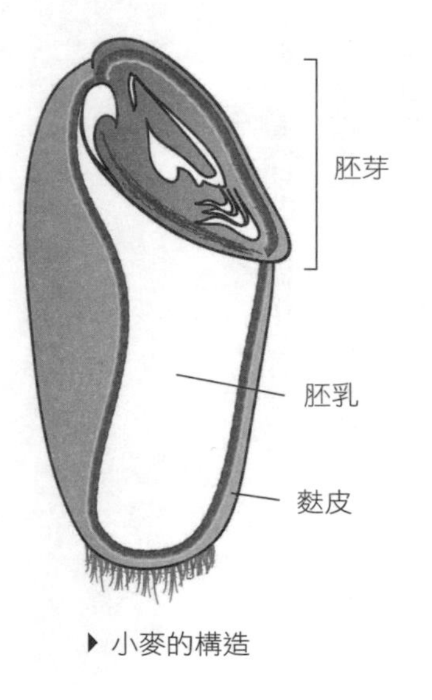

▶ 小麥的構造

道吸收，這正是為何吃雜糧麵包，其血糖上升的幅度會比全穀類麵包大的原因（以上都是說大部分的正常狀況下）。因為有時候全穀類麵包的升糖指數會和雜糧麵包，甚至是白麵包一樣高。這是因為有些全穀類麵包是由基因改造的小麥製成，這類小麥含有比較多的「超級澱粉」（如支鏈澱粉），它會造成血糖快速上升。基改小麥製成的麵包常常出現在美國，這使得全穀類麵包也可能成為高升糖指數食物。也就是因為這樣，美國的升糖指數表才總是無法和歐洲的升糖指數表一起相提並論，因為歐洲的全穀類麵包仍舊是名副其實的全穀類麵包。

儘管有全穀類麵包，但是最好還是不要吃麵包，並盡可能的將它以燕麥粥、草莓、藍莓、蘋果、梨子、果乾、堅果和其它沙漏式飲食中可以找得到的食物取代。

有些人會想知道，燕麥片在煮成燕麥粥後，會不會變成升糖指數較高的食物。因為燕麥粥需要將燕麥片放在（植物性）牛奶中烹煮，這個過程會影響到它們的結構。但是你不必擔心，研究已經證實，不論是沒煮過的燕麥片或是煮過的燕麥粥，都只會讓血糖和胰島素小幅地上升。[126-127] 燕麥片中的纖維素是水溶性的，它會在腸道中形成濃稠的膠體，減緩腸道吸收糖的速度。所以不論是燕麥粥或一般的燕麥片，其升糖指數都不會有所不同。

可是，購買時你要選擇一般的燕麥片，而不要選擇「即食」燕麥片，因為即食燕麥片經過太多加工手續，它會導致血糖上升幅度較大。

順帶一提，燕麥粥的升糖指數是50，它的數值比雜糧麵包、白麵包和大部分的全麥麵包都低，這讓它成為理想的麵包替代品（燕麥粥的升糖負荷是7，與全麥麵包的升糖負荷30相比，它的數值非常低）。儘管如此，燕麥片被推薦的理由並不只是因為升糖指數和升糖負荷。美國糖尿病協會和許多知名的專家都說了不少燕麥片值得推薦食用的原因（我們已經討論這些原因，如燕麥片含有水溶性纖維素

（如β-葡聚糖）和燕麥醯胺，它們對心血管疾病和腸道健康都很有幫助等等）。這也是為何燕麥片能夠獲得歐盟的健康宣稱（health claim）認證的原因，但卻沒有一種全穀類麵包、麵食、米飯和馬鈴薯獲得過認可。

好的，現在我們知道該如何做出沒有麵包的早餐，那麼午晚餐呢？我們要如何代換我們的馬鈴薯、麵食或米飯？透過沙漏式飲食，你可以很清楚地看到，上方金字塔的每一層食物都可以用下方金字塔相對應的食物類別替換。因此，你可以用豆科植物（豆類、豌豆、扁豆）、菇類和蔬菜取代馬鈴薯、米飯和麵食。我們很快就會介紹到這些食物。

摘要

大幅減少馬鈴薯、麵包、麵食和米飯的攝取量：

- 可以明顯的減輕體重。
- 可以抑制各種老化相關疾病的發生。
- 意味著第二型糖尿病患者可能不再需要施打胰島素。
- 並非是生酮飲食，因為它仍然含有充足的醣類（來自水果、豆科植物、澱粉類植物、燕麥粥等等）。

將一天轉變為：

- 早餐不吃麵包或早餐麥穀片。
- 以燕麥粥（搭配植物性牛奶食用）取代麵包。

● 將燕麥粥搭配果乾或水果（蘋果、草莓、覆盆莓、香蕉、葡萄、藍莓、桃子、葡萄乾等等）、堅果或黑巧克力食用。

午晚餐要吃禽肉、富含油脂的魚類、豆腐或素肉以及：

● 一種以上的蔬菜。
● 豆科植物（豆類、豌豆、扁豆等等）。
● 菇類（秀珍菇、草菇、波特菇、香菇、金針菇等等）。
● 蛋。

升糖指數是評估血糖和胰島素上升幅度的量表。盡可能多吃低升糖指數的食物。高升糖指數的食物是造成肥胖、糖尿病、心血管疾病和老化加速的主要因素。高升糖指數的食物有：麵包、米飯、馬鈴薯、馬鈴薯泥、即食麥穀片、薯條、餅乾、洋芋片等等。

燕麥片比其它的穀類更健康，因為它含有大量水溶性纖維，這可以：

● 促進腸道蠕動。
● 使血糖和胰島素上升幅度較小。
● 有益心血管健康（這是燕麥片的官方健康宣稱認證）。

豆科植物（豆類、豌豆、扁豆和大豆）

健康飲食很重要的一部分是由豆科植物構成。首先，豆科植物可以穩定血糖。它們也含有少量的甲硫胺酸，它會抑制蛋白質的生成。甲硫胺酸是一種胺基酸，但它和其它胺基酸不同。如你在第二章所看到的，蛋白質是由胺基酸組成。然而，組成每一個蛋白質的第一個胺基酸就是甲硫胺酸。因此，甲硫胺酸是「火車頭」胺基酸，它是組成蛋白質胺基酸鏈的第一個胺基酸。蛋白質的合成不能沒有甲硫胺酸，正因為如此，它成了身體創造蛋白質時最重要的胺基酸。如果體內甲硫胺酸不足，蛋白質的生成量會比較少。不過，如我們前面看到的，身體的蛋白質生成量減少會使生物較為長壽，蛋白質生成量多即意味著我們在成長和老化。確實，已經有研究發現，食用低甲硫胺酸飲食的小鼠活得比較久。[128] 故此，吃如豆科植物這種甲硫胺酸含量較少的食物，蛋白質的生成量也較低，可以延緩老化的過程。豆科植物可以完美的代替馬鈴薯、麵食和米飯。一項由一千八百七十九名受試者參與的研究顯示，每天將一份的米飯以豆科植物取代，可以使罹患代謝症候群的風險降低35％（代謝症候群的特色是高血壓、胰島素阻抗、血脂數值不佳、過重並有啤酒肚）。除了豆類、豌豆和扁豆，我們還有大豆。大豆還包括其所有的大豆相關製品，如豆腐、豆漿或天貝（tempeh）。實際上，豆漿是大豆與水一起研磨而成，豆腐則是凝固的豆漿。

大豆含有植物性雌激素，它又被科學家叫做異黃酮。雌激素是一種荷爾蒙，它會影響身體的許多生理作用和與荷爾蒙相關的癌症。由於大豆含有類荷爾蒙物質，所以它對許多荷爾蒙相關的癌症（如乳癌）有影響。許多研究發現，大豆可以降低得到乳癌的風險，有時候降幅甚至可以達到四分之一。[129-130] 不過在大豆是否對乳癌女性有益這方面，目前尚未有定論。可是在任何情況下，患有乳癌的女性都不建議服用含有高劑量的濃縮大豆萃取物膳食補充劑（健康的女性也不建議），所以大豆最好是以天然食物的形式食用。

因為大豆含有類雌激素的物質，所以有些男性會害怕吃了大量大豆後變得「女性化」。當然，這件事不會發生，這些植物性類荷爾蒙物質的作用力遠比身體自己生成的荷爾蒙低。研究已經證明，大豆製品不會影響到睪固酮的濃度、精子的數量或其它的男性荷爾蒙功能。[131]

大豆也對心血管有正面的影響。根據一項研究的結果，一天攝取三十公克的大豆蛋白能降低20％得到心血管疾病的機會。[132]

豆漿是取代一般牛奶的健康飲品。豆漿含有植物性蛋白質，它對我們健康的幫助比牛奶中的動物性蛋白質大得多。植物性蛋白質比動物性蛋白質健康，因為它們含有較少的甲硫胺酸和含硫胺基酸。甚至「普通的」優格也可以用大豆製優格或甜點取代。雖然有些人會對大豆過敏，不過幸運的是，這個比例並不高。

豆腐是非常適合取代肉類的食物，它也是由大豆製成，並富含滿滿的（植物性）蛋白質。話雖如此，在夏威夷卻有研究發現食用豆腐和老年人失智症之間具有相關性。[133]但是罹患失智症的風險提升，可能可以歸因於夏威夷人製作豆腐的方式。夏威夷傳統製作豆腐的方式會添加大量的鋁到豆腐中，這可以解釋為何他們食用豆腐後得到失智症的風險會增加。它和許多金屬的狀況相同，累積在腦部的金屬會導致類似失智症的症狀。最近，另一項研究顯示，印尼食用大量豆腐的老年人，其罹患失智症的機率會增加。[134]研究人員並不排除造成他們失智症上升的原因，是因為他們在豆腐中添加有毒防腐劑的可能性。不論如何，這看起來很弔詭。儘管有研究表示年輕人食用豆腐可以降低晚年罹患失智症的風險，但是我還是建議你少量的食用豆腐。少量食用是指每週攝取四份的豆腐，尤其是超過六十五歲的老年人。

總有一天，會有更進一步的研究告訴我們真正的原因是什麼。

除了豆腐外，還有其它類型的大豆製品，譬如說發酵的大豆製品，如味噌、納豆和天貝。「發酵」是指將細菌和真菌加入大豆，讓大豆可以先被這些細菌和真菌稍微「預消化」一點。發酵的大豆造就了味噌、納豆和天貝。另一方面，豆腐和豆漿則未經發酵。某些研究學者認為，這些發酵的大豆製品甚至比未發酵者更有益健康。特別是納豆，它是一個引人注目的食品，它含有許多有益心血管健康的物質，如納豆激酶和維生素K2。[135] 納豆激酶可以分解血液中特定的蛋白鏈，使血液的凝結狀況改善。[136] 除此之外，納豆激酶還可以分解其它的蛋白質，如導致阿茲海默症的腦部蛋白質。[137] 不過，納豆是否真的可以降低人類得到阿茲海默症的機會，仍舊有待進一步的研究。

在歐洲，食用發酵大豆製品的風氣尚不普及，然而它們卻在某些國家中相當盛行，如日本——它是全世界國家中，人口壽命最長的國家。在西方國家中，你可以在特定的健康食品店裡找到這類產品。

摘要

豆科植物（豌豆、豆類、扁豆和大豆）

- 能夠穩定血糖。
- 僅含有少量的甲硫胺酸，因此可以降低蛋白質的生成量。
- 含有植物性蛋白質，它比動物性蛋白質健康。

大豆

- 可以降低得到荷爾蒙相關癌症的風險，如乳癌。

● 對心血管有正面的影響。

非發酵大豆製品：豆腐和豆漿。

發酵大豆製品（以某些細菌和真菌「預消化」）：味噌、納豆和天貝。

豆腐（由大豆製成）

● 可以降低年輕人晚年得到失智症的風險。

● 根據兩項研究顯示，豆腐會增加長者罹患失智症的風險。

納豆

● 含有納豆激酶，它可以使血液比較不會凝結。

● 含有維生素K2，它有益心血管的健康。

可以用大豆製的甜點或優格取代一般優格，植物性的豆漿則可以取代動物性的牛乳。

大豆製品可以取代紅肉，如豆腐、味噌、納豆和天貝等。

菇類（和素肉）

菇類是很神奇的食物。它們既非植物也非動物，因為它們屬於一個特殊的分類：真菌。由於菇類的生物特性如此奇特，所以它們具有特殊的風味，這表示它非常適合入菜，並能夠變化出無數的珍饈。甚至你還可以用它們來取代馬鈴薯。

讓我們來看看菇類究竟對我們身體的健康有什麼影響。首先，菇類具有防癌的效果，這是因為菇類由獨特的長鏈多醣組成，它會刺激免疫系統，使免疫系統保持警覺，所以癌細胞就可以更快被偵測並消滅掉。在日本，醫院的醫師會將菇類的萃取物當作一種治療癌症的輔助療法。[138-139] 在歐洲，菇類擁有官方的健康宣稱，它說它們可以刺激免疫系統。菇類也可以做為防癌劑：一則研究顯示，每天都食用菇類者，其發生胃癌的機會至少會降低50％。[140] 另一項發表在國際癌症期刊的研究則顯示，在超過一千名的受試女性中，相較於完全不吃菇類的女性，每天吃十公克菇類的女性，其得到乳癌的機會減少了64％。如果這些女性還同時每天喝綠茶，那麼她們得到乳癌的風險就會減少89％。[141] 這是一個協同作用的好例子，當你將不同的生活型態結合在一起（菇類對我們有益，綠茶也對我們有益），它們對我們健康的幫助就變得更大。

菇類的種類五花八門，所以它有千變萬化的滋味去搭配各式佳餚，如草菇、秀珍菇、香菇、波特菇和金針菇。其中，秀珍菇因為其強大的抗癌效果而聲名大噪，它們同樣可以做成許多美味的菜餚。[142]

素肉是一種和菇類很類似的食物，它是由真菌類的蛋白質做成的。素肉含有大量的蛋白質，所以茹素者會用它取代肉類。

在食物金字塔中，我們可以看到素肉和大豆都可以做為肉類的替代品，因為它們含有大量的蛋白質。豆科植物和菇類也含有相當大量的蛋白質，不過它們同時也含有不少的碳水化合物，也就是說它們可以完美地取代馬鈴薯、米飯和麵食。總之，你可以用素肉、大豆、豆科植物和菇類取代馬鈴薯或麵食，因為它們都可以為熱食餐點帶來多樣性。當然，與富含碳水化合物的麵食或馬鈴薯不同，豆科植物、大豆、菇類和素肉不會造成血糖和胰島素的大幅上升，而正是那些大幅上升的血糖和胰島素損害了我們的健康。

我們常常忘記馬鈴薯、麵食和米飯也可以用蔬菜取代。畢竟，蔬菜不僅是沙漏式飲食的基礎，也同樣是我們營養的基石。

摘要

菇類會刺激免疫系統，它們可以提供對抗癌症的防禦力。在日本，醫生將菇類做為化療的輔助療法。素肉是由真菌製成，它含有大量的蛋白質，這表示它可以做為肉類的替代品。

可以取代肉類的植物性高蛋白質食物有：

- 素肉。
- 大豆（豆腐、味噌、納豆、天貝）。

雖然大豆和素肉，與富含油脂的魚類和禽肉一起並列在沙漏式飲食第三層的肉類替代品中，但是你也可以用大豆和素肉來取代馬鈴薯、麵食和米飯。

蔬菜

就蔬菜本身而言，它們是脆弱的：如果要說蔬菜最討厭什麼事，那就是被吃掉。所以，蔬菜中充滿了各式各樣的毒素，以避免自己被貪婪的哺乳類動物、昆蟲和鳥類給吃掉。你在店裡看到的大部分蔬菜，其含的毒素量都不足以讓我們不舒服，但它們仍然含有毒素，而正是這些微量的毒素對我們有益。

也就是說，它們活化了我們細胞的防禦機制，所以我們的細胞就更能抵抗破壞力更強的毒素──那些我們代謝過程中產生的副產物。蔬菜是沙漏式飲食的基底，它的理念跟以麵包和其它澱粉類食物為基底的食物金字塔和食物餐盤不同。後者的作法並不好，因為我們的身體已經演化了數百萬年，而大多數的時間我們都沒有吃麵包、馬鈴薯、麵食和米飯這類食物。不論如何，我們的身體都不是為了每天吃進大量的麵包和其它澱粉類食物所設計的。我們會吃這麼多的澱粉類食物，是因為在設計出食物金字塔和食物餐盤的國家中，其穀類產業佔了經濟體系的很大一部分。生產穀類產品成本低廉──它們不僅製程簡單，而且可以大量生產。食品工業熱愛穀類！所以很顯然地，你應該也是如此。

蔬菜是沙漏式飲食的基底，因為自史前時期開始，人類就吃大量的蔬菜，而蔬菜中也有許多有益身體健康的物質。這正是為什麼研究會顯示，許多的蔬菜都能夠有效的對抗特定的癌症──如腸癌、膀胱癌或是男性很容易得到的攝護腺癌。蔬菜的抗癌效果比水果更顯著（但是，水果對心血管疾病的健康特別好，下文將更詳細介紹）。

蔬菜中的某些物質可以抑制DNA的損傷，甚至是可以修復它。[143] DNA的突變會導致癌症和老化。比方說，相較於一週吃不到一次蔬菜的男性，一週吃三次以上蔬菜的男性，其得到攝護腺癌的機率會減少41%。[144] 每個月至少吃一公斤青花菜的女性，其得到乳癌的機會比每個月吃少於三百五十公克的女性低40%。[145] 一週至少吃三次番茄的女性，其得到卵巢癌的機會降低了70%。[38] 這類的研究很重要，因為它們的結果暗示了蔬菜是最有力量的食物。

蔬菜對抑制老化相關的疾病特別有幫助，如黃斑部病變、白內障、記憶力下降和心血管疾病。當視網膜細胞開始死亡時，就會出現黃斑部病變，而這個疾病是視網膜細胞中堆積了太多的廢物所造成。堆積在我們全身細胞中的廢物，也是造成我們老化和死亡的原因之一。隨著時間的推移，細胞中累積的大量廢物會讓我們細胞窒息而死。當這種狀況發生在眼睛細胞，就稱之為黃斑部病變。當這種狀況發生在我們的肌肉細胞中，而肌肉細胞一個接一個死亡，醫師就會將它叫做肌少症（sarcopenia），意即肌肉質量減少——這個疾病會發生在老年人身上，它會導致他們的四肢愈來愈消瘦。當我們的神經細胞開始死亡，我們的視力和聽力會衰退；當它發生在腦部，醫師會稱它為失智症。最後，過多的細胞死亡，會導致整個生命體徹底地舉白旗投降，也就是說，這個人將會死於「老化」。

讓我們重新將焦點回到黃斑部病變上，在西方國家，它和糖尿病是造成失明的主因。至少有20％年過六十的人深受這個疾病之苦。這個數字還在增加，因為黃斑部病變和老化有關：超過七十四歲後，每三個人當中就會有一個人患有黃斑部病變。只要我們活得夠老，每一個人最終都會碰到這個問題，並對它束手無策。儘管如此，一週至少吃五次蔬菜的人，其發生黃斑部病變的機會減少了一半。[4] 蔬菜含有各式各樣的物質，它們可以預防廢物堆積在視網膜上，進而大幅地削減發生這種疾病的風險。

心血管疾病也是老年人的疾病。水果對心血管疾病有顯著的效果，但是蔬菜也扮演了其中一個要角。下圖刊登在《自然》期刊上，它顯示食用大量綠葉蔬菜者，其出現心肌梗塞的機率少了32％。

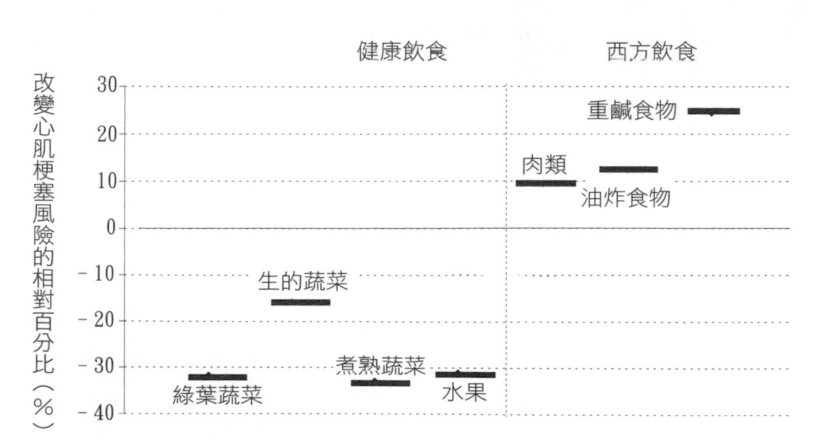

▶ 綠葉蔬菜和青花菜降低了超過32％的心血管疾病的風險。資料來源：*Health: Edible advice, Nature, 2010*（*based on the Interheart Study*）

特別是青花菜和綠葉蔬菜（如沙拉、菠菜和高麗菜）對我們的健康有顯著的影響，這當中青花菜的效果拔得頭籌，特別是青花菜芽。青花菜芽是幼苗，它含有高濃度的各種健康物質，有時候其含量甚至比成熟的青花菜多出一百倍。

現在我可能會聽到你們之中的有些人說：「如果我喝綠茶和吃菇類可以降低某些癌症的風險，攝取大量蔬菜可以比較不會發生心肌梗塞，每一天都吃花椰菜或沙拉可以減少得到黃斑部病變的機會。那麼究竟，在我吃了這套如此健康的飲食後，還有什麼原因會讓我蒙主寵召？」

這確實是一個有趣的問題。理論上，飲食非常健康的人主要會死於內因性老化——那是我們基因裡天生就設定好的老化程式。若你死於內因性老化，這表示你死時會相當高齡，譬如說它會發生在你八、九十歲，在你經歷一場短暫的「慢性」疾病後。這個慢性病只會持續幾年的時間，對生活型態健康或擁有良好基因的人來說，它是很正常的狀況。這些人一直享有良好的生活品質，直到他們快行將就木時，他們的生理功能才會非常快速地退化。

他們的命運和吃進大量糖分、零食、肉類和速食的人，或很少吃蔬果的人截然不同，後兩個類型的人主要會死於外因性老化。這種老化是源自於外在的因素，大部分是因為不健康的飲食。這些人容易提早去世，而且在此之前，通常他們都會經歷很長一段時間的病痛和退化。這段過程往往是這樣進行的：大約在五十歲左右，他們會開始因為心血管阻塞，出現高血壓、胸痛或呼吸急促的狀況，以及（前期）糖尿病、眼睛的毛病、肌肉和神經疼痛、疲倦和喪失專注力等。接下來的十五到二十年間，他們的生活品質會不斷下降，然後他們之中將有許多人必須與醫師會診和住院治療，最後大概在七十歲，他們會在家中的椅子上或醫院的病床上嚥下最後一口氣。

在糖尿病部門中，我看過許多患者都是這樣死去。他們一命嗚呼前的狀況常常是如此：冷漠茫然地躺在病床上好幾週的時間。由於他們被醣化的腎臟已經難以再執行過濾的任務，所以他們的血液中堆滿了有毒的廢物。他們疲累到難以下床，因為儘管已經植入了四支支架，他們的冠狀動脈還是幾乎要被完全塞住。他們的皮膚蒼白泛黃，布滿皺紋，因為他們皮膚中的膠原蛋白都被醣化了。他們除了有高血壓，還有心臟、腎臟、肝臟、胃腸、關節、肌肉和專注力方面的問題。接著謝幕的時候到了，鈣化的斑塊穿破了心臟的冠狀動脈，凝血蛋白馬上聞風而至，因此這條動脈終於猝然阻塞，患者也嗚呼哀哉。他們死亡時通常不會有瞳孔放大或緊抓胸口的動作，因為他們連結心臟和腦部之間的神經已經被糖分嚴重破壞，因此當心臟終於停止跳動時，他們不再會感受到任何疼痛。

假如我們依然輕忽營養和預防醫學的重要性，且健康專家仍舊不重視預防醫學和營養這方面的訓練，這樣的死亡畫面將愈來愈常見。當然，我們不能忘了，出現在代謝疾病部門的患者中，仍有某些人是因為先天性糖尿病和先天性心臟病的緣故。儘管如此，數據會說話，近數十年來，代謝疾病的人數已經增長了好幾倍，而且最近的數據也顯示，有40％的歐洲人將會得到第二型糖尿病，[146]它會讓他們罹患心血管疾病的風險增加五倍。哈佛的知名教授法蘭克．胡在新英格蘭醫學期刊中寫了一篇文章，他提到第二型糖尿病的案例中有91％是可以預防的。綜合所有觀點，《引發糖尿病》的最大禍首就是差勁的飲食，所以我們真的應該好好省思自己吃了些什麼食物。

此刻再來看看我們尚未被完整答覆的問題：如果你的生活型態非常健康，你得到糖尿病和心血管疾病的風險就會大幅下降；如果你夠幸運可以活得很老（因為你的基因組成），那麼究竟是什麼原因會讓你死亡？活到一百歲以上的百歲人瑞不太會死於心肌梗塞或癌症，他們主要會死於類澱粉變性症。類澱粉變性症是一種蛋白質沉積在血管和器官中的疾病，這是我們一生中都會不斷發生的過程（如果你攝取大量蛋白質的話，會加速這個過程的進行）。它會讓血管和器官脆化，最後血管會破裂，或者重要的器官會衰竭。許多百年人瑞都是死於這種真正的老化疾病，即使是最有活力的老人也不例外。

繼續回到蔬菜這方面的討論，現在我們已經知道蔬菜可以減緩許多老化相關疾病。不過，要吃多少才有效？最理想的情況下，一天我們應該食用三百公克的蔬菜，最好是一半生食，一半蒸煮的熟食。看起來份量不少，不是嗎？相反地，富含碳水化合物的食物（如馬鈴薯和麵食）會讓我們離目標越來越遠，因為此時我們必須盡可能的遠離這類食物，而這類食物我們可以用各式蔬菜取代，如生菜、茄子、青花菜、白花椰菜、高麗菜、捲葉羽衣甘藍、菜芽、甜菜根、番茄、密生西葫蘆、南瓜、甜椒、菊苣、白蘿蔔和胡蘿蔔等等。生菜可以做為基底蔬菜。我知道生菜沒什麼味道，但是你可以改變它。這值得一試，因為只要搭配各式的健康醬料，生菜就可以變得令人胃口大開。舉凡是一般的醋、陳年葡萄醋、蕃茄醋、覆盆莓醋、米醋、酒醋，和其它各種以橄欖油、亞麻子油和胡桃油為基底的自製油醋醬，都可以讓生菜更具風味。你也可以在沙拉裡加入許多有益健康的食物提升它的味道，如洋蔥、珠蔥、洋蔥粉、柳橙汁、番茄、核桃、亞麻子、小塊的鯷魚、草本香料、切成薄片的蘋果或橘子以及豌豆等等。超市中也有販售調味雞湯的綜合香料包，你可以利用它們來將沙拉提升到另一個新的境界。

有成千上萬的食譜能夠提升沙拉和其它蔬菜的風味。在本書最末，你就可以找到不少這類食譜，如法式青花醬，它是以青花菜、米醋、幾匙芥末和數瓣大蒜製成；或是來點芥末蒜蓉油醋醬，它是由陳年葡萄醋、少許橄欖油、數瓣大蒜、胡椒和少許草本香料混製而成。絕對令人吮指回味！

我建議你精益求精，將健康享用蔬菜的方式提升到更高的境界，每天打一杯蔬果汁即是一種方式。八十七歲的美國億萬富翁大衛・莫多克（David Murdock）就是每天一杯蔬果汁的忠實擁護者。任何可以讓他更長壽和健康的事他都會去做，所以他吃大量的水果和蔬菜，並飲用蔬果汁。他的母親在四十二歲時死於癌症，這促使他特別在意自己的健康。莫多克投入了五億美元的經費到研究中心，這所研究中心專門研究水果和蔬菜中有益健康的成分。此外，他還引進了沙拉日的概念，這是一個全國性的活動以提醒美國的高中青少年，世界上還有一種叫「蔬菜」的食物。更不用說，莫多克不吃紅肉或乳製品，他生活中的菜色主要是以富含油脂的魚類、豆類、堅果、大量蔬果和蔬果汁所組成。透過這樣的飲食方式，他想要「活到一百二十五歲」。[147]

貝利沃博士（Dr Beliveau）給予無免疫系統小鼠飲用的蔬果汁是最聲名遠播的蔬果汁。貝利沃是一位著名的研究學者，他專注於探討蔬菜、香料和菇類中具有抗癌效果的物質。貝利沃博士的實驗小鼠是無免疫系統的基因改造鼠，因此牠們非常容易得到癌症，因為初萌發的癌細胞是由免疫系統清除。接著，貝利沃博士將癌細胞注射到小鼠體內。相較於其它長出巨大腫瘤的小鼠（以人類來說，這些腫瘤的重量大概會有數公斤之重），被給予貝利沃博士綜合蔬果汁的小鼠出現癌症的時間晚許多，病程發展的速度也較為緩慢。名聞遐邇的貝利沃博士綜合蔬果汁配方如下：

一百公克的青花菜
一百公克的菜芽
一百公克的菠菜
一百公克的甜菜根
一百公克的珠蔥
一百公克的大蒜
一百公克的蔓越莓
一百公克的腰豆
一百公克的葡萄柚

二茶匙的薑黃粉搭配十毫升的亞麻子油

二點四公克的綠茶萃取物（相當於六杯綠茶）

二茶匙的黑胡椒

蔬果汁的做法相當簡單。上網搜尋「蔬果汁」，你可以找到成千上萬的網頁。在YouTube網頁上的搜尋列鍵入「蔬果汁」，你也可以找到好幾百段影片，教你如何製作各種蔬果汁。首先，你一定要把蔬菜徹底地洗淨，將它表面的細菌和農藥去除。想要打出一杯好喝的蔬果汁，你可以利用這些食材：兩根胡蘿蔔、半根茴香、三根芹菜、半條黃瓜、半顆密生西葫蘆、一顆甜菜根和幾小朵青花菜。將它們全部放入果汁機，攪打均勻後即可飲用。如你所見，你將會喝進大量的類黃酮素、維生素和礦物質。

摘要

蔬菜

- 是構成每一份健康飲食的基礎（和澱粉類食物相反，如麵包、馬鈴薯、米飯和麵食）。
- 降低得到各種癌症的風險。
- 降低發生老化相關疾病的風險（如黃斑部病變）。
- 十字花科綠葉蔬菜，如青花菜、羽衣甘藍、球芽甘藍、高麗菜和芝麻葉，可以降低得到心血管疾病的風險。

蔬菜汁

- 能夠顯著地抑制小鼠身上的腫瘤生長。
- 是增加蔬菜攝取量的好方法。

水果

水果對我們有幫助，但蔬菜的益處更大。比起吃水果，攝取蔬菜更重要。這就是為什麼蔬菜才是沙漏式飲食的基底，而水果則在蔬菜上方的位置。不過水果對健康有什麼好處？根據一項歷時六年半，約四萬名受試者參與的研究顯示，相較於水果攝取量落在最低四分位者（一個四分位表示四分之一或25%的受試者人數），攝取量落在最高四分位者的死亡率減少了21%。也就是說，此研究的研究人員將水果攝取量落在前25%的人，和水果攝取量落在最後25%的人一起比較。[148] 無數的研究結果指出，攝取充足水果的人比較不會生病，也比較長壽。

水果有益健康，因為它可以延緩老化。假如你食用大量的水果，你將會看起來比較年輕。因為水果中的某些物質會減緩皺紋形成的速度，並會抑制皮膚的「光老化」。光老化是陽光照射皮膚所造成的老化。水果中知名的抗皮膚老化物質就是鞣花酸（ellagic acid）。

覆盆莓、草莓、山桑子和石榴中特別含有鞣花酸，它藉由延緩結締組織老化來保持肌膚的年輕，使得肌膚更加柔嫩有彈性。鞣花酸也可以透過保護肌膚細胞的DNA來對抗陽光對肌膚的傷害，以及透過抑制蛋白酶來減緩皮膚老化。[149]

如同前面我們簡短提到的，蛋白酶是一種會分解皮膚裡膠原蛋白和彈性蛋白的蛋白質（所以皮膚會變得比較乾皺），而陽光就是活化蛋白酶的原因之一。你可以從該圖中看到，當皮膚受到陽光曝曬時，肌膚細胞受到鞣花酸保護者，其蛋白酶的生成量少了五倍。

水果不僅對皮膚好，它也對血管的健康有益。水果對皮膚和血管的療癒效果並非巧合。若說靈魂之窗是眼睛，那麼血管之窗就是皮膚。健康的皮膚通常意味著血管的狀態也很健康，這是因為組成皮膚和

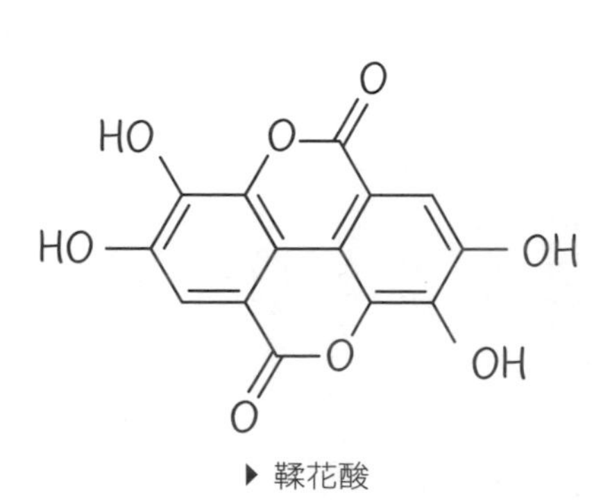

▶ 鞣花酸

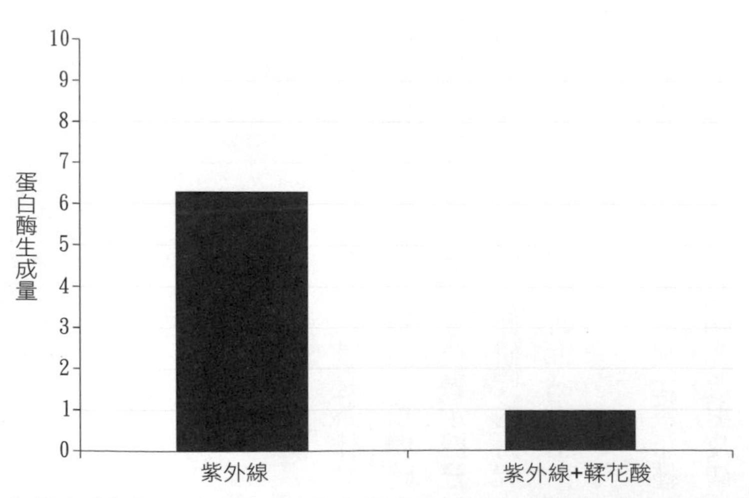

▶ 陽光（紫外線）活化了蛋白酶的生成量，這些蛋白酶會分解皮膚裡的膠原蛋白和彈性蛋白，因此皮膚就會變得比較不飽滿並形成皺紋。充足的鞣花酸可以大幅地降低蛋白酶的生成。資料來源：*Dietary compound ellagic acid alleviates skin wrinkle and inflammation induced by uv-b irradiation, Experimental Dermatology, 2010*

血管的元素相同：膠原蛋白和彈性蛋白。這個論點的看法是如果我們外在的皮膚又老又皺，那麼我們內在的血管也會又老又皺，因為皮膚和血管之中的膠原蛋白和彈性蛋白都會老化。

血管狀態和皮膚狀態之間的關聯性也可以解釋法蘭克氏徵象（Frank's sign）。法蘭克氏徵象是耳垂是有一個小小的凹陷。根據許多研究顯示，有這個徵象的人比較容易發生心肌梗塞，其機率比沒有者高出五倍。[150]

目前科學家尚不清楚為何有法蘭克氏徵象者會比較容易得到心血管疾病。某些學者提出了這樣的解釋：法蘭克氏徵象是一種肌膚上的皺紋，而具有法蘭克氏徵象者通常健康狀態都比較不好，所以他們的肌膚也會比較早出現皺紋。同樣的理論可以套用在血管上，因為它們的成分相同。跟皮膚一樣，狀態不好的血管非常容易受到傷害，受損處有可能會因此形成血栓，這會造成動脈硬化（導致這些人比較容易

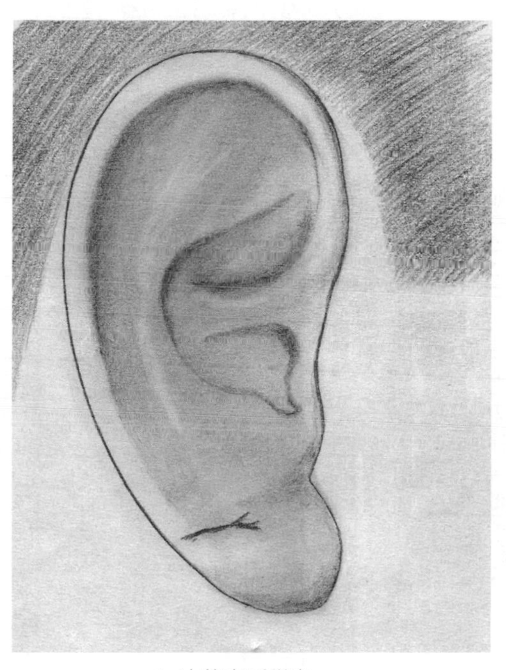

▶ 法蘭克氏徵象

發生心肌梗塞）。簡單地說，皮膚就是血管的一面鏡子，血管的狀態不好就會反映在皮膚上。可是必須聲明的是，並非每一個具有法蘭克氏徵象者都注定會發生心肌梗塞。

不論如何，我們的皮膚就是血管的一面明鏡，而它們之間的這層關係，也說明了為什麼水果不僅對皮膚好，同時還能降低得到心血管疾病的風險。以鮮榨果汁呈現的水果萃取物也具有相同的效果，它們能夠使血管長保青春。當我們年華老去時，我們的血管壁會變得比較硬和比較厚。實驗顯示，連續一年每天都喝一杯石榴汁的受試者，其內膜和中膜（血管壁的第二層內膜）的厚度變薄了30％；然而沒有喝石榴汁的受試者，其內膜和中膜的厚度卻增加了好幾個百分比。石榴汁也能夠降低90％的氧化態LDL（壞的膽固醇顆粒，它們會黏附在血管壁上，導致動脈硬化）和12％的血壓數值。以醫學的角度來說，這樣的成果非常引人矚目。[151]

水果也可以讓我們遠離其它老化相關的疾病，如皺紋和心血管疾病。水果也對西方國家的老化疾病「阿茲海默症」有所幫助。

阿茲海默症是一種腦細胞老化的疾病。凝集的蛋白質在數十載的光陰中漸漸地阻礙了腦細胞的功能，最後腦細胞就會因為嚴重受損而死亡。有些人會比較早得到這種疾病。當老年人（譬如七十幾歲）出現阿茲海默症的初期症狀時，醫生會將它稱作老年失智症。然而，任何人都會受到蛋白質凝集的影響。正如同所有老化疾病的通則：只要你活得夠久，我們都會得到阿茲海默症。統計數據證明了這一點，六十五歲開始，罹患阿茲海默症的風險就會以每五年的頻率倍增，所以八十五歲以上的人有半數都會得到阿茲海默症。

為了找出是否有任何物質能夠中止從輕微認知損傷到阿茲海默症的這段病程，研究人員檢測了無數的物質。這些物質主要是抗氧化劑，如維生素C、維生素E或β-胡蘿蔔素。研究結果顯示，這些抗氧化劑對阿茲海默症都沒有影響。即使是倍受讚揚的維生素E（早期的研究認為高劑量的維生素E對阿茲罕默症有幫助）也無法阻止或延緩從輕微認知損傷到阿茲海默症的這段病程。[152]

因此，研究人員決定以不同的方式治療阿茲海默症，而不再使用抗氧化劑。他們改成給受試者果汁，因為它們含有大量的類黃酮素。類黃酮素提供了一部分水果的亮麗色彩（草莓的紅、藍莓的藍、柳橙的橙）。類黃酮素對我們的好處遠大於你在超市買得到的那些抗氧化劑。類黃酮素常常被說成是抗氧化劑，但它們才是真正對我們身體好的物質，因為它們在我們體內運作的方式和抗氧化劑完全不同。身體往往會將類黃酮素視為弱毒物，並啟動身體本身的抗氧化系統。身體的抗氧化系統對抗自由基的能力遠比錠狀的抗氧化劑來得好。更何況實際上，錠狀的抗氧化劑還會削弱我們身體本身的抗氧化系統。

研究已經發現，相較於一週喝不到一次果汁者，一週至少喝三次果汁（或蔬菜汁——蔬菜也含有大量的類黃酮素）的人，其得到阿茲海默症的機會減少76%。一週只喝兩次果汁者，其得到阿茲海默症的機會只降低16%。這清楚地說明，唯有將特定的健康介入行為融入日常生活中，才可以發揮最大的作用力。

這則研究的結論是：果汁和蔬菜汁可能扮演延緩阿茲海默症發生的重要角色，特別是對這個疾病的高風險族群來說。這些成果或許會為預防阿茲海默症的方法開闢出一條康莊大道。

（*Fruit and vegetable juices and Alzheimer's disease, The American Journal of Medicine, 2006*）

無庸置疑地，當聽到喝果汁可以降低76%的阿茲海默症風險時，某些人會一邊搖頭，一邊說這個實驗一定是個小型且不嚴謹的研究。但是，這個研究發表在美國醫學期刊上——它是一份主流的醫學期刊，刊登在上面的研究，其流程都必須被仔細地審視。此外，這項研究的受試者人數超過一千八百人，且歷時十年。當然，我們必須謹慎地解釋這項研究成果，因為平常會喝現榨果汁的人，他們往往也比較少抽菸、多運動並食用較多的蔬菜等等。儘管研究人員考量到了這些「干擾因素」，但是他們不可能考量到所有潛在的干擾因素。話雖如此，但不論是果汁或其它生活型態因素，它們所傳達的信息都一樣：透過健康的生活型態，得到失智症的風險能夠大幅降低。更重要的是，其它無數探討水果和蔬果汁攝取量的研究已經顯示，它們可以降低失智症的風險；然而，在此同時，服用維生素和抗氧化劑等膳食補充劑卻沒有這樣的效果。[153] 這部分稍後我們將再行討論。

因為我們正在討論水果對大腦的正面幫助，所以我們一定要特別提到藍色和紅色的水果：草莓、覆盆莓、蔓越莓、藍莓、山桑子（桃金孃科莓果）和黑莓，它們含有花青素——一種類黃酮素，對神經細胞特別有幫助。花青素是天然的色素，它讓這些莓果擁有紅、藍色彩（花青素其實也提供了一部分秋葉的橘紅色調）。

其中藍莓和山桑子預防神經組織退化的能力特別好。[154] 神經細胞對老化非常敏感，因為它們需要代謝大量能量（腦部細胞使用的能量比身體的其它細胞多出十倍），而且它們必須用一輩子（我們出生以後，神經細胞幾乎不會

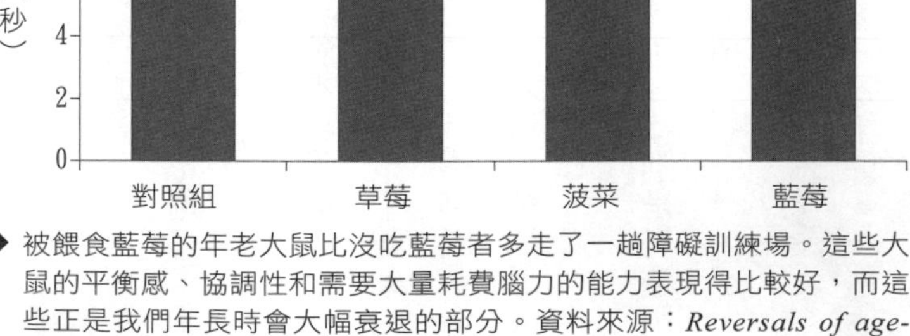

▶ 被餵食藍莓的年老大鼠比沒吃藍莓者多走了一趟障礙訓練場。這些大鼠的平衡感、協調性和需要大量耗費腦力的能力表現得比較好，而這些正是我們年長時會大幅衰退的部分。資料來源：*Reversals of age-related declines in neuronal signal transduction, cognitive, and motor behavioural defi cits with blueberry, spinach, or strawberry dietary supplementation, The Journal of Neuroscience, 1999*

再分裂）。年老的大鼠在被餵食兩個月含有藍莓萃取物的飲食後，其所有與記憶、平衡和動作協調性相關的測驗都表現得比較好。根據這項發表在神經科學期刊上的研究，食用藍莓的大鼠比較有活力，認知測驗的表現也比較好。

有趣的是，納粹時期英國飛行員在德國執行夜間轟炸任務時，都會被配給山桑子果醬。山桑子的深藍色是因為花青素，而花青素可以保護神經細胞和眼細胞。山桑子的外表和藍莓非常相似，只有將它們對切，你才能發現這兩種莓果的相異處：藍莓的果肉是綠色的，山桑子的果肉則是紫色的。這表示山桑子含有較多的紫色花青素，而研究也確實已經證實山桑子比藍莓更有益健康。

據某些科學家的說法，甚至是太空人也可以藉由飲用藍莓雞尾酒受益，它可以保護太空人遠離太空中高能量輻射的侵擾（太空人不斷地暴露在太空高劑量的宇宙輻射中，因為他們不再受到地球磁場的保護）。[136] 到火星的最大問題是，旅行期間要使太空人免於宇宙輻射的傷害非常困難，因為這段旅行會耗時數年。研究顯示，藍莓可以降低輻射線對細胞造成的傷害。相較於普通飲食的大鼠，暴露在高劑量輻射前，先被餵食兩個月藍莓的大鼠比較能夠抵禦輻射線的傷害。[155]

除了這些好處，花青素也有防癌的效果。莓果的萃取物能夠抑制八種不同人類癌細胞株的生長和增生。[156] 另一項研究中，大鼠被給予一種具有高致癌性的物質，然而飲食中含有5%特定品種黑莓者，其腫瘤數比飲食不含黑莓者少了54%。

肌膚與陽光

在這個章節，我們已經大量討論過水果對肌膚的影響，以及水果中的物質是如何保持肌膚健康和延緩肌膚老化。但這只是一半的故事。另一個造成肌膚（提早）老化的主因是陽光，陽光對肌膚老化的影響極為重要，所以讓我們來好好討論它。

每當醫生在檢視病患時（尤其是年長的病患），他們可以很清楚地看到陽光對肌膚造成的傷害。譬如以七十五歲的普通女性為例，這位女士臉部有大量的皺紋，而她的雙手則布滿肝斑、皺褶和褐色斑點。儘管如此，但如果在體檢過程中，你檢視沒有暴露在陽光下的肌膚如臀部，你會發現很大的不同。臀部肌膚在七十五年的歲月中幾乎不會曬到任何太陽，所以它白皙、光滑並幾乎沒有一絲皺紋。不過很顯然地，這塊肌膚並沒有完全地逃離時間的摧殘，它還是失去了一些彈性且變得比較薄，因為它的膠原蛋白和彈性蛋白的含量變少了。可是即便如此，當與臉部肌膚和手部肌膚相比時，這塊肌膚幾乎毫無皺紋，色素沉澱（如痣或肝斑）的狀況也少得多。當你比較這兩個部位的皮膚時，你可以清楚地明白陽光對皮膚的巨大影響力。

在皮膚科，你可以看到陽光對肌膚產生的其它影響。當我在做實習醫師時，偶爾我會遇到一些之前很崇尚陽光的人，他們熱愛古銅色肌膚，並願意花整個假期的時間躺在陽光下，或是渴望到戶外捕捉每一道陽光。當他們六、七十歲時，他們的皮膚看起來就像是一個災區，布滿皺紋、痣、肝斑和疙瘩——實際上它是小顆的基底細胞癌，在皮膚科我們只能用液態氮冷凍治療這些基底細胞癌。基底細胞癌是一種皮膚癌，但它的危險性遠比黑色素瘤低，因為基底細胞癌很少轉移。

左圖兩張極端的圖片說明了陽光對皮膚的災難性影響，陽光會加速皮膚老化。這很諷刺，因為許多人都認為古銅色的肌膚才是健康，或者至少會讓他們看起來比較健康。但就生化的觀點而言，古銅膚色是分子的大災難。皮膚變黑是皮膚細胞避免ＤＮＡ受到陽光輻射傷害的防禦機制。

當你躺在海邊沐浴在陽光中享受著應得的假期時，你皮膚細胞中數十億的ＤＮＡ片段正受到破壞。

這是因為陽光裡含有大量能量的緣故，陽光由紫外線（UV light）構成。當紫外線的光束打中皮膚細胞裡的DNA細胞時，會發生一個化學反應產生「胸腺嘧啶二聚體」（thymine dimers），這就是科學家說的突變。

胸腺嘧啶是DNA的小分子或小片段（這樣的DNA片段我們叫做「鹼基」），而這些片段或鹼基形

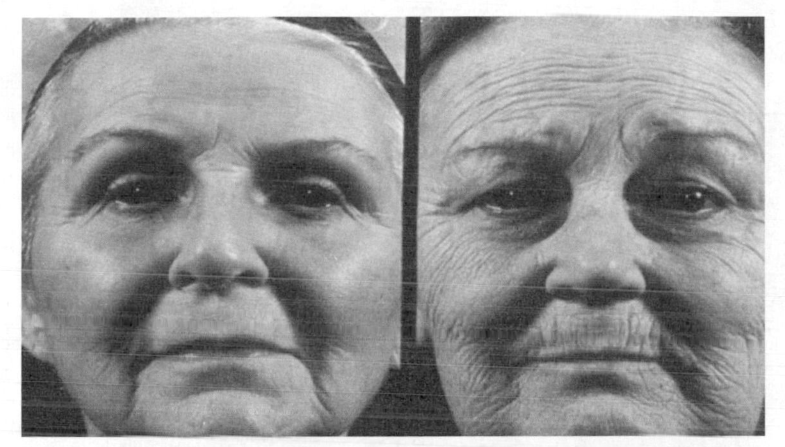

▶ 兩位71歲的女性。左手邊的女士曬日光浴的頻率比右手邊的女士低許多。圖片來源：曼徹斯頓大學的格里菲斯（*C.E.M. Griffiths*）教授提供。

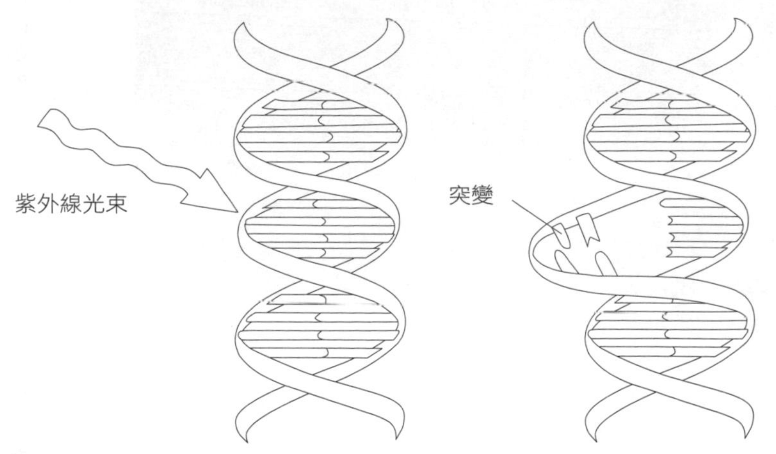

▶ 陽光（紫外線）破壞皮膚細胞中的DNA。高能量的紫外光打斷了一階的DNA階，並將胸腺嘧啶兩兩相連，這改變了DNA鏈的結構，而該變形就稱之為突變。

成了DNA階的階梯。一般來說，胸腺嘧啶永遠都是跟另一種叫做腺嘌呤的鹼基相連。一個胸腺嘧啶和一個腺嘌呤分子會共同形成DNA階的一階。

當紫外線光束擊中胸腺嘧啶分子時，它和腺嘌呤分子之間的鍵結會斷裂，因此該級階梯會斷成兩

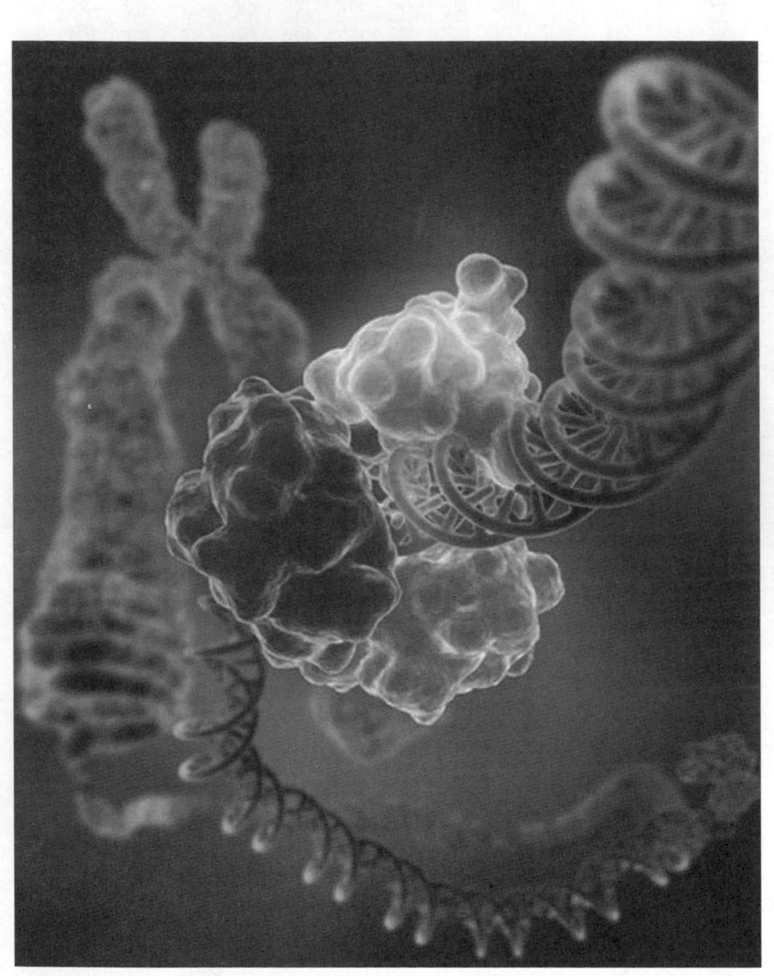

▶ 一顆包覆住受損DNA鏈的蛋白質正在修復DNA。

半。接著，胸腺嘧啶會和鄰近的胸腺嘧啶接在一起，形成了「胸腺嘧啶二聚體」。這將破壞DNA的結構，稱之為突變。在陽光下坐幾個小時，你數十億個皮膚細胞中就會產生數十億個胸腺嘧啶二聚體。

皮膚細胞會對這類的DNA損傷做出回應，以保護它們自己遠離陽光的傷害。每一顆皮膚細胞透過在細胞核上方撐起一把黑色素顆粒做成的傘，來保護自己細胞核中的DNA。這把傘雖然不能幫細胞核擋雨，但可以幫它擋紫外線。黑色素顆粒是一種黑色的物質，當數十億的皮膚細胞都在自己的細胞核周邊建立起黑色素顆粒構成的防禦網後，皮膚的整體顏色就會變黑，這就是我們所說的曬黑。因此，你會曬出小麥膚色是因為皮膚細胞裡的DNA正因陽光產生突變。

這對我們並不好。細胞核周圍形成的黑色素防護罩，只是一種避免DNA再度受到進一步破壞的防禦機制。但是，大量的傷害已經造成，數十億的胸腺嘧啶二聚體已經形成。幸運的是，大部分這些突變的DNA都可以被特殊的蛋白質修復——這類蛋白質會快速趕到DNA受損處，並檢修DNA的突變處。沒錯，大多數的突變可以修復，但是並非全部。

因此，皮膚細胞裡的DNA不會完全被復原，因為自然界中沒有十全十美的事。胸腺嘧啶二聚體的故事說明了為何皮膚會有記憶：每一次暴露在陽光下都會造成我們DNA的突變，其中大多數（但非全部）DNA都會被修復。長期下來，這類損傷會導致皮膚老化，甚至是皮膚癌。事實上，研究已經顯示，孩童只要曾經在幼年經歷過三次曬傷，其年長後得到皮膚癌的機會就會增加四倍。[157] 皮膚永遠不會忘記。有一種疾病的成因，就是由於陽光對皮膚細胞裡的DNA造成的突變未完全被修復所致。這種疾病叫做著色性乾皮症（xeroderma pigmentosum）。這種疾病的患者，每次都無法修復曬太陽後所產生的DNA損傷。這些人從年輕時皮膚上就會出現腫瘤和損傷，並且他們的肌膚會隨著皺紋、色素斑和痣的出現而快速老化。如果你覺得你夠勇敢，請上網搜尋「著色性乾皮症」，你會看到一些驚人的畫面。對大多數喜歡在海邊曬太陽的人來說，這個疾病是ＤＮＡ因陽光受損卻無法完整修復的好例子。

簡單地說，陽光是皮膚老化和皺摺的主因。這正是為什麼食用大量的水果只是故事的一部分，還有為什麼每一位皮膚科醫師都會強調防曬的重要性。所以別忘了塗抹防曬乳液和配戴寬帽簷的帽子。雖然我們需要陽光來製造維生素Ｄ，但是我們也能夠以補充劑的形式獲得維生素Ｄ。稍後將再討論這個部分。

水果真的有益健康嗎？

無數的研究已經顯示，食用水果有益肌膚、血管和腦部的健康，甚至還有助於延年益壽。儘管有這些來自醫師和科學家的科學性觀點和建議，但我仍太常遇到不知從哪兒聽說食用水果有害健康的患者。他們說水果的「糖分太高」，或是它會導致「食物過敏」或「食物不耐症」。甚至就連提供食物不耐症測試的公司，其報告都意外地呈現出人們對各種水果過敏或耐受性不佳。我覺得這是一個很危險的趨勢，因為即使是教學醫院的專科實驗室，也很難判定出某種過敏症和不耐症。甚至就連過敏症或不耐症的生物特性（出現大量的免疫球蛋白Ｅ抗體（ＩｇＥ，會產生過敏症）或ＩｇＧ抗體（會產生不耐症））對抗如花粉、塵蟎或奇異果）也不一定表示你對花粉、塵蟎或奇異果過敏或不耐，有許多血液中存在大量對抗花粉和塵蟎抗體的人也沒出現任何過敏症。因此一間專業度不足的實驗室會宣稱，它的檢測能夠判斷你是否對一顆柳丁或一根香蕉過敏或不耐。常有人被誤判對各式水果過敏或不耐，以至於他們很少吃水果，或甚至是不吃，他們可能一輩子都如此，這當然不是件好事。此外非常諷刺的是，食用水果竟然對過敏症有幫助。一項由一千五百名氣喘者參與的研究指出，一週只要吃兩顆蘋果就可以降低32％的氣喘發作風險。158

其次，還有另一個迷思：水果對我們無益，因為它「含有大量的糖」，不過水果卻是低升糖指數的食物。大多數的水果不會造成血糖的快速上升，即使是香甜杏桃的升糖指數也才只有15（葡萄糖的升糖指數是100）。這是因為水果中的糖被包覆在纖維素裡，纖維素延緩了糖分釋放到血液中的速度，這意味著胰島素和類胰島素生長因子的濃度幾乎不會出現起伏。這和蛋糕的例子恰好相反，由於蛋糕幾乎不含任何纖維素，因此它會讓胰島素快速地上升。此外，除了纖維素，水果也含有數千種具有療效的植化素，它們是蛋糕裡找不到的健康物質，如類黃酮素、鞣花酸、香豆素（coumarins）、萜類（terpens）、吲哚類（indoles）等等。

接下來，錯誤的觀念還有：「食用水果前你必須去皮，因為它們的皮充滿農藥。」不要將水果去皮！有非常多有益健康的物質都在果皮之中。當然大部分的水果都有施灑農藥，但是你可以透過充分沖洗和擦乾水果的動作將農藥去除。或許還會有微量的農藥殘留，不過它的影響已遠不及果皮中富含的纖維素和類黃酮素。再者，軟質的水果如草莓、覆盆莓或山桑子是無法去皮的。

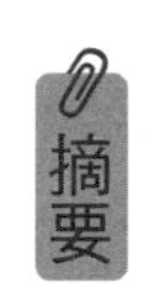

摘要

每天攝取充分的水果能夠：

- 降低平均死亡率。
- 抑制肌膚老化（主要是紅色和藍色水果，如草莓、覆盆莓、石榴和山桑子）。
- 保持血管的健康。
- 降低得到阿茲海默症和其它認知退化症的風險（主要是藍色的水果，如山桑子、黑莓和桃金孃科莓果）。

每天至少喝一杯鮮榨果汁。為了避免血糖快速升高，你可以：

- 在果汁中加入纖維素。
- 添加蔬菜（它的含糖量比水果低）。

不要將水果去皮，但要徹底洗淨擦乾。

下列方式可以抑制皺紋的形成：

內守

- 食用大量水果，尤其是紅色和藍色水果。
- 每天飲用鮮榨果汁。
- 飲用綠茶和白茶。
- 限制你乳製品、紅肉和糖分的攝取量。
- 戒菸。

外攻

- 每兩小時塗抹一次防曬乳，防曬係數（SPF）至少要達30。
- 戴寬帽簷的帽子。
- 每天都要塗抹具有防曬係數的日霜，防曬係數（SPF）至少要達15。

● 如果你真的想要擁有古銅色肌膚，那麼請使用助曬乳液。

第3層：魚類、禽肉、蛋類、乳酪、豆腐和素肉

速食（漢堡、披薩、熱狗、零食）
紅肉（豬肉、牛肉、羊肉、馬肉）
油炸食物
代換成⬅
富含油脂的魚類（鮭魚、鯖魚、鯡魚、鯷魚、沙丁魚）、禽肉（雞肉、火雞肉）、蛋類、乳酪、豆腐、素肉

富含油脂的魚類和禽肉

和我們在蛋白質那一章看到的一樣，過量的肉類會增加癌症、骨質疏鬆症、促進老化和心臟疾病。儘管如此，沒有必要因此不吃肉，因為肉類含有不少重要的營養素，如鋅、鐵、維生素B12、肌酸和肌肽，因此，少量的食用肉類對我們有幫助。每天你吃的肉類份量，不要超過你大拇指和食指指尖圈起的

圓圈大小。試著不要吃紅肉，如豬肉、牛肉或羊肉，它們會增加得到癌症、心血管疾病和糖尿病的風險；食用容易消化的白肉（如禽肉）和更好的「富含油脂的魚類」——它富含omega-3脂肪酸。一項由十二萬名受試者參與的研究顯示，每將一份紅肉以禽肉取代，可以下降14%的死亡率。[159]

人們常常以為他們需要肉類是為了獲得足夠的蛋白質。總是有人告訴我們，肉類可以使我們變得更強壯和健康。但是可以肯定的是，大象和長頸鹿既龐大又強壯，而且牠們從不吃肉。牠們由植物獲取蛋白質，人類也應該這樣。蔬菜和豆科植物裡有滿滿的蛋白質，對我們而言，這些蛋白質比動物性的蛋白質還好，因為它們建構蛋白質的胺基酸—甲硫胺酸—含量比較少。當討論到豆科植物，我們會說較低的甲硫胺酸攝取量可以降低蛋白質的生成量，而這樣會使得實驗動物活得更久。植物性蛋白質也含有較少的含硫胺基酸，含硫胺基酸會酸化血液。為了對抗酸化反應，碳酸鈣會由骨骼中釋出，這會削弱骨骼的強度，並增加罹患骨質疏鬆的風險。隨著時間推移，相較於主要攝取植物性蛋白質者，食用大量動物性蛋白質者，會發現他們骨頭的受損速度比較快。

另一個植物性蛋白質比動物性蛋白質好的理由是，和肉

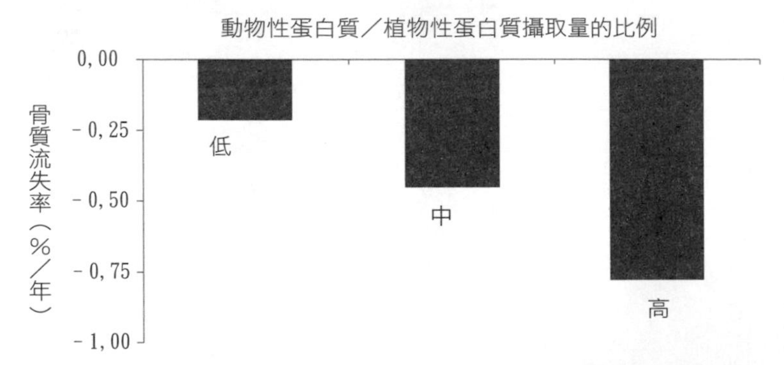

▶ 食用少量動物性蛋白質和大量植物性蛋白質者（左側長條圖）每年流失的骨質量遠低於食用大量動物蛋白質和少量植物性蛋白質者（右側長條圖）。資料來源：*A high ratio of dietary animal to vegetable protein increases the rate of bone loss and the risk of fracture in postmenopausal women, American Journal of Clinical Nutrition, 2001*

類蛋白質不同，植物中的蛋白質，不會被不健康的油脂環繞，如促發炎的omega-6脂肪酸。

肉類的替代品五花八門，它們含有植物性的蛋白質如豆腐（大豆製成）、豆科植物、素肉（真菌製成）等，當然，也別忘了還有蔬菜，如青花菜。總之，減少肉類的攝取量不表示你會缺乏蛋白質。然而，最好少量的攝取禽肉和魚類，因為它們含有某些我們需要的獨特營養素。在這方面我們必須點出，今天我們所吃的肉類（和其它動物性產品，如蛋）和五十年前並不相同。

過去，牛放牧在草原中，而雞則採自由放養。此刻，牛和雞都被關在大型養殖場，牠們被餵食玉米、小麥和綜合的牛飼料。對我們來說，攝取以這種方式養殖出來的雞與牛並不健康。研究已經顯示，攝取非放牧牛牛肉者，其體內促發炎的omega-6脂肪酸含量比omega-3脂肪酸含量高出十五至四十倍。[160] 在理想的狀態下，omega-6和omega-3脂肪酸的比值應該低於四比一。同樣的結果也出現在雞和其雞蛋上。一篇發表在新英格蘭醫學期刊上的研究指出，玉米餵養的雞隻，其雞蛋中的omega-6脂肪酸含量比omega-3脂肪酸高出二十倍，[161] 而自由放牧的雞隻其比值則是一比一。

最重要的是，為了預防感染，牛、豬和雞隻都會被投予抗生素。對我們的身體而言，這也是有害的，只不過它是以一種不同的間接方式傷害我們，而當中雞隻的情況特別令人擔憂。因為雞隻會被給予預防性的抗生素，這使得雞隻身上出現了具有超級抗藥性的細菌，最後這個細菌成為我們的盤中食，然後被我們吃進肚裡。今日，醫師愈來愈無法有效的利用抗生素殺死特定的細菌——革蘭氏陰性菌。這類細菌大多寄生在雞隻的皮膚上和人類的腸道中，而某種具有超級抗藥性的革蘭氏陰性菌已經出現在那些大量給予雞隻抗生素的養殖場。如果這種狀況持續進行，不消多久，醫師就只能開立具有高毒性的抗生素對抗因革蘭氏陰性菌引起的感染。在某些情況下，這些抗生素甚至毫無用武之地。現在愈來愈常見到患者死於由具有超級抗藥性細菌所引發的感染，因為儘管是二十一世紀最強大的抗生素也無法殺死這些細菌。

遺憾的是，研究發現所有投予預防性抗生素的行為都是多此一舉。其實，只要讓小豬待在母豬身邊的時間長一點，其抵抗感染的能力就跟被投予抗生素的小豬一樣。[162] 如果小豬待在母豬的身邊久一點，牠們的免疫系統會發育得比較好。不過目前的畜養模式，都會盡快地將小豬帶離母豬身邊，以便盡快養胖小豬。

一言以蔽之，此刻我們所吃的肉和過去大不相同，這類狀況也同樣出現在蛋類和乳製品上。我建議多吃有機肉類和蛋類。有機產品使用的動物都被放養在自然的環境中——如草原上，並擁有適當的生長空間和時間。

摘要

植物性蛋白質的特性和動物性蛋白質不同，下列為植物性蛋白質的特性：

- 它們的含硫胺基酸含量較低，這類胺基酸會酸化血液。
- 它們的甲硫胺酸含量較低，該胺基酸會刺激蛋白質生成。
- 它們可以降低罹患骨質疏鬆症的風險。
- 它們為我們提供了許多其它的健康益處，因為它們存在於蔬菜、豆科植物和其它富含營養的食物來源中。

雞和牛不再是放牧飼養，因此其肉和蛋的omega-6脂肪酸（促進發炎反應）含量比omega-3脂肪酸（降低發炎反應）高。

有機的肉類和蛋品所使用的動物都生長在比較天然的環境中。

蛋和乳酪

我們常常會說蛋對我們不好，因為它們含有太多的膽固醇。這是事實，一顆蛋的確含有不少膽固醇，但是研究指出，我們身體的膽固醇含量並不會因為每週吃幾顆蛋就明顯上升。這樣的結果並不令人意外，因為我們體內多數的膽固醇都是身體自己製造的，因此體內膽固醇含量的高低和我們吃進多少富含膽固醇的食物沒太大的關係，我們的身體會自行調節體內膽固醇的含量。再者，如果蛋會增加膽固醇的含量，那也不見得是一件壞事。與大眾的認知相反，高膽固醇不一定是一件壞事。事實上，儘管那些人造奶油、乳酪或洋芋片的「膽固醇含量低」，可是它們對心血管疾病也沒什麼幫助。許多人膽固醇的數值高，卻沒有得到心血管疾病的風險（如以色列，該處虔誠的猶太人大多以富含omega-6脂肪酸的人造奶油取代奶油），卻反而深受心血管疾病之苦。除非你患有膽固醇含量濾增的罕見遺傳性疾病，否則你不必在意膽固醇的總量，而是要注意膽固醇在血液中經歷的變化：假如血液中的高血糖糖化了膽固醇，膽固醇就會變得比較具有黏性，這使得血管中的膽固醇比較容易黏附在血管壁上，因而導致動脈硬化。抑或是，如果我們的蔬果攝取量不足，膽固醇就容易被氧化，然後變得具有黏性，造成相同的後果。所以膽固醇的含量不是什麼大問題，膽固醇在血液中發生的變化才是關鍵。

我就長話短說：你可以吃蛋，但要適量。[163] 一項由十二萬名受試者參與的大型研究證明，即使每天吃一顆蛋，發生心肌梗塞或中風的風險也不會比較大。儘管如此，但是糖尿病患每天吃一顆蛋卻會增加這方面的風險。為了保險起見，不要吃過多的蛋：一週吃幾顆蛋就足夠了。如果你是一位年過五十的男性，我甚至會建議你一週吃一到兩顆蛋就好，因為超過五十歲的男性一週吃超過二點五顆蛋會增加罹患攝護腺癌的風險。此外，最好吃水煮蛋或荷包蛋，而不要吃煎蛋餅。因為當你在煎蛋餅時，你會在鍋中將蛋黃打散，這會使得蛋黃中的膽固醇接觸到氧氣，並產生較多的氧化膽固醇，對健康比較不好。

那麼乳酪呢？我們還沒有聽過乳製品（如牛乳和優格）對健康有任何好處，不過乳酪是個例外。研究顯示，並非所有的乳製品都一樣，儘管乳酪含有大量的飽和脂肪，但乳酪卻可以降低心肌梗塞的風險，而牛乳和優格則毫無作用。另一個值得食用乳酪的理由是，它是維生素K2或甲萘醌類（menaquinone）的主要來源。[164] 維生素K2是有利心血管健康的物質。

這就是為什麼乳酪會成為沙漏式飲食中唯一推薦的乳製品。對想要偶爾食用（全穀類）麵包的人來說，乳酪是個美好的食物。我們可以用乳酪取代麵包上的肉。有趣的是，住在藍區（Blue Zone意即平均壽命較長之地區，日本、薩丁尼島或哥斯大黎加等地常有大量的百年人瑞——有時其人數甚至比其它地區還高出五倍）的百年人瑞雖然通常都只吃少量的肉類，可是他們確實都會食用乳酪，如美味的山羊乳酪。

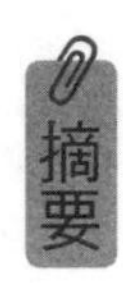

摘要

對多數的人而言，高膽固醇對心血管疾病的影響並沒有那麼大，因為：

- 我們體內的膽固醇，大多是身體自己製造。
- 膽固醇在血液中發生的變化更為重要。
- 糖化的膽固醇（大量攝取糖分或糖尿病所造成）會變得比較黏。
- 氧化的膽固醇（缺乏來自水果、蔬菜和綠茶中的類黃酮素所致）會變得比較黏。

每週吃幾顆蛋並不會影響血液中膽固醇的含量。

乳酪含有飽和脂肪，但是它不會增加心血管疾病的風險。

雖然乳酪是由牛奶製成，但是我們還是可以食用它，因為：

- 乳酪是由超消化牛乳製成（該牛奶已經被加入的消化酵素和細菌分解，進而轉變為乳酪）。
- 乳酪是重要的維生素K2（甲萘醌類）來源。
- 乳酪含有可以保持腸道健康的細菌（益生菌，特別是陳年乳酪）。

油炸食物和速食（漢堡、熱狗、披薩、千層麵等等）

每一個人都知道速食和油炸食物對我們不好——這個觀念很正確。第一，它們含有反式脂肪。主要就是因為這些「非天然」的反式脂肪讓身體不知道該如何利用它們，因此它們在血管、腦部和脂肪細胞中聚集成團。不僅如此，速食和油炸食物會使血糖升高，導致得到糖尿病、心血管疾病和癌症的風險提升。這些食物不但會造成血糖快速飆升，此外它們也含有許多磷酸鹽，如我們前面所提，磷酸鹽會加速老化。再者，油炸食物和速食幾乎沒有任何礦物質和維生素，更別說類黃酮素和其它有益健康的植化素。換句話說，它們是偽食物，由於它們還有大量的糖分、油脂和鹽分，因此這喚醒了腦部對這些物質的原始渴望，也就是因為這樣，這類食物會使人愉悅並成癮。我們祖先所生長的非洲大草原中，很少會見到純糖和油脂這些食物，所以我們祖先的肚子裡不會塞滿這些令人上癮的美味食物。可是，今日，我們被這類食物所環繞，並因過量攝取它們衍生出許多健康問題。食物製造商和這個現象脫離不了關係，因為他們不斷地設計出以大量糖、油脂和鹽製成的食物，這些食物讓人變得「重口味」，這造就了巨無霸漢堡或大華堡，當然，還有薯條或其它油炸的食物。即使是健康的食物，在丟入油鍋之後，它們也會變得不健康。就以非油炸魚和心衰竭之間的相關性為例——心衰竭通常是心肌梗塞所引起，發生過心肌梗塞的患者必須帶著受損的心臟繼續過日子，而通常在發生心肌梗塞後四到五年，大多數的人就會死於心衰竭——研究結果看起來，每週吃五次魚可以降低30％發生心衰竭的機會。話雖如此，但如果將魚以油炸的方式烹調，發生心衰竭的機會就會至少增加48％，即便只是每週吃一份油炸的魚類。[165]

當然，所有速食和油炸食物都很美味。一般來說，不論有沒有搭配香腸或是漢堡，英國人無法一週不吃炸魚薯條。或許看起來要把這些食物拋諸腦後很困難，但是請記住，我常聽到有一段時間沒吃速食的人說，當他們又去吃炸物或是速食餐廳時，他們發現這些油炸食物很難消化。這些食物沉甸甸地壓在他們的胃中，他們無法好好入眠，隔天他們會精神不濟、臉色蒼白或情緒暴躁他們的身體不再想要消化如此不健康的食物。這很好，因為它幾乎可以確保人們不會再次將速食做為常態性的飲食。

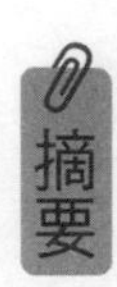

摘要

油炸食物和速食：

- 含有反式脂肪，它們會在體內各處聚集成團，導致動脈硬化和微發炎。
- 造成血糖和胰島素快速上升。
- 含有磷酸鹽，它會加速老化的進行。
- 幾乎不含任何類黃酮素、維生素、礦物質或其它營養素。
- 會令人上癮，因為它們的成分使然（油脂、糖和鹽）。
- 含有大量的熱量。

如果你油炸食物，即使是健康的食物也會變得不健康。

第❹層：黑巧克力、堅果、大豆製甜品和大豆製優格

甜食（餅乾、派塔、糖果棒、冰淇淋）
代換成⬅
黑巧克力、堅果、大豆製甜品和大豆製優格

關於甜食

人類似乎時時刻刻都飢腸轆轆，一天三餐還不夠，他們喜歡用各式各樣的零食增加進食的次數，譬如四點鐘的零嘴和午夜的宵夜。這些零食悄悄地成為你飲食的一部分，並默默地大幅增加你攝取的總熱量。快速吞下三塊瑪德琳蛋糕（當你仍緊盯著電視機時，它可能只需要花一分鐘的時間）將至少增加四百大卡的額外熱量，這對一天需要二千大卡的人來說佔了很大的一部分。一塊果仁糖含有一百二十大卡的熱量，一天吃四塊果仁糖，你就已經攝取了每日所需熱量的四分之一。

這些零食不僅是熱量炸彈，它們也非常容易讓人上癮。每當你吃甜食，零食裡的糖幾乎馬上就會進

入到血液中（因為它幾乎不含任何纖維素，或其它有助於減緩糖被吸收進血液的物質）。快速上升的血糖會給你一種糖快感（sugar rush）：你覺得又飽又滿足，並活力充沛。但有上就有下（除非它已經脫離了地心引力的掌控），血糖上升之後接著會出現糖低潮（sugar dip）：血糖迅速下降。這是因為胰島素的含量也會隨著血糖增加，並促使身體中的細胞吸收這些血糖，尤其是肝臟、肌肉和脂肪細胞這些儲存糖分的地方，而這導致血液中的糖分消失了，因此你血液中的血糖來得快，去得也快。很多人就是因為這樣出現了戒斷症狀——他們會覺得頭重腳輕、虛弱無力或疲憊不已，他們還會有專注力方面的問題，並會突然覺得飢餓難耐或非常想「吃些甜食」。某些人甚至會出現抖腳和盜汗的症狀，這些都是戒斷症狀。畢竟，糖會使人上癮。科學研究已經證實糖跟海洛因一樣，它會影響腦內啡系統，腦內啡是會讓我們感到開心的物質（吸毒者會注射海洛因，就是因為海洛因會刺激腦內啡系統）。糖確實會導致戒斷症狀，就跟海洛因或是其它任何藥物一樣，這就是為什麼有一些心理醫師會想要將糖列在ＤＳＭ中，將之歸類為會使人成癮的物質的原因（ＤＳＭ—心理疾病的診斷與統計手冊，Diagnostic and Statistical Manual of Mental Diseases），它是心理醫師的聖經，它也涵蓋了各種成癮症的相關訊息。但是「糖癮症」這個名詞可能永遠都不會出現在ＤＳＭ上，因為仍有許多食物富含醣類，而人類每天都需要以食維生，這和藥物不同——如海洛因或古柯鹼。

儘管如此，這並不會改變甜食會使人成癮的事實。如果你連續幾天，每天都在下午四點吃兩片美味的杏仁餅乾，不用幾天，多數的人就會在下午四點時出現非常想吃杏仁餅乾這類食物的衝動。這並不是真正的飢餓感，而是對高糖食物成癮的症狀。你必須要明白這種對甜食的衝動並非是「真正的」飢餓感，它只不過是一種戒斷症狀。真正的飢餓感是你的喉部會產生一種渴望吃任何食物的感覺，而這個食物並不一定要是甜的。可是現在，許多人經歷的飢餓感都是因為渴望甜食所產生的戒斷症狀。這樣的

「偽飢餓感」並非是你喉部所產生的感覺，它是你強烈渴望甜食的衝動所造成，它還會伴隨著其它的戒斷症狀，如暈眩、疲倦、雙腳顫抖、神經質、專注力障礙或盜汗等等。

糖會使人上癮的事實，讓人更難以戒斷甜食。跟處理其它的成癮症相同，唯一屏除這個習慣的方法是：要一次徹底地中止它。連續十天都不要吃任何甜食，接著你每天想要吃甜食的衝動就會消失。當然，剛開始的頭幾天最令人難捱。為了撐過那幾天，你必須確認你家裡找不到任何的甜食，如此一來，在你餓和極度渴望甜食的時候，你就不會受到甜食的誘惑。所以丟掉所有的餅乾、巧克力、派塔、糖果以及洋芋片和其它不健康的食物（洋芋片中有超過50％的成分都是碳水化合物，而「健康的」無脂洋芋片中的碳水化合物含量更是高達80％）。一旦這些甜食都從你的家中消失，你就只能吃健康的點心。在這個時間點，你不必再跟甜食的誘惑打仗，只需要專心的熬過眼前想吃甜食的這股衝動就好。如果與你同住的人不想要將甜食逐出家門（因為他們仍想要享受甜食），那麼請確保他們有將甜食鎖在櫥櫃，並且不要讓你拿到鑰匙。

接下來會發生什麼事呢？可能下午四點你會覺得肚子餓。有什麼健康又美味的點心能夠給你果腹？這些點心位在沙漏式飲食中的第四層。這是因為這些點心當中，有許多都在健康的飲食裡佔有一席之地，如堅果（核桃、榛果或杏仁）和黑巧克力。或是，你可以吃一碗燕麥粥、大豆製優格或大豆製甜品。當然，你也可以將這些食物搭配水果或果乾一起享用。比方說，我四點鐘的點心就是一碗搭配蘋果丁的燕麥粥，有時候我則會吃一顆蘋果搭配一塊黑巧克力。真好吃！（想想看，過去我甚至不喜歡吃黑巧克力。）

這裡還有一些其它的食物也可以做為理想的下午點心：

- 一串葡萄和一顆桃子。

- 黑巧克力搭配草莓。
- 少許核桃搭配藍莓。
- 帶有核桃碎粒的焦糖口味大豆甜點，並灑上一湯匙的亞麻子（富含omega-3脂肪酸）。
- 一顆酪梨（只要將它對切，你就可以用湯匙挖出它的果肉。在果肉上灑上一點橄欖油、鹽和胡椒）。
- 果乾和堅果。
- 橄欖和羊乳酪。
- 小番茄、白花椰菜和青花菜，搭配鷹嘴豆醬（鷹嘴豆泥佐橄欖油、鹽和大蒜製成）、青醬（橄欖油、羅勒、堅果和乳酪製成）或酪梨醬（以酪梨為基底的沾醬）。這些沾醬你在超市都可以買得到。

用這些健康點心取代甜食的頭幾天，人們會出現戒斷症狀。不過在此之後，他們的身體會適應這些健康的食物。因此，他們會再次體會到真正的飢餓感，而非偽飢餓感（偽飢餓感會有吃甜食的衝動、暈眩和顫抖等症狀）。其次，他們的味蕾會出現變化，他們對「甜味」的感受會大不相同。在你戒斷甜食的初期，葡萄和草莓嚐起來「索然無味」，特別是相較於巧克力或一片蛋糕。不過，幾天之後，你的味蕾會出現變化，葡萄、草莓和其它水果嚐起來會變得比較甜。過一陣子，許多人會發現蛋糕或派塔太甜，某些人甚至會覺得它們「很難吃」，因為它們太過甜膩。你會更敏銳的品嚐到水果和其它食物中的微妙滋味。我必須說：試著做做看，你會對你身體的適應力大感驚奇，這些變化會反映在你每日的午後暈眩感消失，或是你味覺的改變上。

摘要

零食會大幅地增加每日攝入的熱量。

甜食很容易讓人上癮，並引發戒斷症狀（偽飢餓感），如：

- 強烈想吃甜食的衝動。
- 疲倦。
- 專注力障礙。
- 盜汗。
- 雙腳顫抖或無力。

這些戒斷症狀常被誤認為是真實的飢餓感。但是真正飢餓感的徵象是：

- 一種正常（非強烈的）對食物（非甜食）的渴望。
- 一種沒有戒斷症狀的感受（見上文）。
- 一種由喉部傳遞出的「味覺」。

征服每天渴望吃甜食衝動的唯一方法是：

- 徹底戒斷：丟棄所有甜食，將它們逐出家門（餅乾、蛋糕、冰淇淋和洋芋片），並以健康的午後點心取代它們，如：
  - ■（加熱的）燕麥粥。

■水果（乾），如葡萄、桃子、草莓、藍莓、蘋果等等。
■大豆製甜品或大豆製優格。
■黑巧克力。
■堅果。
■將橄欖、乳酪、酪梨、小番茄、白花椰菜、青花菜搭配辣椒粉單獨食用，或是將它們佐以鷹嘴豆沾醬和其它沾醬享用。

一段時間後，戒斷症狀（或偽飢餓感）就會消失，而你的味覺也會改變（水果會再次變得香甜）。

黑巧克力

黑巧克力是可可含量超過70%的巧克力。這種巧克力具有獨特的功效，因為它含有大量的某種類黃酮素。正如我們先前看到的，類黃酮素會出現在水果（它們讓水果呈現亮麗色彩）和綠茶中。可可的類黃酮素含量甚至比綠茶還高（且功效更強大）。黑巧克力對心血管系統有益，它可以降低血壓，並讓血小板比較不具黏性。[166-167] 此外，黑巧克力所引發的胰島素反應比較好，這表示身體可以用比較好的方式處理並儲存血糖，因此血糖只會短暫的停留在血液中，它也就沒有機會跑到各個組織中，造成組織的壞損，如眼睛、腦部、腎臟或血管壁。研究已經顯示，前期糖尿病患者（患者的血糖值失控，但是還並未達到真正糖尿病的程度）在連續十五天每天吃一塊黑巧克力後，其胰島素反應是過去的兩倍強。其次，他們的舒張壓下降了將近五個毫米汞柱，這樣的成果比許多降血壓藥物的效果還好，尤其是很多時候想要降低患有前期糖尿病患者的血壓是很困難的。

不僅如此，黑巧克力對健康還有更多的幫助，尤其是它的主要成分——可可。讓我們來看看一項在原始庫納族（Kuna）部落做的研究，這個族群居住在巴拿馬海岸的群島上。庫納族人飲用大量溫熱的可可粉，一天至少四到五個馬克杯。因為可可含有大量的類黃酮素，所以科學家認為庫納族可能是「世界上飲食中含有最多類黃酮素的人類」。[168]

讓庫納人特別受到醫學界矚目的原因是，該族群間幾乎不存在高血壓這種疾病。反之，在西方國家，有30％的人口都受到高血壓的影響。你年紀愈長，得到高血壓的機會就愈大。然而即便是年長的庫納人，其血壓值也呈現正常。這些長者的平均血壓值為110／70，相當低（根據醫師的標準，血壓值高於

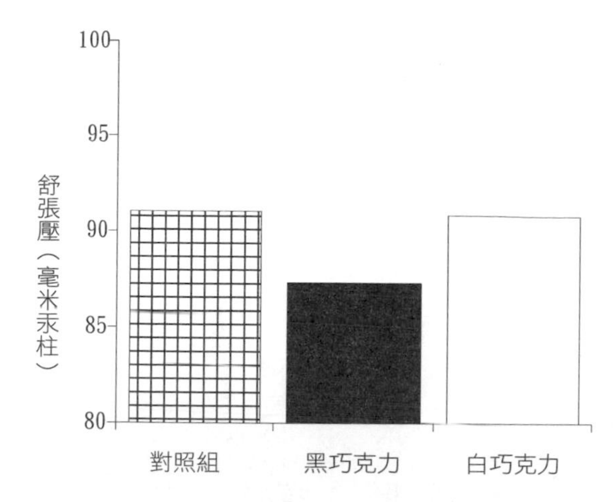

▶ 食用黑巧克力者的血壓下降（黑色長條柱）。食用白巧克力者的血壓值不變（白色長條柱）。方格紋長條柱代表實驗開始前受試者的血壓值。資料來源：*Blood pressure is reduced and insulin sensitivity increased in glucose-intolerant, hypertensive subjects after 15 days of consuming high-polyphenol dark chocolate. Journal of Nutrition, 2008*

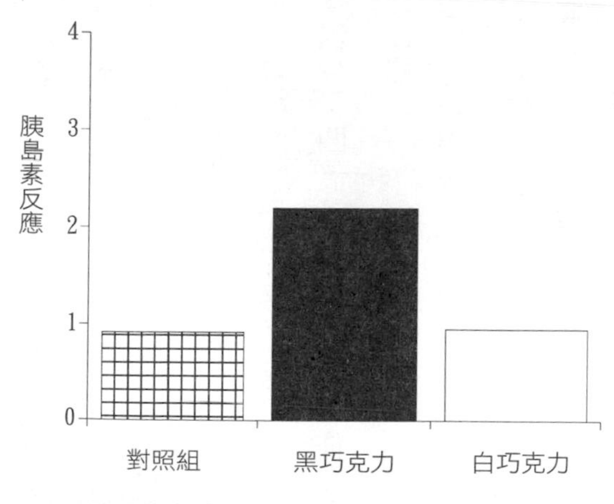

▶ 黑色長條柱代表食用黑巧克力者的胰島素反應。白色長條柱代表食用白巧克力者的胰島素反應。方格紋長條柱代表實驗開始前受試者的胰島素反應。胰島素反應數值越高，表示健康狀況愈好，因為這表示糖會比較迅速的離開血流。

140／90是高血壓，正常血壓值則是120／80）。一開始，科學家認為庫納人的低血壓是因為良好的基因所致，但是他們無法找到任何和這項結果有關的基因證據。後來科學家的進一步研究證明，當庫納人離開他們原本所居住的島嶼，移居巴拿馬本島後，他們開始有許多人都得到高血壓。移居本島的庫納人主要食用西方飲食。科學家在檢視了七萬八千名居住在群島和本島的庫納人死亡證明後，發現了這項令人咋舌的結果。他們發現，相較於居住在本島的庫納人，居住在群島者死於心血管疾病的人數少了九倍之多；此外，死於癌症的人數少了十六倍，糖尿病的發生率也少了四倍。[168]同樣的，居住在群島的庫納人，其活到七十五歲以上的人數也比本島高出二點三倍。

當然，這些成果不僅僅是因為可可。居住在群島上的庫納人食用大量蔬菜、水果和魚類，然而本島的庫納人則大多吃西方飲食。儘管如此，這個研究還是闡述了健康飲食的重要性。事實證明，庫納人發生心肌梗塞的機會低了九倍與他們的基因無關，而是和他們的生活方式有關。

不論如何，還是有許多人說他們討厭黑巧克力。過去我也是這樣。但在看了大量有關黑巧克力的研究後，我決定試著習慣吃它。老實說，我第一次吃86％黑巧克力時，我覺得它嚐起來糟透了。真正的黑巧克力非常苦，而我很討厭苦味。不過我想它的效果顯著，因為在二十分鐘之後，我的腦袋出現了一些奇妙的感受，而我的專注力也因為它舒張血管的功效大大提升（黑巧克力可以使血管舒張，這可以降低血壓）。接下來幾天，我持續每天吃一小塊帶有苦味的難吃黑巧克力。直到今日，我變得非常喜歡黑巧克力，而且無法沒有它。你不需要食用大量的黑巧克力，就能獲得它對健康的好處。每天十公克的黑巧克力（大概是五分之一的巧克力棒）就足以降低你心肌梗塞的風險。

對無法克服黑巧克力的人來說，棕色巧克力可能是另一個選擇，只要它含有一定量的可可。一項最近發表在英國醫學期刊上，涵蓋十一萬四千名受試者的整合分析研究顯示，規律食用黑巧克力或棕色巧克力者，其發生心肌梗塞的風險減少了37%。[169]

摘要

黑巧克力（可可含量超過70%）：

- 所含的類黃酮素含量比綠茶來得高（且功效更強大）。
- 能夠降低血壓。
- 增進身體細胞對胰島素敏感性（血糖停留在血液中的時間就會比較短）。
- 能夠降低得到心血管疾病的機會。

每天飲食中攝取大量的純可可（就像庫納族的習俗一樣），結合健康的生活型態，能夠大幅降低得到心血管疾病、癌症和糖尿病的機會。

對於不喜歡苦味的人來說，吃黑巧克力其實是可以訓練的。

大豆製甜品和大豆製優格（和纖維素）

大豆也可以拿來煮粥。在多數的超市，你也可以買到大豆製甜品或大豆製優格。大部分超市裡販售的大豆製甜品口味多變，如巧克力、香草、焦糖等等。想當然耳，這些甜品往往也含有相當大量的糖分。透過在這類甜品中加入一湯匙的纖維素（如燕麥麩皮），你可以降低食用後血糖上升的幅度。纖維素可以確保甜點中的糖分不會這麼快地被吸收到血液中。此外，纖維素能夠促進腸道蠕動，並維持腸道健康。你也可以加一些核桃或一湯匙的亞麻子油到大豆製甜品中，它們可以為該甜品增加額外的油脂。油脂可以降低胃排空的速度，這表示大豆甜點中的糖分不會那麼快的到達腸道，因此血糖上升的幅度就不會那麼高。或是你可以自製大豆甜品或大豆粥，將其中的糖以甜菊糖取代。不用說，這些技巧當然也適用於大豆製優格。

剛剛我提到了纖維素，纖維素對我們的健康非常重要，它讓你的腸道保持健康，沒有一個健康的人會擁有一副壞腸道。如果腸道不健康，最後我們也都會變得不健康。纖維素對腸道菌叢的組成也有巨大的影響力。我們的腸道中住著超過幾十兆的大量細菌：在你的腸道中，我們發現比你身體細胞還多十倍的細菌量，而每一個人的腸道中都有不同的腸道菌叢。最近一篇發表在自然期刊中的研究甚至發現，人類腸道有三種不同的細菌生態系統，稱之為腸道類型（enterotype）。[170]就跟人類有四種不同的血型一樣，人類的腸道也分屬於這三種腸道類型之一。腸道菌叢的組成與我們的健康息息相關。舉例來說，第一型腸道類型的人，其腸道中有許多可以產生維生素B2、B7和維生素C的細菌。不同的腸道細菌也會讓人比較容易變胖或比較容易得到腸癌。[171]總之，腸道中有健康的菌叢是很重要的。一份健康的飲食（大量富含纖維素的蔬果，少量的乳製品、紅肉和含糖食物）可以提供你的腸道細菌一個健康的生長環境。纖維素可以直接地影響到腸道的細菌。[173]這就是為什麼我會建議你一天吃一到三茶匙非水溶性纖維素食物的原因，如燕麥麩皮，在每一家生機飲食店你都可以找到它（「非水溶性」意指該纖維素不會溶解在水中）。大豆甜品、果汁、蔬菜汁或湯品中都可以加入這種纖維素。水溶性纖維素也很重要，它的攝取量可以和非水溶性纖維素相同，也就是說，一天你也要攝取一到三茶匙水溶性纖維素。某些食品製造商有販售裝在大罐子裡的「綜合纖維素」，它同時含有水溶性和非水溶性纖維素。水溶性纖維素（如菊糖、阿拉伯膠和果寡糖）尤其能夠刺激腸道健康菌叢的生長，並改善腸道的蠕動和各種腸道不適的症

狀。[173-174]

請保持腸道細菌的微妙平衡狀態，因為它們的平衡狀態與我們的健康息息相關。這個平衡很容易就會被破壞，不單是不健康的飲食習慣，還有其它的事也會對它們有影響，抗生素就是一個例子。抗生素會大量破壞我們的腸道菌叢，也就是因為這樣，使用抗生素才會產生這麼多的副作用。譬如說，抗生素會減少維生素K的生成量，因為腸道細菌會製造維生素K。維生素K在凝血作用和心血管疾病中扮演重要角色，而只要連續使用抗生素十天以上，就可能造成維生素K缺乏。此外，抗生素還會導致腹瀉，這是因為大量的腸道細菌被殺死，加上腸道中死掉的好菌被具有抗藥性的壞菌取代所致。也因為有這麼多好菌消失了，所以真菌也開始在腸道中落地生根。這些真菌不僅會在腸道中增生，也會在口腔、陰道或肛門中生長，也就是說身體各部位通常都有無害的細菌駐守。

只要是對症下藥，我並不反對使用抗生素。可是你不應該用抗生素來治療普通的感冒或支氣管炎，這些疾病有90％都是由病毒引起，而抗生素對病毒沒轍。今日，依舊有太多人仰賴抗生素來治療他們的感冒，透過這個模式，他們不僅讓細菌產生抗藥性，也打亂了他們整個腸道的菌叢狀態。

摘要

你可以在大豆製甜品或大豆製優格中加入下列食材：

- 一茶匙的纖維素。
- 幾塊核桃或其它類型的堅果。
- 一茶匙的亞麻了。

纖維素的好處：

- 保持腸道的良好蠕動。
- 影響腸道菌叢的組成，而這也會影響腸道細菌生成維生素、短鏈脂肪酸和其它營養素的種類。這些物質對我們的整體健康非常重要。
- 降低血糖上升的幅度，因為它們會「包覆」住糖分子。
- 添加在大豆製甜品和大豆製優格中，以及湯品、果汁或蔬菜汁中。

纖維素有兩類：

- 非水溶性纖維素（如燕麥麩皮）。
- 水溶性纖維素（如菊糖、阿拉伯膠和果寡糖）。

一天攝取一至三茶匙的水溶性纖維素和一至三茶匙的非水溶性纖維素。

堅果

終於，我們談到了堅果！堅果是非常有趣的食物，它們含有許多油脂，這就是為何大家常說堅果使人胖，當然這是無稽之談。很顯然的，堅果富含油脂，一顆堅果當中有超過50%都是油脂構成。但是我們已經發現，並非所有的脂肪都一樣，組成堅果的脂肪非常有益健康。核桃是一個重要的植物性omega-3脂肪酸來源。魚類含有omega-3脂肪如ＥＰＡ和ＤＨＡ，然而核桃含有第三種omega-3脂肪酸——α-亞麻酸。Omega-3脂肪酸可以讓人減重的事眾所皆知，它不會讓人發胖。這或許看起來很奇怪，因為嚴格來說，一百公克的脂肪含有約九百大卡的熱量，熱量相當的高，可是，這是在實驗室玻璃罐裡燃燒一百公克的油脂所測得的熱量。不論如何，人體不是實驗室的玻璃罐，身體對各種不同的脂肪都有不同的處理方式。簡而言之，核桃裡的油脂和漢堡或薯條裡「使人發胖」的脂肪大不相同。

因為核桃含有如此豐富的omega-3脂肪酸，所以它們也叫做「補腦食物」。正如我們稍早看到的，omega-3脂肪酸對腦部發育和功能的執行非常重要。舉例來說，研究已經證實，相較於沒吃核桃的小鼠，感染阿茲海默症的小鼠在食用富含核桃的飲食後，其記憶力和學習能力方面的病情惡化速度較慢。[175]

不過，保持腦部的健康並非堅果唯一的好處。大量的研究顯示，堅果對心血管系統有很大的影響。根據最知名的研究之一《護士健康研究》（Nurses' Health Study）顯示，每天吃一把核桃的女性，其得到心血管疾病的機會減少了45%。[176]確實，研究學者做出了這樣的結論：「由於強而有力的科學數據證明堅果對健康有益，因此我們似乎應該把堅果放到美國農業部食物金字塔指南中比較重要的位置。」

然而，他們並沒有採納這個建議，因為最近美國農業部已經拋棄了食物金字塔，轉而投向食物餐盤的環抱，而食物餐盤只有四大區塊（水果、蔬菜、穀類、蛋白質，而乳製品則是獨立的一個區塊），沒有一個地方列出堅果。當然，最大的抱怨是，這份新的食物圖示太過簡單了，這點絕對是事實！食物餐盤簡化的太荒謬（因為它適用於「一般大眾」），而且超過一半的食物都是由我們應該少吃的食物組成。

言歸正傳，核桃尤其對心血管系統有益，不僅是因為核桃含有omega-3脂肪酸，也因為它們含有精胺酸——這種氨基酸會舒張血管，並保持血管壁的健康。核桃也含有不同類型的維生素E。自然界中，維生素E有八種型態。但是多數膳食補充劑中只含有一種形式的的維生素E，那就是α-生育酚

（α-tocoferol）。這很荒唐，因為身體不只需要單一種形式的維生素E，它需要各種形式。反觀核桃，它也含有γ-生育酚。這種形式的維生素E被認為有益血管健康，它和膳食補充劑中常見的α-生育酚不同。[177]

堅果中的這些物質讓血管比較不容易產生膽固醇的沉積。以杏仁為例，食用杏仁者，其血液中的氧化膽固醇顆粒較少。[178]動脈硬化主要就是氧化的膽固醇顆粒造成，因為它們比較具有黏性。其它的研究也顯示，食用核桃者，其血管壁上的ICAM蛋白少了19％。ICAM蛋白是一種「魚叉」，它會抓住白血球，並將白血球從血液中攔出，在此過程中它們會黏附在血管壁，並造成發炎反應，這甚至會導致血管阻塞得更快（以此思維，你可將動脈硬化歸類為一種發炎性疾病）。[179]

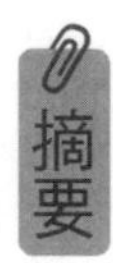

每天吃一把核桃能夠大幅地降低發生心肌梗塞的機會。

核桃對心血管系統有益，因為它們含有下列物質：

- omega-3脂肪酸，它確保血管比較不容易出現發炎反應。
- 多種形式的維生素E，它確保膽固醇顆粒比較不具黏性。
- 精胺酸，這種胺基酸可以舒張血管。

此外，研究已經證實，核桃可以減緩腦部的老化。

第5層：代糖、健康油品和風味增進劑

糖
鹽
富含omega-6的油脂（玉米油、葵花油、棕櫚油、芝麻油）、人造奶油、奶油、高脂醬料

代換成⬅

代糖（甜菊糖、塔格糖、糖醇、水果）
健康的風味增進劑（草本香料、大蒜、洋蔥、檸檬汁、醋、鉀）
健康的油品（橄欖油、亞麻子油、核桃油、菜籽油、大豆油、紫蘇油）

油脂、奶油、人造奶油和高脂醬料

人造奶油或奶油哪一個比較健康？它們都不健康，但是確實，人造奶油甚至比奶油還不健康。乍看之下，這很奇怪，因為在過去數十年間，我們不是看到許多宣導活動都說，人造奶油是取代奶油的健康選擇嗎？畢竟，人造奶油含有健康的植物性脂肪，然而奶油卻是動物性脂肪。

儘管如此，人造奶油比奶油更加有害健康，因為人造奶油中的植物性脂肪主要是由促發炎的omega-6脂肪酸組成，而非抗發炎的omega-3脂肪酸。從另一角度來看，我們可以說充滿omega-6脂肪酸

的人造奶油可以降低膽固醇的含量（人造奶油製造商高度宣傳的重點），但就如同我們在本書前文所闡述的，膽固醇的含量並非是造成心血管疾病的主因。重要的是，膽固醇發生了什麼事：它是否被過多的自由基氧化，或是它是否因為血液中過高的血糖而「被裹上糖衣」——這會讓膽固醇產生黏性，並有害健康。這也解釋了「以色列異象」，在以色列，虔誠的猶太人因為宗教律法的關係不會食用奶油，他們會以植物性人造奶油取代奶油。因此，相較於其它西方國家，以色列人的膽固醇含量非常低，不過，他們罹患心血管疾病的人數卻非常多。[180]

簡單地說，當我們在思考如以色列異象這類的案例時，不需要太關注在膽固醇的總量，而是要著眼在omega-6和omega-3脂肪酸的比例，而人造奶油在這方面的比例是非常失衡的。

然而，人造奶油製造商當然也有聘專人留意學界最新的研究結果，以確保他們的產品有與時俱進。他們也看到了omega-3脂肪酸有益健康的文獻，所以最近我們也可以買到外包裝上印有大大「含有omega-3脂肪酸」字樣的人造奶油。可是，如果你仔細看看成分列表，你會發現每一百公克的人造奶油含有十七公克的omega-6脂肪酸，而omega-3脂肪酸卻只有三公克。這表示，所謂「強化」omega-3脂肪酸的人造奶油，也仍含有比omega-3脂肪酸多五倍的不健康omega-6脂肪酸。

儘管如此，但是製造商還是會積極地宣傳這項事實：他們的人造奶油是獲得健康「必需脂肪酸」的來源。

必需脂肪酸是身體無法自行生成的脂肪酸。聽起來很不錯，一桶富含必需物質的人造奶油。不過這裡暗藏的玄機是：omega-3和omega-6脂肪酸都可以算是必需脂肪酸。跟omega-3脂肪酸一樣，身體也不能產生omega-6脂肪酸，但這並不是個問題，因為我們不健康的西式飲食習慣已經讓我們吃進太多omega-6脂肪酸。就這樣，製造商為他們的產品建立起有益健康的形象，因為它們含有「必需」脂肪酸。它們確實必需，還會促進發炎反應，並太過大量的存在在我們的食物中。

從科學的角度看，宣稱人造奶油「搭配健康飲食和運動」可以降低膽固醇含量的言論可笑至極，而引號內的幾個字常常被小小的印刷在廣告上。當然依科學的說法，這類的陳述完全沒有任何意義，因為膽固醇的下降主要是因為額外的運動或是健康的飲食，而不是因為吃人造奶油。請想像一下，一篇科學文獻寫著這樣的標題：「一天倒立兩次可以降低你的膽固醇含量，並同時搭配健康飲食和運動。」這篇文獻的內容甚至完全屬實，只不過它不太可能發表在《自然》（Nature）這類的期刊上。

沙漏式飲食不建議食用人造奶油和奶油。在麵包上塗抹奶油或人造奶油是典型的西方飲食習慣，但這個習慣完全不必要。同樣的，許多高脂醬料（如塔塔醬或美乃滋）也含有大量促發炎的omega-6脂肪酸，就跟人造奶油一樣。廚房常見的玉米油和葵花油就是富含omega-6脂肪酸的油品，因此你應該將它們以健康的油品取代之，如橄欖油、亞麻子油、菜籽油、核桃油和大豆油。這些油的omega-6和omega-3脂肪酸比例比較平均，尤其是和含有大量的油品相比，如葵花油或玉米油。

油品	Omega-6：omega-3的比值
比值佳▸	
紫蘇油	1:5
亞麻子油	1:3
菜籽油	2:1

油品	比值
核桃油	5:1
大豆油	7:1
比值較不佳▼	
葵花油	30:1
棕櫚油	46:1
玉米油	83:1
芝麻油	137:1
花生油、椰子油	不含omega-3脂肪酸

有些讀者會注意到，核桃油和大豆油仍含有相對高量的omega-6和omega-3脂肪酸比值（有一點像最近的「富含omega-3脂肪酸」人造奶油，它們仍含有比較多的omega-6脂肪酸）。可是，這些油品的omega-6和omega-3比值還是比玉米油或葵花油好得多（該兩者油品的omega-6脂肪酸比omega-3脂肪酸多出好幾十倍）。此外，與人造奶油不同的是，這些油品還具有各種對身體有益的植化素。

橄欖油是一個特例，它不是omega-3多元不飽和脂肪酸的豐富來源，但它主要含有單元不飽和脂肪酸，這些脂肪酸的碳鏈只有一個雙鍵。橄欖油常常以能夠保護心臟為賣點，因為據說橄欖油可以降低膽固醇含量，或是因為橄欖油是地中海飲食的重要成分（該飲食可以保護心臟）。但是，這些都不是橄欖油被認為可以保護心臟的真正原因。比方說，高膽固醇並非造成心血管疾病的重要因素，而地中海飲食可以降低發生心肌梗塞機會的理由可能完全不是因為橄欖油，而是因為其它的原因（譬如說，因為該飲食含有較多的堅果、蔬菜和水果）。最近的研究已經顯示，橄欖油對心血管疾病方面似乎沒有保護作用，這和「橄欖油有益心臟健康」的大眾認知相違背。[181] 不論如何，至少橄欖油不會增加得到心血管疾病的風險，這是一件好事，因為大多數的烹調用油都會增加該疾病的風險。此外，橄欖油可以減緩皮膚[182]和腦部中的各種老化過程。舉例來說，橄欖油含有oleocanthal，它是一種可以延緩阿茲海默症患者發生蛋白凝集的物質。[183] oleocanthal有這樣的效果不是因為它是抗氧化劑，而是因為它以特別的方式與腦部的凝集蛋白反應，並且它具有抗發炎的特性。一篇發表在自然的文獻表示，每天吞下四湯匙特級初榨橄欖油者，其攝入的抗發炎劑量相當於強效抗發炎藥物異布洛芬（Ibuprofen）的10%。[184]

哪些類型的油脂可以做為健康的烹調用油？最好不要用含有大量多元不飽和脂肪酸的油脂烹調（如亞麻子油、核桃油或大豆油），這些油品的雙鍵會因為鍋子的熱而轉變為較不健康的物質。健康的烹調用油有橄欖油、菜籽油和更好的酪梨油（以上不適合高溫烹調）。此外，理想的狀態是交替使用這些油品。

摘要

不建議食用奶油，因為它含有大量動物性飽和脂肪酸。

人造奶油有害健康，因為它含有反式脂肪（儘管如此，並非所有的人造奶油都有）和促發炎的omega-6脂肪酸。

橄欖油有益健康，因為它含有單元不飽和脂肪酸，以及（酚類）物質（如oleocanthal）：

- 橄欖油降低膽固醇，並構成地中海飲食很大的一部分，不過最近的研究似乎指出它並不會保護心臟。
- 橄欖油可以減緩腦部（失智症）和皮膚（皺紋）的老化。

健康的油品有：橄欖油、亞麻子油、核桃油、菜籽油、酪梨油、紫蘇油和大豆油。（以上不適合高溫烹調）

富含omega-6脂肪酸的不健康油品有玉米油和葵花油，以及主要由這些油品製成的產品如美乃滋。

糖和代糖（甜菊糖、塔格糖、糖醇和水果）

我們什麼地方都可以加糖：我們將它溶在咖啡和茶水裡、和在果醬中、拌入粥品、融進優格或是撒在鬆餅上。

本書中我們已經討論過糖對身體的影響，舉凡是提高罹癌風險（癌細胞的糖代謝速度非常快）或是加速老化（糖會在我們皮膚、眼睛、腎臟和腦部等處的蛋白質間形成鍵結）。沙漏式飲食建議你減少糖分的攝取，它的理念就跟其他大部分的食物專家一致。不過，有任何健康的糖替代品嗎？

糖最為人所熟知的替代品是人工甜味劑——阿斯巴甜。阿斯巴甜除了用於增加咖啡和茶飲的甜度外，也應用在成千上萬的食品中，如汽水、餅乾和其它甜食。儘管如此，有相當多的健康專家都反對使用阿斯巴甜，尤其是「非傳統」流派的專家。阿斯巴甜常被認為具有致癌性，[185] 或會干擾腦部神經傳導物質的平衡[186]（出現偏頭痛和憂鬱症的機率變大）。[187-188]然而阿斯巴甜在這方面的影響似乎沒有人們原先想像的那麼嚴重。只有在大鼠攝入極高量的阿斯巴甜時，阿斯巴甜才會具有致癌性，但是人類絕對不會吃進這麼高的劑量。反觀，更重要的是人工甜味劑（如阿斯巴甜）對人類體重的負面影響。在這個部分我們已經提到，許多低熱量汽水都含有大量的人工甜味劑。人工甜味劑（如阿斯巴甜）活化了體內各種的神經和代謝機制，這導致我們發胖，且比較容易得到高血壓或糖尿病。人工甜味劑對這些機制的影響比非人工甜味劑（如一般糖）的影響還大許多。[189]

也有一些健康、天然的代糖，如甜菊糖。甜菊糖是分離自生長在南美洲的甜菊植物，甜菊糖的甜度是一般糖的三十至一百倍。雖然它是甜度非常高的物質，但是甜菊糖卻有助於穩定血糖和降低血壓。[190]南美洲食用甜菊糖的歷史已經有一千五百年，日本則是二十年，但直至二〇一一年以前，甜菊糖都尚未出現在歐洲市場。可是現在除了法國以外，你可以在歐洲各地買到甜菊糖。（根據魯汶天主教大學的生物學者暨研究員簡・詹巫斯Jan Geuns教授所述，歐洲的糖業因此大受撻伐，因為他們堅決反對讓甜菊糖進入歐洲市場）。

你在超市買到的甜菊糖看起來就和一般的糖一樣，也就是說，它是以白色的粉狀或是方糖形式販售。不過，當你看到包裝上的成分列表時，你會發現這包「甜菊糖」只含有4%的甜菊糖，而其餘的96%都是右旋葡萄糖。如前文所說，甜菊糖的甜度可以是一般糖的一百倍，這表示你需要的用量極少。這就是為什麼廠商要另外添加其它的成分（右旋葡萄糖）來增加質量，進而造就了甜菊糖粉和甜菊方糖。但如此一來，你仍會吃進大量的糖。你可以買純的甜菊糖，它會以小罐裝的液體形式販售。只需要幾滴，它就足以增添食物的甜味。

另一種健康的代糖叫做塔格糖。塔格糖是一種天然的糖，它的甜度和糖一樣，但是腸道對塔格糖的吸收率極低，因此塔格糖幾乎不會造成血糖的任何起伏。

糖醇也是一個健康的代糖選擇。糖醇（如木糖醇xilytol、甘露糖mannitol或赤藻糖醇erythritol，它們的英文字尾永遠都是-ol）只會被腸道小量地吸收，因此它們只會讓血糖微幅地上升。由於糖醇被吸收的比例極低，因此它們所含的熱量也低許多。赤藻糖醇是一個健康的糖醇，相較於其它的糖醇，它幾乎零熱量，且不會造成腸胃不適。有些市售的甜菊糖粉是由甜菊糖和糖醇組成，這類的甜菊糖粉是可以選購的。

常被提到可以取代糖的天然甜味劑是龍舌蘭花蜜（也叫做龍舌蘭糖漿）。這種物質看起來跟蜂蜜有點像，它是由仙人掌的汁液製成。龍舌蘭花蜜比糖甜三倍，但跟一般糖或蜂蜜不同的是，它不會讓血糖和胰島素快速上升。聽起來很棒，可是龍舌蘭花蜜的主要成分仍是葡萄糖和果糖，最終它們都會完全被身體吸收。果糖主要由肝臟分解，所以不會造成血糖快速上升，然而，這會造成肝臟極大的負擔。這就是為何不建議使用龍舌蘭花蜜的原因。這套理論也適用於（生）蜂蜜或楓糖漿。當然，如果你已經堅守健康的飲食習慣，那麼偶爾少量的食用這些食物並無傷大雅。

另一種糖的替代品是水果。比方說，你永遠都可以利用蘋果醬或香蕉泥來為你的食物增加甜味。或是你可以使用棗糖（以椰棗泥和椰棗碎粒組成）。

最後要提醒的一點：對甜食保持謹慎的態度，即使是健康的甜味劑也一樣。過量的使用健康甜味劑將延續你對甜味的渴望，使你吃更多其它不健康的甜食。

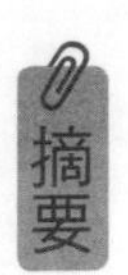

摘要

即使阿斯巴甜和其它的人工甜味劑幾乎不含熱量，但仍不建議使用，因為它們會讓你發胖得更快。

取代糖的健康選擇有：

- 甜菊糖：分離自甜菊植物。甜菊糖的甜度是糖的三十至一百倍。
- 塔格糖：一種天然的糖，它幾乎不會被小腸吸收。
- 糖醇如赤藻糖醇，它含有極低的熱量，並且只會使血糖微幅上升。
- 水果：蘋果醬、香蕉泥和椰糖都是健康的甜味劑。

龍舌蘭花蜜、（生）蜂蜜和楓糖漿主要是由糖類組成（果糖、葡萄糖和蔗糖），所以最好不要吃太多。

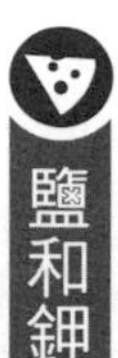

鹽和鉀

我們幾乎總是這麼說——高血壓是鹽巴造成的。我們都知道高血壓有害健康，血管壁會變硬，且高血壓會「推膽固醇一把」，使膽固醇顆粒更容易黏在血管壁上。同樣的，心臟也需要更努力地將血液打出，這導致心肌腫大，嚴重者甚至會引發心衰竭。當然，血壓值愈高，體內血管破裂的風險就愈大。如果這發生在腦部，它就是醫生所說的中風；如果這發生在腹部，它就是所謂的主動脈破裂。

總歸一句話，鹽、高血壓和心血管疾病之間的關聯性似乎密不可分。但鹽真的這麼有害健康嗎？一項大規模的研究顯示，在預防心血管疾病方面，減少鹽分的攝取量似乎沒什麼影響。[191] 引述這項研究的結果，一個健康的人甚至應該多吃一點鹽，因為該研究中吃較多鹽者，其得到心血管疾病的機會比較低——這和一般的認知背道而馳。切記，這項研究的結果需要非常謹慎地解釋。執行這項研究的研究人員強調，對已經患有某些心血管疾病的人而言，他們必須減少鹽的攝取量。此外，其它的研究也顯示，對健康者來說，減少鹽分的攝取量並沒有預防心血管疾病的效果。[192] 這些研究已經被廣泛報導，並說服許多人不再克制馬鈴薯上的用鹽量。不過他們很容易忽略了其它的研究也指出，食用過多的鹽分會增加23％的中風風險。[193] 從醫學界的角度來看，不論何時我們都應該將眼界放大，而非只看單一面向。

為什麼大家總是認為鹽有害血管健康呢？因為有大量研究指出高血壓有害心血管健康，而鹽確實會使血壓上升一點。儘管如此，如我們在本書前文所了解的，這樣的現象並不能直接推斷出「鹽有害血管健康」的結論。假設a會導致b，而b會導致c，所以a就是導致c的原因——這樣的推論是不成立的，醫學的運作不是這樣。鹽會增加血壓，而高血壓會損害血管，但這不表示鹽本身有害血管的健康。依照某些科學家的說法，鹽也對胰島素反應或是交感神經系統有益，它可以降低得到心血管疾病的機會。

不論如何，我們很清楚的是，西方國家中的鹽和鉀攝取量是完全不成比例的。我們吃進過多的鹽，卻攝入太少的鉀。在體內，這些物質互相保持在一個平衡的狀態。或許西方國家高血壓人數增加的原因和吃太多鹽沒什麼關係，而是因為鉀的攝取量太低。鉀主要存在於水果和蔬菜中。石器時代，我們遠祖的飲食主要是低鹽高鉀，然而今日，我們翻轉了這樣的飲食方式。

透過大量的食用蔬菜和水果，鉀的攝取量能夠大幅地增加。值得注意的是，香蕉、酪梨、大豆和黑巧克力含有大量的鉀。你可以灑一些鉀在你的食物上，就像鹽一樣。雖然和鹽相比，鉀嚐起來有一點苦味（在多數的超市你都可以買到鉀鹽）。請記住，鉀的攝取量不要超過每日建議劑量。鉀的每日建議攝取量約三至四公克。只要多攝取一點五公克的鉀就可以造成截然不同的結果。一項大型研究證實，每天攝取比平時多一點六四公克的鉀者，其中風的機會減少了21％。[194]

摘要

根據某些最新研究結果顯示，對健康人而言，鹽攝取量對預防心血管疾病方面並沒有什麼效果。

西方國家的鹽（氯化鈉）攝取量太高，鉀攝取量卻過低。

高血壓並非單是吃太多鹽所致，鉀缺乏也佔很大一部分的因素。

富含鉀的食物有水果和蔬菜，如杏桃、梨子、芒果、葡萄乾、香蕉、無花果、番茄、酪梨和大豆。

保持鹽和鉀的良好平衡能夠降低中風的風險。

草本香料

草本香料一直是廚房裡的無名英雄，或者說，至少它對我們的健康來說是這樣。我們認為草本香料可以為食物增添風味，但因為我們的用量非常少，所以看起來它們好像對我們的健康沒多大的貢獻。可是這卻是一個錯誤的觀念，草本香料對身體的健康有很重大的影響。許多草本香料具有強大的抗癌能力，料理中常見的草本香料如巴西里、百里香、迷迭香、羅勒、牛至、墨角蘭或薄荷就是如此。

以巴西里為例。巴西里含有一種強效的抗癌物質——芹菜素（apigenin）。除此之外，芹菜素還可以減緩腫瘤周圍的血管形成（angiogenesis，血管新生作用）。如我們所看到的，腫瘤是由失控的細胞組成，它們會不斷的分裂，最後腫瘤會變得很大，以至於它們會壓迫到重要神經或動脈，導致患者死亡。儘管如此，癌細胞也需要營養和氧氣，而這兩者都需要靠血管運送。這就是為什麼癌細胞會分泌物質，刺激它們周邊的血管不斷地成長，好確保它們可以獲得快速生長所需的充分營養。醫生將這種血管生長的現象稱為血管新生作用。你必須知道這類的生長是因為生長因子所引起，該類物質可以刺激血管的生長。

所以，芹菜素能夠減緩這些生長因子，如此一來，血管的生長就會受到阻礙，同時腫瘤的生長也會受到限制。更好的消息是，芹菜素在這方面的效果幾乎和imatinib一樣。

Imatinib是有名的抗癌藥物；基本上它是實驗室利用電腦、資料庫和其它高科技方法所設計出來的分子，它是新一代的抗癌藥物。Imatinib和傳統抗癌藥物化療的作用方式不同。化療是用非常毒的物質來毒殺體內的細胞。和身體細胞相比，癌細胞對化療藥物的毒性敏感許多，因為癌細胞長得很快，且會不受控制的不斷分裂。話雖如此，但問題是化療也會毒殺身體的普通細胞，這就是為何當患者接受這類藥物治療時，會變得如此虛弱的原因。

然而，新型的抗癌藥物（如imatinib）以不同的方式對付癌細胞：分子（如imatinib）會去抑制調控細胞生長的蛋白質。通常，這些生長因子是一種蛋

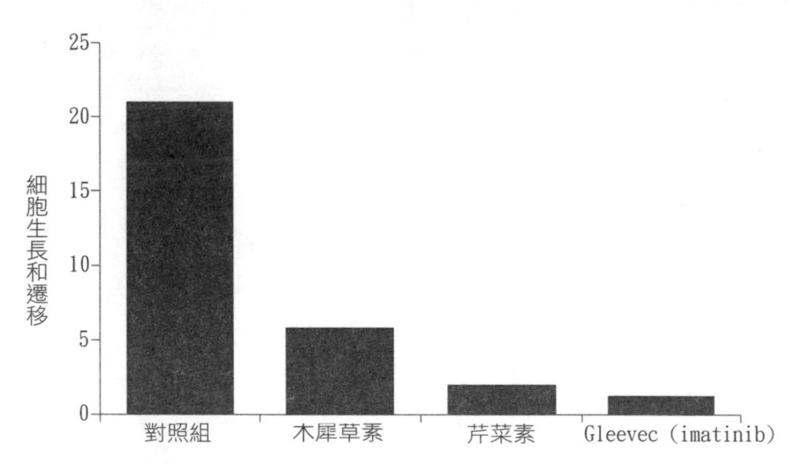

▶ 芹菜速減緩細胞生長的速度幾乎和藥物Gleevec（imatinib）一樣。木犀草素（luteolin）是另一種也可以抑制細胞生長的物質，存在於蔬菜和草本植物中。最高的長條柱代表沒有使用任何生長抑制劑（如芹菜素）的細胞（對照組）。資料來源：*The dietary flavones apigenin and luteolin impair smooth muscle cell migration and VEGF expression through inhibition of PDGFR-[beta] phosphorylation, Cancer Prevention Research, 2008*

白質，它們可以「開啟」或是啟動細胞裡其它蛋白質的功能，讓細胞開始生長。對癌細胞而言，它們的生長太過強勢且失控。你可以把imatinib想成是一種生長因子抑制劑，它可以對付特定且快速生長的癌症細胞。Imatinib可以對抗腫瘤生長的重要原因是因為它也能夠減緩腫瘤周圍的血管細胞生長。[195]

醫生將imatinib稱為「仙丹」。它登上了時代雜誌的封面，該雜誌將它喻為「導彈」，因為它可以對付某種類型的癌症（慢性骨髓性白血病，chronic myeloid leukaemia，CML）。二〇〇九年，研發出imatinib藥物的頂尖研究團隊獲得了極具聲望的獎項，因為「他們讓致命的癌症變成可以控制的慢性病」。因此，芹菜素的效果很引人注目，它是一種存在於巴西里的物質，也能夠減緩血管肌肉細胞的生長和遷移，其這方面的效果幾乎就跟imatinib一樣（它的廠牌名稱叫「Gleevec」）。

研究人員說了這段話：「很有趣地，芹菜素和木犀草素對肺動脈平滑肌細胞（一種動脈中的細胞）遷移的抑制效果，和臨床常用來治療慢性骨髓性白血病的藥物Gleevec相似」。[196]

最令人矚目的是，你不需要食用大量的芹菜素就可以達到這個效果。你只需要規律的在餐點中搭配一般使用量的巴西里，即可讓血液中的芹菜素濃度達到上述效果所需的濃度。也就是說，你不需要直接注射純化且高濃度的芹菜素到血液中。此外，其它研究也顯示，芹菜素不僅可以減緩腫瘤周邊的血管生長，還可以抑制腫瘤本身的生長速度。[197-198]

當然，這不是說從今以後，慢性骨髓性白血病的患者就只需要吃磨碎的巴西里葉就好。但是就跟許多其它的研究一樣，這項研究顯示草本植物中含有多種物質，這些物質可以降低罹癌風險，並限制癌細胞的生長。製藥工業也注意到這個部分，許多公司都忙於研發一種分子結構和類黃酮素非常類似的藥物，而該物質存在於草本植物和蔬菜中。其中一種已經研發出的藥物叫做alvocidib，又別稱flavopiridol。「Flavo」意指類黃酮素，Alvocidib是一種看起來很像類黃酮素（如芹菜素）的分子。但是它們之間的差異性在於，科學家在該分子上加上了一小群的原子，以增加該藥物的效能和吸收率，並使它成為能夠申請專利的自製原創分子。就算你不是一位生化家，你也可以看出alvocidib的骨架和芹菜素以及其它類黃酮素的相似度有多高。

這很有趣，除了癌症外，製藥業也探討了alvocidib對其它疾病的影響。Alvocidib也對老化疾病（如動脈硬化症）[199]和發炎性疾病（如關節炎）[200]有幫助。它能降低發炎性疾病和動脈硬化症的風險絕非巧合，因為貫徹健康的飲食（由富含類黃酮素的蔬菜、水果和草本植物組成）也可以大幅地下降這些疾病的風險。

不過，究竟是什麼原因讓草本香料能夠降低罹癌風險？我們常常認為一種物質能夠防癌是因為它是「抗氧化劑」。在今日「抗氧化劑」這個字眼變得非常流行，它可以用來解釋各種現象。這並不是一件好事，因為它僵化了大家進一步思考的能力。為什麼老化？抗氧化劑攝取不足！為什麼得到癌症？體內抗氧化劑太少了！為什麼會有風溼病、皺紋或DNA受損的狀況出現？沒有獲得足夠的抗氧化劑！往昔，我們將病痛與健康訴諸於鬼神。今日，我們則將影響病痛、健康和老化的原因都指向抗氧化劑。

但是除了抗氧化劑外，還有許多物質都可以讓你遠離癌症。譬如說，有一種物質可以在細胞內執行下列機制：

1 該物質可以減緩激酶的作用力。激酶是能夠「開啟」其它蛋白質之

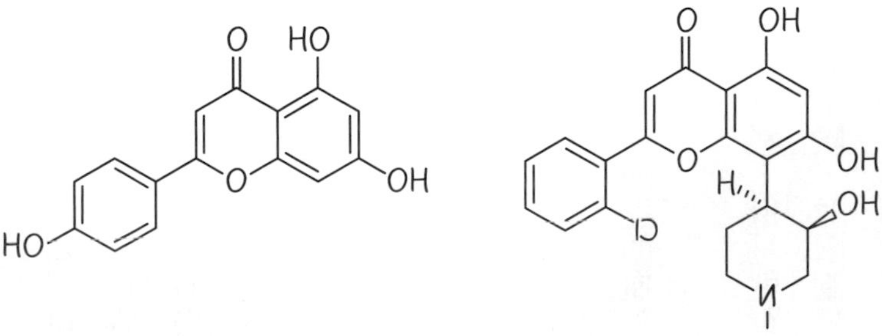

▶ 芹菜素（左圖）和右圖的新抗癌藥物alvocidib。

功能的蛋白，因此，激酶會化活化細胞，細胞就能夠生長和分裂。

❷ 該物質確保細胞檢查蛋白克盡職守。「細胞檢查蛋白」是調控細胞生長週期的蛋白質。如果生長週期被干擾，細胞就可能調皮搗蛋，並產生癌症。

❸ 該物質可以抑制發炎蛋白。發炎蛋白是活化或吸引白血球的蛋白質。癌症細胞的最佳生長環境就是出現大量發炎反應的地方。也就是說，不需要到大面積潰爛傷口的發炎反應，分子層次的發炎反應就會破壞細胞壁，並導致白血球想要擠進損傷處進行清理。

有一種物質擁有執行這三種機制的能力。這個物質叫做薑黃素。薑黃素是一種分離自薑黃的分子，呈淡黃色的粉狀，由一種隸屬薑類的黃根草植物製成。此外，這種粉末常被用來製作咖哩醬。

薑黃素減緩激酶的作用力，[201-202] 調控了細胞檢查蛋白[203]，並抑制了發炎蛋白。[204] 薑黃素不僅抗癌，它也被認為能夠減緩老化疾病，如阿茲海默症。研究已經證明，薑黃素減少了會造成阿茲海默症的腦部蛋白質凝集。阿茲海默症是因為蛋白質凝集在腦部細胞的周圍或內部，最後窒息了腦細胞。這些蛋白被稱之為β類澱粉蛋白（amyloid-beta，簡稱Ａｂ）。阿茲海默症的小鼠研究顯示，薑黃素可以降低43％的類澱粉蛋白沉積量。[205-206]

另一項研究顯示，餵食大鼠薑黃素可以降低脂褐素（lipofuscin）的形成。[207] 脂褐素也被稱作「老化色素」，它是累積在我們細胞中的廢物，會造

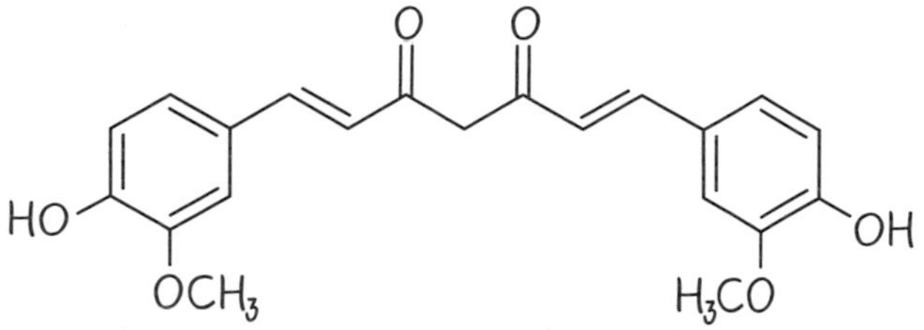

HO, OCH$_3$, O, O, OH, H$_3$CO

▶ 薑黃素（Curcumin）

成老化。年長者最多會有70%的細胞會被混雜著蛋白凝塊和氧化脂肪的斑塊給佔據。事實上，脂褐素就是造成老化的原因之一。目前只有幾個物質可以減緩脂褐素的形成，而薑黃素在這方面具有一定的水準。

在印度，他們沒有虛擲光陰等待這些科學研究結果，印度人已經吃了好幾千年的薑黃，且該物質是他們家鄉菜中很重要的成分。薑黃可以應用在各類佳餚中，舉凡肉類、魚類、湯品和蔬食都可以搭配它烹調食用。

薑黃素是一種略帶油脂的物質（這讓薑黃素得以穿過血腦障壁）。為了刺激腸道對它的吸收率，最好將薑黃素搭配其它帶有油脂的食物一起食用，如橄欖油。黑胡椒也可以增加薑黃素的吸收率，它最高可以提升薑黃素二十倍的吸收率。[208] 舉例來說，你可以每天用一茶匙的薑黃素為沙拉增添風味，同時加入一點黑胡椒和橄欖油以促進它的吸收率。或是你可以在你的蔬菜湯或蔬菜汁中加入一茶匙的薑黃素，並佐以少許的黑胡椒。

薑黃素不是唯一對阿茲海默症和腦部發炎有幫助

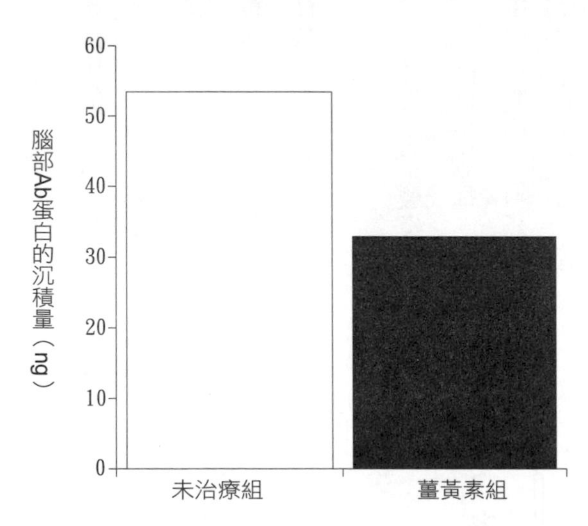

▶ 薑黃素降低小鼠Ab斑塊的形成，且幾乎降了一半（黑色長條柱）。資料來源：*The curry spice curcumin reduces oxidative damage and amyloid pathology in an Alzheimer transgenic mouse, The Journal of Neuroscience, 2001*

的物質。草本植物如百里香、甘菊、薄荷、迷迭香和牛至都含有大量的類黃酮素—如木犀草素，它可以降低腦部的發炎反應。就以連續四週被給予木犀草素的老年小鼠為例，牠們的記憶力改善了，且牠們腦部的發炎參數降到了年輕小鼠的狀態。[209] 肉桂中的某些物質也能減緩阿茲海默症[210]，並對抗其它的老化疾病，如第二型糖尿病。[211] 根據發表在PLoS生物學的研究所述，肉桂萃取物可以降低阿茲海默症小鼠63％的β類澱粉蛋白累積量。

總之，草本香料不只是有用的風味增進劑，它也有助於預防大量慢性病和老化疾病。

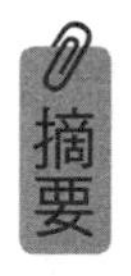

摘要

草本香料，如巴西里、百里香、迷迭香、薑黃、羅勒、牛至、肉桂、墨角蘭或薄荷：

- 可以降低罹癌風險並減緩癌細胞的生長速度。
- 對老化疾病具有正面幫助，如失智症或糖尿病。

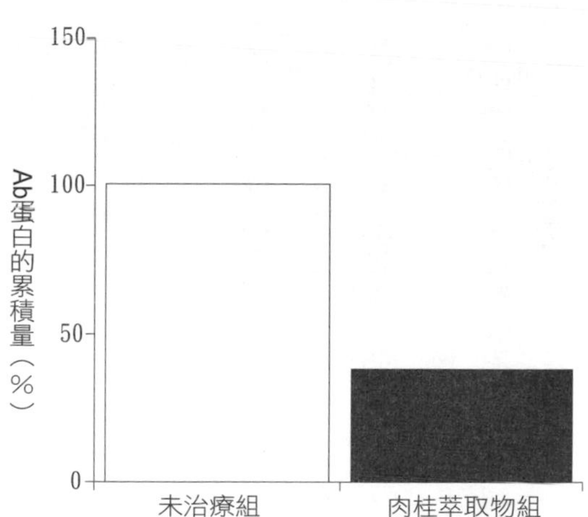

▶ 被餵食肉桂萃取物的阿茲海默症小鼠，其β類澱粉蛋白凝塊降低了63%。資料來源：*Orally administrated cinnamon extract reduces [Greek-beta]-amyloid oligomerisation and corrects cognitive impairment in Alzheimer's disease animal models, PLoS Biology, 2011*

薑黃素，一種由薑類植物黃根草分離出的物質：

- 減緩發炎性蛋白的生成量。
- 減緩會促進細胞和癌症生長的蛋白質生成量。
- 降低阿茲海默症蛋白的凝集。
- 讓細胞中堆積較少的脂褐素（一種「老化色素」）。

大蒜、洋蔥、酸豆

大蒜和洋蔥中都充滿有毒物質。羊、牛和貓吃大蒜或洋蔥甚至會出現溶血現象，這是因為大蒜和洋蔥中的毒素會破壞紅血球，造成紅血球破裂。所以，我們可以得知，不是只有吸血鬼會受到大蒜毒害。但是少量攝取大蒜和洋蔥是有益健康的，因為它們喚醒並活化我們細胞的防禦機制（這個原理在本書中已經被充分的討論過）。

因為大蒜和洋蔥有弱毒性，所以它們也會活化某些肝臟中的酵素，這些酵素專門分解對身體有害的毒性物質。此外，大蒜和洋蔥也活化了麩胱甘肽過氧化物酶，它可以分解自由基。

根據一項發表在胃腸學的研究所述，一天吃至少半顆洋蔥者，可以降低50％得到胃癌的機會。[212] 除了消化道，洋蔥也能夠保護身體遠離其它部位的癌症，如乳癌。[213] 大蒜最為人所熟知的是，它對心血管系統的影響。大蒜能降低血壓和血小板的黏性，這項事實已經被研究人員分別以體外和體內的實驗證實。[214] 因此，大蒜能夠用來預防心血管疾病。當然，對已經發生過心肌梗塞的人來說，大蒜無法抹滅掉它對心臟所造成的影響：大蒜中的成分無法讓死亡的心肌組織起死回生。利物浦大學的生物學家暨研究學者哈利德・拉赫曼（Khalid Rahman）博士說了下面這段關於大蒜的言論：

「大蒜本身不會治療心血管疾病，但是它或許能夠預防或延緩心血管疾病的發生。儘管如此，卻陸續有證據顯示，將大蒜做為心血管疾病的輔助療法有益於病況的控制。由於大蒜有這麼多的藥用價值……，所以規律的攝取大蒜或許可以降低其它與氧化壓力有關的慢性疾病，如癌症和糖尿病。」（資料來源：*Vitasearch, The experts speak: cardiovascular disease and garlic*）

生吃大蒜可以讓大蒜中的有益物質發揮最大的功效，比方說，你可以將它加在沙拉、豆科植物或健康的醬料及油醋醬中食用。將大蒜加入油脂中，如橄欖油，能夠促進大蒜其脂溶性物質的吸收率。

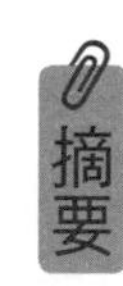

洋蔥和大蒜有弱毒性，這造成它們：

- 喚醒我們細胞的防禦機制，所以自由基就能夠更快地被分解。
- 活化酵素（蛋白），它們能夠分解肝臟中的毒性物質。

這會降低得到癌症和慢性疾病的機會，如心血管疾病和糖尿病。

除此之外，大蒜尤其能夠藉由抑制血小板凝集，來降低罹患心血管疾病的風險。

第6層：膳食補充劑

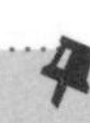

藥物
代換成⬅「聰明的」膳食補充劑

膳食補充劑

膳食補充劑建立了一個市值數十億美元的產業，這正是為什麼我們會被各方大力地鼓勵，以吞入各種藥丸的方式來增進我們健康的原因。我們真的需要這些補充劑嗎？需要，也不需要。遺憾的是，這個問題大多以黑白論的方式被討論。在支持方，你會發現健康大師是膳食補充劑和「抗氧化劑」的狂熱支持者，他們強調著維生素E的好處，維生素C的克數和「強化的」輔酶Q10，在反對方，我們會發現批評者不分青紅皂白的將所有的膳食補充劑都視如敝屣，並且認為多元健康的飲食就足以提供所有營養素。

容我這麼說：真相並不是非黑即白，它可以處在中間地帶。有些膳食補充劑是可取的。這些膳食補充劑已經被證實有益我們的健康（在大型科學研究中獲得應證）。通常，研究結果也清楚證實，這類補充劑都是大部分民眾所缺乏的物質，只不過「缺乏症」一詞需要被正確的解讀。的確，缺乏症分兩類：

「嚴重性缺乏症」和「邊緣性缺乏症」。當醫師和政府提到缺乏之時，他們通常是指嚴重性缺乏症。這些嚴重性缺乏症常會導致疾病。另一方面，邊緣性缺乏症是指某些營養素輕微的不足，大多數的情況下這種缺乏都不會讓你生病，但長期下來它會耗損你的健康，並加速老化的進行。這些邊緣性缺乏症遠比官方所說的嚴重性缺乏症還常見。

就以維生素D為例，假如一個人血液中的維生素D濃度低於十奈克（ng）／毫升，許多的政府單位和健康照護機構就會將他視為患有維生素D缺乏症。這表示他或她的維生素D過少，以至於會得到佝僂症，這種疾病會導致骨頭變形，因為腸道吸收鈣質需要維生素D的幫助。根據一項在英國中型城鎮中進行的研究顯示，每四個英國人當中就有一人患有維生素D缺乏症。也就是說，他們血液裡的維生素D含量低於十奈克／毫升，[215] 而這項研究的數據甚至是在夏末時所測量的（皮膚曬太陽可以產生維生素D）。因此，反對膳食補充劑者做出「大多數英國人（具體來說，75%）不需要額外補充維生素D」的結論。然而，某種物質的研究表示，嚴重性缺乏症和邊緣性缺乏症，其兩者之間的血液數值差異很大。一項發表在《刺絡針》期刊的研究表示，與維生素D充足者相比，維生素D含量低於二十奈克／毫升者，其得到腸癌的機率高了兩倍。[216] 另一項也發表在《刺絡針》的研究建議，血液中最佳的維生素D濃度約為三十至六十奈克／毫升。[217] 陽光普照國家的居民（因為他們透過曬太陽產生維生素D），其血液中的維生素D平均含量甚至達五十至九十奈克。也就是說，英國人「只有」四分之一的人口患有「官方認定的」缺乏症（血液中濃度低於十奈克／毫升），但是大多數的英國人都被認為患有維生素D邊緣性缺乏症（低於三十至六十奈克／毫升），他們的罹癌風險會增加，以及各種我們將要看到的其它慢性疾病風險也會增加。所以，當政府和醫學實驗室談到缺乏症時，他們往往是指嚴重性缺乏症。有更大一部分的人可能沒有缺乏，卻處於邊緣性缺乏的狀態，長期下來，這可能會導致他們的健康出現問題。

這就是邊緣性缺乏症和嚴重性缺乏症之間最大的差異性。可是，大家卻對膳食補充劑有相當多的誤解。常有人說，假如你貫徹健康和多樣的飲食型態，根本不需要使用膳食補充劑，不過這種狀態幾乎難以達到。第一，幾乎沒有人真的食用健康且多樣的食物，包括認為自己貫徹健康和多樣化飲食者。如果你真的想要吃進健康又多樣的食物，你必需每週吃海菜，以攝入足夠的碘。最重要的是，許多冬天的乾香菇能夠讓你獲取充分的維生素D。同樣的，為了獲得每日所需的鎂和葉酸，你必須每天吃進半公斤以上的蔬菜。極少人每週吃海菜，更別說是吃乾香菇和大量蔬菜了。此外，我們可以捫心自問，今日我們的健康食物是否仍然有益健康。水果和蔬菜中的維生素和礦物質含量比過去少很多，因為它們被過度栽植。近幾十年來，超市貨架上的水果和蔬菜是以外表來分級——色要美、形要佳、個頭要大，大家不再以它們的健康價值來分級。此外，現代的栽植技術已經導致蔬菜和水果生長在過度種植的土地中，土壤中的礦物質和維生素含量都不高，這也導致蔬果的礦物質和維

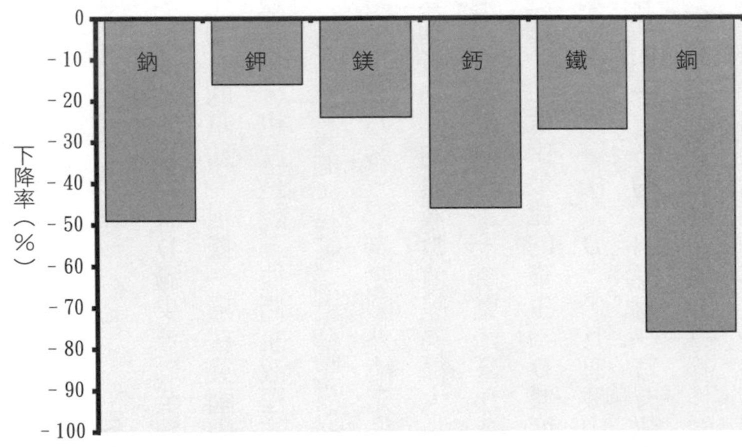

▶ 與1940年相比，蔬菜中的許多礦物質含量都變少了。資料來源：
A study on the mineral depletion of the foods available to us as a nation over the period 1940 to 1991. David Thomas, based on studies by R.A. McCance and E.M. Widdowson, Ministry of Agriculture, Fisheries and Foods and the Royal Society of Chemistry

生素含量愈來愈低。[218-219]舉例來說，自一九四〇年起，蔬菜的鎂含量少了24%，鐵含量少了27%，鈣含量少了46%，而銅含量則少了76%。

我們可以說，今天的番茄和六十年前的番茄已經不再一樣了。這也是為什麼我們必須自問，是否「健康且多樣的飲食」仍可提供充足營養素的理由。哈佛的科學家會將每日服用綜合維他命補充劑納入他們的金字塔中，有一部分也是因為這個原因。

另一方面，使用膳食補充劑會讓人心裡比較好受。有些吃垃圾食物的人，可能會每天服用一顆綜合維他命，以攝取「充足的」維生素和礦物質。當然，這是無稽之談。一項名聞遐邇的實驗中，研究人員餵食小鼠吃一份表面上看起來「均衡」的飲食——這份飲食含有小鼠所需的所有維生素和礦物質，以及碳水化合物、熱量和脂肪。儘管小鼠吃進了所有所需的礦物質和維生素，以及充足的熱量，但是過一陣子後，小鼠就變得病懨懨的，且快速死亡。很明顯地，這本來就是一定會發生的狀況，因為一份健康的飲食不是區區幾十種維生素和礦物質就可以撐起，它還需要涵蓋更多其它的物質。蔬菜、水果、堅果、可可和富含油脂的魚類中含有成千上萬種的類黃酮素、脂肪酸和植化素，這些物質大多數都還尚未被人類發現。也就是說，你不可能把所有身體需要的元素塞到一顆藥丸裡，若要如此，這顆藥丸可能至少會有一磅重。

使用膳食補充劑時，還可能會有另外一個風險。那就是食用某些維生素或抗氧化劑，會阻礙身體吸收與之相似的維生素或抗氧化劑。就以β-胡蘿蔔素為例，該物質出現在胡蘿蔔中，並讓胡蘿蔔呈現橙色。β-胡蘿蔔素在人體會轉化為維生素A。市面上會將β-胡蘿蔔素以膳食補充劑的形式販售，因為它是一個「完美的抗氧化劑」，且是維生素A的先驅物。根據一個大型維生素網站所述，β-胡蘿蔔素是一種「最高級的抗老化微量營養素，具有對抗疾病、增進整體健康和延年益壽的能力」。

但是研究已經證實，服用β-胡蘿蔔素補充劑的人，其罹患肺癌、攝護腺癌和心血管疾病的風險比較大，並有較多的人死於整體性的健康問題。[220] 造成這個結果的可能原因是：自然界中有各種不同類型的胡蘿蔔素，然而膳食補充劑中卻只含有一種胡蘿蔔素，也就是β-胡蘿蔔素。因此，我們腸道和細胞中的吸收蛋白（它們專門吸收我們食物中的胡蘿蔔素）會變得只能吸收單一形式的β-胡蘿蔔素，而不再能吸收其它類型的胡蘿蔔素。可是，對維持身體健康而言，其它類型的胡蘿蔔素也是不可或缺的元素。學者認為，具有抗癌效果的並不是β-胡蘿蔔素，而應該是α-胡蘿蔔素。簡單的說就是，只含有單一胡蘿蔔素的補充劑會阻礙身體吸收其它類型的胡蘿蔔素，進而增加罹患癌症或死於整體性健康問題的風險。

維生素E也有相同的狀況。維生素E補充劑通常都只含有單一形式的維生素E，那就是α-生育酚，但是光我們所知道的維生素E就至少有八種形式。如果有人吃了高劑量的維生素E補充劑，那麼腸道中吸收各種維生素E的接受器就會被單一形式的維生素E佔滿，因此你的身體就會吸收到較少其它類型的維生素E。

正因為這樣，在抗氧化劑和膳食補充劑方面，我們必須破除廣為流傳的大量迷思。幾乎每一本健康雜誌或是書籍都會告訴你，維生素E有益心血管健康。沒錯，根據許多健康大師的說法，只要單一形式的維生素E，也就是α-生育酚，就足以大幅下降心血管疾病的風險。確實也有許多研究證明維生素E能夠降低得到心血管疾病的風險。儘管如此，但這些結果基本上都是出自於相當小型且實驗過程不嚴謹的研究，它們發表在影響係數不高的科學期刊上。讓我們來看看大型且精良的研究發現了些什麼。CHAOS（Cambridge Heart Antioxidant Study，〈劍橋心臟抗氧化研究〉）顯示，維生素E能夠降低非致死性心肌梗塞的發生數，梗塞的發生數無任何影響。這樣的結果非常奇怪，因為假設維生素E真的有益心血管系統，那麼你會預期它也能夠降低致死性心肌梗塞的發生數。其它的研究也沒有表示維生素E有這方面的功效。根據GISSI研究（一萬三千二十四名受試者）所言，維生素E並不會讓人遠離心肌梗塞（儘管omega-3脂肪酸確實有這樣的效果）。在HOPE研究（Heart Outcomes Prevention Evaluation-study，〈心臟預後防治評估研究〉）中也發現同樣的結果，該實驗共有九千五百四十一名受試者服用維生素E。MRC／BHF研究（Medical Research Council/British Heart Foundation-study，〈醫學研究議會暨英國心臟基金會研究〉）涵蓋了二萬零五百三十六名受試者，並給予他們維生素E、維生素C和β-胡蘿蔔素的綜合補充劑，均未發現它們對預防心血管疾病有任何的效果。儘管如此，但今日你卻找不到一本沒提到維生素E有益心血管健康的健康書籍或雜誌，更不用說網路了。此外，花一個半小時的時間搜尋醫學資料庫，你會發現維生素E儘管具有強大的抗氧化力，卻對預防心血管疾病沒有任何影響。

「超級抗氧化劑」維生素C的身上也出現了類似的狀況，不過它的狀況比較複雜一點。由於維生素C是抗氧化劑，所以它被認為非常有益健康。維生素C的擁護者會將他們的論點構築在實驗過程不嚴謹且小型的研究結果上，當然，也少不了引用諾貝爾得主萊納斯．鮑林（Linus Pauling）的書了。鮑林是一位化學家，也是少數幾位獲得兩次諾貝爾獎的人之一——一為化學獎，一為和平獎。鮑林是忠實的維生素C使用者，並著有多本暢銷健康書籍。他建議大量的服用維生素C，甚至是一天好幾公克。很多人將他活到94歲高齡的原因，歸功於他攝取了大量的維生素C。可是這些人都忘了考慮到教授的平均壽命本來就比普通勞工多了十年，而且鮑林的生活型態健康，都食用有益健康的食物。

話雖如此，但鮑林有提出一個這樣的論點：他曾經表示，癌症患者在使用高劑量的維生素C後，能夠輕易地比未使用者多活四倍的時間。然而即便是美國知名的梅約診所或是其它研究單位，都無法再做出同樣的實驗結果，他們都沒看到維生素C對癌症有任何影響。乍看之下，這就是最後的結論。不過，這些研究和鮑林的研究之間有很大的不同之處，那就是維生素C給予的方式——鮑林的研究中，他是將維生素C以靜脈注射的方式給予受試者，然而其它研究卻是以口服的方式。與靜脈注射的結果相反，口服維生素C似乎對癌症沒有任何功效。為什麼會出現這樣的狀況？因為事實上高劑量的維生素C不是抗氧化，反而是促氧化！沒錯，我們所熟知的著名抗氧化劑維生素C，也可以是促氧化劑。當以靜脈注射的方式給予維生素C時，大量的維生素C會流入血液中，而由於維生素C具有促氧化的能力，所以它能夠對抗癌症。正如我們所知，維生素C在細胞內可以和鐵作用，當維生素C接觸到鐵時，它會形成具有危險性且高活性的氫氧自由基（以化學的角度說，就是發生了Fenton反應）。這些氫氧自由基是會與細胞中DNA和蛋白質反應的自由基，因此在這個情況下細胞會受到損傷。

癌細胞對維生素C的促氧化能力特別敏感，這是因為癌細胞的生長快速且不受控制，導致它們無法有效地管理它們所含的鐵。在癌細胞中，鐵的排列不再井然有序，它散佈在細胞各處，因此它得以和維生素C反應，並產生了對癌細胞具有極大毒性的自由基。總歸一句話，靜脈注射高劑量的維生素C，其毒性就跟化療藥物一樣。要注意的是，普通的細胞也會被高劑量的維生素C破壞，只不過不會像癌細胞那麼嚴重。

儘管如此，許多健康大師還是只斷章取義的擷取鮑林研究的結果——維生素C對癌症的存活率大有幫助。此外，由於他們不知道維生素C之所以能夠抗癌的生化機制，因此他們仍會宣稱高劑量的維生素C對你的健康有益。

還有另外一個不建議大量服用維生素C的理由，那就是過多的維生素C會經由尿液排出體外。這是因為身體會嚴密地調控體內的維生素C含量（或許是維生素C也會扮演毒性促氧化劑之故）。當然，這不表示我們就應該將維生素C視如敝屣。相反地，大部分的國家建議每天要攝取約六十毫克的維生素C。事實上，這樣的攝取量太低了。不過政府單位是怎麼制定出這麼低的建議攝取量呢？研究證實只要數十毫克的維生素C就足以預防壞血病，而當人體攝入超過六十毫克的維生素C後，他們就會開始將維生素C排出體外，政府制定的建議量就是以這些研究結果為基礎，但是這樣的理論是錯誤的。壞血病是人體維生素C過低所引起的嚴重疾病，他們的牙齦會開始流血，胃部內膜也會出血；患者疲憊、虛弱且有噁心感。換句話說，如果你是一名十八世紀且航行在太平洋上數月的英軍水手，六十毫克的維生素C可能只是你每天需要攝取的最小攝取量。不過對生活在二十一世紀且追求最佳健康狀態的人來說，這樣的攝取量實在太低了。身體不只需要用維生素C來預防壞血病，它也需要用維生素C來生成神經傳導物質、合成膠原蛋白、進行能量代謝等等。

我們這樣說吧，每日六十毫克的維生素C建議攝取量太低了，而健康大師所說的每日攝取數公克的維生素C又太多了。一般大眾彷彿霧裡看花，不知如何是好，然而其實答案很簡單。

最好的做法是，攝取中間劑量的維生素C，也就是每天二百至四百毫克。這是因為研究已經證實，每天攝取四百毫克的維生素C能夠完全滿足身體所需（而非少少的六十毫克），且一日攝取超過五百毫克的維生素C會讓它出抗氧化劑的角色轉變為促氧化。[221] 吸菸者的每日攝取量則可以加倍。

這為我們帶來一個重要的啟示：額外補充多數的膳食補充劑，主要只是圖利補充劑製造商；然而長期缺乏某些維生素和礦物質又會有害健康。這就是為什麼對可能出現的維生素和礦物質缺乏症來說，服用綜合維他命補充劑是理想的彌補辦法。因為這些缺乏症確實存在，尤其是對長者而言。年長者無法如年輕時那般吸收維生素、礦物質和植化素，因為他們的胃酸變少了，腸道的功能也變弱了。大約四十歲左右，人體吸收營養的能力就會開始下降。

左側表格中，我們可以看到族群中各種維生素和礦物質攝取量低於ＥＡＲ（estimated average requirements，平均需要量）的百分比。根據此表所呈現的結果，美國有一半的人口鎂攝取量不足，幾乎每一個美國人的維生素Ｅ攝取量都過低；七十歲以上的人口中，有一半的人維生素Ｂ６攝取量太少。當然，美國人的生活型態和歐洲人不同，但是這個趨勢與我們息息相關。

在這方面，我們不應該忘記平均需要量（ＥＡＲ）甚至比政府所建議的每日建議攝取量（recommended daily dose，RDD）還要低。此外，正如我們很常看到的，對許多產品而言，每日建議攝取量的劑量實在是太低了，因為每日建議攝取量是以預防缺乏症為導向制定的，而非為了防止邊緣性缺乏。如果我們的調查是以邊緣性缺乏為標準，那麼左表中的數據將會更令人心驚膽顫。

美國營養素缺乏的狀況

營養素	族群	攝取量低於平均需要量的族群百分比
鐵	十四至五十歲的女性	16
鎂	所有人	56
鋅	所有人	12
維生素B6	年過七十歲的女性	49

維生素C	所有人	31
維生素B9（葉酸）	成年女性	16
維生素E	所有人	93

資料來源：Usual nutrient intakes from food compared to dietary reference intakes, The National Health and Nutrition Examination Survey, 2001-2002

目前為止，我主要討論的都是抗氧化劑類型的膳食補充劑。然而，我們也可以找到許多對健康更有幫助的膳食補充劑。這些補充劑主要含有多數人邊緣性缺乏的物質，或是具有能夠影響代謝並減緩老化疾病出現的成分。不同於那些「過度炒作」的抗氧化劑，我稱這些補充劑為「聰明的膳食補充劑」。鎂就是這類補充劑之一。

鎂在人體代謝中扮演了重要的角色。它可以穩定三磷酸腺苷（adenosine triphosphate，ATP）。ATP也被科學家喻為「名列DNA之後，人體中第二重要的分子」。這絕不誇張，ATP是能量。ATP幾乎維持了所有分子的運作，而我們進食和呼吸都是為了產生ATP。鎂會黏附在ATP分子上以穩定ATP，所以ATP可以更有效率的工作，並讓能量代謝保持在最佳狀態。因為鎂對代謝如此重要，所以若（邊緣性）缺鎂會增加罹患心血管疾病、第二型糖尿病、癌症、高血壓、骨質疏鬆症、中風和其它老化疾病的風險也不足為奇。比方說，血液中鎂含量充足者，其得到心血管疾病的機會少了40%，得到癌症的機會則降低了50%。[222] 科學家建議，我們每天至少要攝取三百至六百毫克的鎂。儘管如此，但多數的膳食補充劑都沒有達到這個劑量，因為如此一來，補充劑會變得太大顆。另外，許多膳食補充劑含有氧化鎂，它的吸收率不佳，且會刺激腸胃（醫學上，氧化鎂甚至被作為瀉藥使用）。檸檬酸鎂比較不會造成腸胃不適，吸收率也比較好。

另一群在代謝中扮演重要角色的物質是維生素Ｂ群。維生素Ｂ1、Ｂ2、Ｂ3和Ｂ5是潤滑複雜代謝機制的潤滑劑。維生素Ｂ9和Ｂ12則與ＤＮＡ的生成以及完整性較有關係。維生素Ｂ群的缺乏主要出現在代謝作用非常活絡的組織，如腦部、腎臟或心臟。舉例來說，維生素Ｂ1缺乏會導致魏尼克氏和科爾薩科夫氏症候群，這種不可逆的疾病造成腦部細胞死亡和記憶力受損。酗酒者常會得到魏尼克氏和科爾薩科夫氏症候群，因為他們的飲食不均（這是維生素Ｂ1缺乏的主因）。著名的《護士健康研究》顯示，維生素Ｂ9含量最高的女性，其發生心肌梗塞的機會少了45%，[223] 而維生素Ｂ6也可以降低類似的百分比。根據另一篇發表在神經學的研究所述，維生素Ｂ12含量低的年長者，其腦部萎縮的機率會突然增加六倍。[224] 牛津大學的研究人員給予老年人維生素Ｂ，接下來幾年他們發現這些人損失的腦部體積少了七倍。[225] 哈佛大學沃爾特・威利特教授（營養與健康領域的重要權威之一）說了一段關於維生素Ｂ群的話：「研究不斷證明規律的服用綜合維他命補充劑，是預防心臟病、癌症、骨質疏鬆症和其它慢性疾病不可或缺的要素，尤其是維生素Ｂ6、Ｂ12、Ｂ9和維生素Ｄ（稍後會進一步討論）。」

因為維生素Ｂ群是水溶性，所以過量的維生素Ｂ總是會經由尿液排出，因此幾乎不會出現維生素Ｂ群服用過量的狀況。儘管如此，極高劑量的維生素Ｂ群還是可能造成副作用——比方每天攝取超過五十毫克的維生素Ｂ6（維生素Ｂ6的每日建議攝取量是二毫克）。最好是服用維生素Ｂ群，這類的補充劑含有各種維生素Ｂ。這很重要，因為各式的維生素Ｂ可以相輔相成，並攜手讓體內的代謝作用運作得更加順暢。一項研究顯示，含有維生素Ｂ群的膳食補充劑不會降低發生心肌梗塞的風險，[226] 這很合理，因為這項研究只給與維生素Ｂ9和Ｂ12，而並非是給予含有維生素Ｂ1、Ｂ2、Ｂ3、Ｂ5、Ｂ6、Ｂ9

和B12的綜合維生素B群。不過，另一項研究顯示，除了給予維生素B9和B12外，再加上維生素B6，即可以降低50%的心肌梗塞或心血管疾病死亡率。[227]

碘在人體代謝中也扮演重要的角色，它調控了代謝的速度和體溫。由於碘是啟動我們能量代謝的重要因素，因此即便是輕微的短缺（還離官方所定義的「缺乏症」數值很遠），也會造成健康上的毛病，如疲倦和專注力問題。[228] 雖說碘是這麼重要的物質，但是在歐洲各族群中幾乎有70%的人都有碘缺乏的現象。儘管歐洲許多國家都已經在麵包和鹽中額外添加了碘，但世界衛生組織（WHO）還是認為歐洲碘缺乏的狀況是個大問題。[229] 可是你必須謹慎地使用碘補充劑，二百微克是膳食補充劑的最大劑量。過量的碘具有毒性，尤其是對甲狀腺。另外，硒這種礦物質也和碘有異曲同工之妙。

硒是一種有趣的物質，因為它在我們身體本身的抗氧化系統中佔有一席之地。我們的身體含有大量的內部抗氧化系統，它們以各種形式的蛋白質清除自由基。這些蛋白質有超氧化物歧化酶、過氧化氫酶和麩胱甘肽過氧化物酶等，它們專門攔截自由基，並使它們變得無害。這就是為什麼超市販售的多數抗氧化劑無法有效發揮功效，以及對延長壽命或延緩老化沒什麼影響的原因之一，因為它們無法比擬我們細胞裡與生俱來的抗氧化系統。很多時候，額外補充的抗氧化劑反而會削弱我們體內的抗氧化系統，這導致我們更容易受到自由基的傷害。前文我們已經花了不少的篇幅討論這個原理。

麩胱甘肽過氧化物酶是我們體內抗氧化系統中的主要蛋白質之一。不過，麩胱甘肽過氧化物酶的正常運作需要有硒。透過攝取硒，身體本身的抗氧化系統被強化了，這也表示自由基可以更有效率的被清除掉。

此外，硒也對免疫系統極為重要。我們知道免疫系統裡的許多蛋白質，其正常運作都需要硒的協助。在這個狀況下，硒可以阻止病毒的複製和突變，如造成心臟問題的柯薩奇病毒，造成肝衰竭和肝癌的B型和C型肝炎病毒，以及造成愛滋病的HIV病毒。HIV感染者若同時缺乏硒，其死亡的機率大約會比血液中硒含量充足的愛滋病患者高出二十倍（當然，其它的因素也有納入考量，如營養不良的狀況）。[230]根據另一項研究的結果，一萬八千七百零九名受試者中，血液中硒含量最高者得到特定關節炎的機會小了六倍。關節炎是一種免疫細胞攻擊關節造成的發炎性疾病。[231]

我們在本書中已經闡述過很多次，免疫系統也是預防癌症的一個重要因素。這是因為免疫系統會不斷地將新生成的癌細胞清除掉，並防止它們發展成腫瘤。研究顯示，硒可以提供抗癌的效果。一項由三萬四千名受試者參與的哈佛研究顯示，血液中含有大量硒者，其得到攝護腺癌的機會少了三倍。[232]根據癌症營養預防研究所述（第一個針對西方族群硒使用量進行探討的縝密研究，「以雙盲、隨機、安慰劑對照組的方式進行介入性研究」），使用硒酵母菌補充劑者，其癌症死亡率少了50%、罹患攝護腺癌的機會少了63%、罹患腸癌的機會少了58%，以及罹患肺癌的機會少了46%。[233]儘管如此，根據硒與維生素E癌症預防試驗（Selenium and

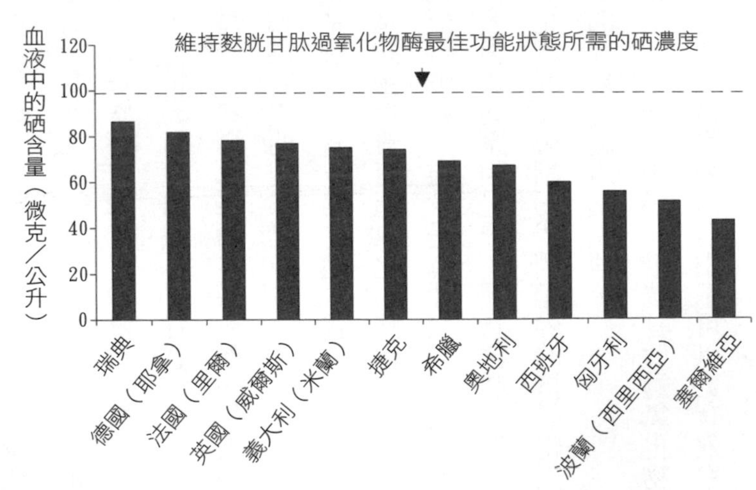

▶ 在許多國家，人們所攝取的硒都太少，以至於身體本身的抗氧化蛋白無法發揮至最佳功能狀態。資料來源：*The importance of selenium to human health, The Lancet, 2000*

Vitamin E Cancer Prevention Trial，SELECT）的結果，硒並不會降低攝護腺癌的風險（而維生素E甚至會增加攝護腺癌的風險）。不過，該研究所使用的是另一種硒補充劑——甲硒胺酸（selenomethionine），而非硒酵母菌。因為維生素E會增加攝護腺癌的風險，研究人員也想知道為什麼硒和維生素E結合卻不會提升攝護腺癌的風險。

總而言之，多數歐洲人每天的硒攝取量不足。主要的原因是因為歐洲的土壤硒含量極低。[234] 硒存在於蔬菜和穀物中，然而這些植物中的硒含量卻仰賴土壤中的硒供給。通常，一個人每天至少需要攝取75微克的硒，如此一來，麩胱甘肽過氧化物酶（身體本身含有硒的抗氧化蛋白）中的硒含量才能達到飽和。儘管某些科學家認為攝取七十五微克的硒仍不夠充足，但是大多數的歐洲人連這個量的硒都吃不到。

為了同時滿足細胞中麩胱甘肽過氧化物酶的硒需求量（而不單是滿足血液中的麩胱甘肽過氧化物酶），每天應該攝取一百微克的硒。[235] 此外，硒的抗癌和免疫刺激效果，只有在使用更高劑量的硒時才會出現，如一天二百微克，這就是為什麼某些研究學者會建議每天攝取二百微克硒的理由。

最近，歐盟已經發布了一項新的硒建議攝取量指南。它將一天的硒攝取量定在五十五微克，這甚至比保持血液中麩胱甘肽過氧化物酶最佳運作狀態所需的七十五微克還少。在近十年間，該建議劑量可望被再次的提升。

硒是一種強大的物質，這也意味著一不小心它就可能會變成毒藥。服用硒補充劑時，一定要切記不要過量。硒的最大攝取量是一天四百微克，但是最好是將硒的使用量控制在一天二百微克。這表示硒的膳食補充劑含量最多不能超過一百微克，因為每天的餐點和其它綜合維他命補充劑中也會含有硒。

如果你要服用膳食補充劑，尤其是硒和碘，請務必諮詢具有營養和預防醫學專業的醫師。

維生素D是另一項有趣的物質，它對身體有重要的影響，但卻有許多人的維生素D含量都處於「邊緣性缺乏」的狀態。

維生素D是脂溶性維生素，它的結構和荷爾蒙類似。透過日照，皮膚可以生成維生素D。前維生素D分子駐守在皮膚中，經過日照，它可以轉化為維生素D（在經過肝臟和腎臟的作用後）。維生素D最廣為人知的就是，它是預防佝僂症所需的維生素。佝僂症會造成骨頭發育不良，它常發生在十九世紀貧窮勞工者的子女身上，因為他們整天都必須在工廠工作，無法曬到充足的陽光。不過最近數十年，科學家發現維生素D不單只對骨骼發育和鈣質吸收率有影響，它還在免疫系統中扮演了重要的角色，並且與癌症、心血管疾病和糖尿病息息相關。

譬如說，充分攝取維生素D的女性，其得到乳癌的機會較低（死亡率也較低）。[236-237] 另一項發表在刺絡針的研究顯示，被給予充分維生素D補充劑的嬰兒，其得到第一型糖尿病的機會少了80％。

就某些我經常聽到的言論來說，這些研究很有趣，因為我常聽到有人說膳食補充劑是「違反自然的」。換句話說，如果我們順應自然（透過最重要的健康飲食和生活），根本就不需要膳食補充劑。我可以想到兩點足以駁回這種說法的論點：第一，多數人不再以那麼「自然」的方式生活。這些研究結果並非偶然，《刺絡針》糖尿病研究中，那些被給予維生素D的嬰兒都生活在斯堪的那維亞半島，該處的陽光量較少。人類起源於非洲，那裡的陽光非常充足。經過幾千年的時間，人類不斷地開疆闢土：大約六萬五千年前，非洲起源的人類開始定居在歐洲。因為對我們而言，歐洲是一個「非自然」的環境（陽光量較少），所以我們演進出了白皮膚，讓我們可以吸收更多的維生素D。你可以說白種人的出現是因為維生素D。但是今日，我們的生活方式甚至更違反自然，我們不僅住在屋子裡，還拉上了窗簾，將陽光擋在屋外。即便有短暫的外出，也只是為了坐到車子裡或是搭火車。說到這裡，我甚至都還沒抱怨到英國的天氣。總之，我們的生活方式已經不再跟我們的祖先一樣，尤其是如果將我們吃不健康的食物、運動量不足和所經歷的各種壓力也一併納入考量的話，因此說我們應該要「順應自然」的理論已經不再適用於今日，因為我們也不再以自然的方式生活，所以我們可以以膳食補充劑的方式採取一些「非自然性的介入法」，就跟我們可以多去健身房運動、吃蒸的食物或在床頭櫃架設一盞日光鬧鐘一樣。

第二，我們不應該忘記大自然不會總是投我們所好。（大自然只有一個任務，那就是繁衍萬物（它甚至不太在乎細微的種族之分），這就是為什麼我們的美貌和青春頂多只能持續到三十歲的原因。三十歲之後，我們的狀態會開始下降，老化也開始進行，因為大自然不再為我們瞻前顧後（大自然預期我們到了那個時候已經繁衍了後代）。簡單來說，從三十歲開始，身體的所有功能都會開始走下坡：廢物在我們的細胞中累積、我們的神經反射退化、肌肉逐漸被脂肪取代、皮膚喪失彈性等等。因此，沒有盡我們所能地保持健康和維持健康的生理代謝狀態，只謹守「我們應該順應自然」的論調會是一件可悲的事，因為我們只能活一次，也只有一副身體；因為一旦我們過了三十歲，大自然就不會再理會我們了。

言歸正傳，到底維生素D是如何降低罹患癌症和第一型糖尿病的風險呢？免疫系統在這兩種疾病中都扮演了重要的角色。維生素D能夠調控、校正並增強免疫系統，使免疫系統能夠有效地清除新生的癌症細胞，這解釋了為何維生素D對癌症有影響的原因。另一方面，第一型糖尿病則是因為免疫系統攻擊胰臟中的β細胞。如果這些β細胞都被免疫系統破壞，患者就無法再製造胰島素，沒有了胰島素，血糖就會在血液中到處遊蕩，並對身體各處造成損傷。

在其它的免疫疾病中，維生素D也扮演了重要的角色，如多發性硬化症。多發性硬化症是因為免疫系統攻擊神經，引起全身性的神經壞損所致，這讓患有多發性硬化症者會突然出現複視、肢體癱瘓、平衡問題等等。已經有研究顯示，相較於維生素D含量較低者，維生素D含量高於四十奈克／毫升者得到多發性硬化症的機會少了62％。[238] 確實，最近一篇發表在神經學的研究證實，患有多發性硬化症者在使用維生素D後，其多發性硬化症的發病率少了41％。[239] 這樣的成果比多發性硬化症的「常規」療法還好，常規療法是使用一種叫做β-干擾素的藥物。β-干擾素最多可以降低30％的多發性硬化症發病率。此外，這種藥物有許多副作用（80％的患者都覺得他們「彷彿得到了流感」，他們疲倦且肌肉疼痛），且所費不貲（四劑八百五十二歐元）。維生素D膠囊一顆不到一歐元，又幾乎沒有什麼副作用。

在其它涉及免疫系統的疾病中，維生素D也扮演了重要的角色。譬如說，攝取過少的維生素D會對憂鬱症有影響，尤其是對年長的憂鬱症患者而言。那是因為年長者常常不會到戶外獲取充足的日曬，且他們皮膚轉換維生素D的能力已經不像年輕人那般好。某些醫學期刊甚至建議，要定期檢測每位年長憂鬱症患者的維生素D含量。[240] 維生素D也和心血管疾病有關，血液中維生素D含量充足者，其心肌梗塞發作的機會減少了50％以上。[241]

總之，兩位維生素D的研究學者約翰・懷特（John White）博士和盧茲・塔維拉─門多薩（Luz Tavera-Mendoza）博士說了這段話：

「低維生素D含量與癌症、自體免疫疾病、感染性疾病和其它各類疾病之間有清楚的關聯性，這表示最近這種必需營養素之每日建議攝取量需要被重新修訂。」（資料來源：*Scientific American*, November 2007）

的確，就跟許多其它的營養素一樣，它的每日建議攝取量實在是太低了，這就是為什麼維生素研究人員會建議，維生素D補充劑的服用量要比政府所建議量高一些的原因。許多國家的維生素D每日建議攝取量是四百單位（或十微克）。但是，許多維生素D專家都建議一天要服用二千單位，[238] 這比每日建議攝取量多了很多。

儘管如此，我們必須說，過量攝取維生素D也會非常危險，就跟許多其它物質一樣。維生素D是脂溶性維生素。這表示過量的維生素D並不會由尿液排出（水溶性的維生素B群或維生素C才能這樣），而是會儲存在脂肪和肝臟中。可是要出現維生素D過量的狀況，你需要非常大量的攝取——一天攝取一萬單位以上，且連續好幾個月。[242] 這樣具有毒性的維生素D劑量會讓血液中的維生素D含量高於一百五十奈克／毫升，而血液中理想的維生素D含量會落在三十至六十奈克／毫升。在陽光普照的國家，我們可以看到他們的維生素D含量落在五十至九十奈克／毫升。這項事實可以解釋所謂的「法國異象」，意即地中海周邊的陽光國家，其心血管疾病比較不常見的現象。畢竟，我們已經看到維生素D也能夠預防心血管疾病。這就是為什麼有些科學家會認為，地中海族群的心肌梗塞發生率較低是因為他們的日曬量較充足，而非他們由麵食和橄欖油組成的地中海飲食。確實，我們在日照量不充足的國家，（如斯堪的那維亞半島或加拿大）發現他們有大量的疾病都與維生素D有關。以多發性硬化症為例，巴西的發生率就比加拿大低了十三倍。[243]

有時會有人說不需要服用維生素D補充劑，因為只要短暫的沐浴在陽光中一陣子，就足以製造出大量的維生素D。確實，午後曬二十分鐘的太陽就可以讓身體產生一萬單位的維生素D。不過這是在你全裸躺在陽光中，且艷陽高照的情況下。因為許多國家緯度較高，太陽會以比較偏斜的角度穿透地球，所以陽光的強度就變弱了。此外，就算陽光普照，通常你也不會全身都暴露在陽光底下。因此，即使是在夏季期間，還是有許多人的維生素D生成量過低。這也解釋了為何會有這麼多人口都呈現維生素D邊緣性缺乏的原因。

目前為止就膳食補充劑方面，我們可以做出這樣的結論——研究已經顯示，政府發布的各種營養素建議攝取量往往都過低。另一方面，我們被抗氧化補充劑淹沒，它們被認為具有預防心血管疾病、認知退化和老化的功效。這些主張大多都不是事實，亦或是被過度誇大了。

預防某些營養素的邊緣性缺乏症（而不只是嚴重性的缺乏症）相當重要，這些營養素是維生素B群、鎂、碘、硒和維生素D，而非流行的抗氧化劑，如維生素C、A或E這些營養素很多都在代謝作用或身體的抗氧化系統上扮演重要角色。另外，這些營養素的邊緣性缺乏，會導致我們的健康在數十年間逐漸地惡化，因此，我們的老化過程會加速，或是我們可能會變得比較容易得到許多慢性疾病。

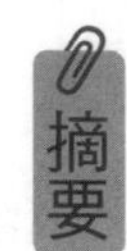

摘要

在膳食補充劑方面，發表在著名期刊上的研究已經證實：

- 抗氧化劑不會延長壽命。
- 多數抗氧化劑長期服用會有害健康。
- 維生素E無法預防心血管疾病。
- 維生素C可以做為促氧化劑（尤其是在高劑量時）。

瞭解這兩個專有名詞之間的差異很重要：

- 缺乏症（deficiencies）：體內大量的缺乏某物質，且短期內就會造成健康問題。
- 邊緣性缺乏（suboptimal shortages）：少量的缺乏某物質，且長期下來會造成健康問題，它會加快老化的速度。

聰明的膳食補充劑：

- 特別針對代謝作用者（如鎂、維生素B群和碘）。
- 活化身體抗氧化系統者（如硒）。
- 補充常見的邊緣性缺乏者（如衛生素D的缺乏）。

請注意，這些聰明的膳食補充劑都不是「抗氧化劑」。

聰明膳食補充劑的範例有：

- 鎂（一天三百至六百毫克，以檸檬酸鎂的形式）。
- 維生素B群，含有維生素B1、B2、B3、B5、B6、B9和B12（將每日建議攝取量的數值乘上幾倍）。
- 碘（每天最多二百微克）。
- 硒（每天最多一百微克）。
- 維生素D（每天二千單位或五十微克）。
- 依個人喜好服用一顆綜合維他命，以攝取到最必需的維生素和礦物質。

膳食補充劑中找不到蔬菜、水果、堅果、菇類、富含油脂的魚類和豆科植物中所含的數千種其它物質，這些物質對我們的健康有重要的影響。

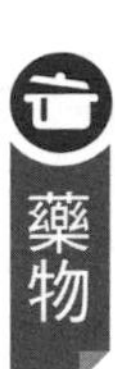

藥物

我們使用了過多的藥物。其中一項原因是因為我們認為藥物會治癒我們，但是這是一個天大的謬誤。大部分的藥物不會治癒疾病，它們只是將生病的症狀壓下來。此外，我們也低估了藥物的副作用，這是因為我們的身體非常強壯。以分子的角度來看，在我們開始因為某些藥物的副作用感到不適前，這些藥物早已經對我們的身體造成了許多的傷害。不過這不會改變，這些副作用長期下來會有害我們健康的事實。對身體而言，藥物永遠都是一個外來物，它會破壞身體微妙的平衡狀態。

舉例來說，讓我們來看看高血壓的藥物。高血壓藥物不會「治癒」高血壓。高血壓藥物如「鈣離子阻斷劑」，是由數萬億個單一分子組成的藥丸。當你吃下這顆藥，這些分子就會在血液中被吸收，並黏附在某種蛋白上，這些蛋白就是你血管肌肉細胞中的小小鈣離子通道。該鈣離子通道會被這種藥堵住，因此進入肌肉細胞中的鈣就變少了，這使得血管肌肉細胞放鬆，血管擴張，血壓隨之下降。也就是說，以分子角度來看，高血壓藥物是在擾亂某種機制，而不是解決高血壓的病因。除此之外，這些抗高血壓分子不只會黏附在血管肌肉細胞中的鈣離子通道裡，它們也會黏附在心臟（導致心臟的收縮變得較無力）、腦部（改變了腦部信號的傳遞）、腸道（造成便秘）等等。這種藥物會造成許多副作用，但它卻無法解決病灶——高血壓的成因。造成高血壓的原因主要是不健康的飲食習慣。

除了抗生素或化療藥物確實能夠治癒某些疾病外，幾乎所有的藥物都是這樣治標不治本。胃酸抑制劑會抑制胃酸的生成量，但它並不會治療造成胃酸過多（或太少）的原因。安眠藥讓患者昏睡，但卻無法解決睡眠問題。膽固醇抑制劑減緩了膽固醇的生成量，但並無法阻止會導致心血管疾病的不健康飲食習慣。

撇開多數藥物只是壓下症狀的事實不說，它們還有許多我們常常低估的副作用。我將舉一些常見的處方用藥為例，它們幾乎被認為沒有什麼副作用，如正質子幫浦抑制劑（ＰＰＩｓ），它是熱銷的藥物之一。

正質子幫浦抑制劑是一種胃酸抑制劑。這個分子就跟其它胃酸抑制劑一樣，它會黏附在胃壁細胞內某種特定的蛋白上，而這些蛋白會製造胃酸。正質子抑制劑的分子會阻礙這些蛋白的運作，所以胃酸的生成量就會降低，患者也比較不會有胃酸逆流的狀況。聽起來很棒，尤其是它的副作用很少，因為正質子抑制劑主要是針對胃細胞中的蛋白作用。

但問題是身體需要胃酸。舉例來說，胃酸與礦物質的吸收率有關，如鈣、鎂和鐵。這些礦物質和胃酸作用，以改變它們的電荷。正因為這個電荷的轉變，礦物質才可以為腸道所吸收。如果一個人的胃酸生成量變少，會導致他也只能吸收較少量的礦物質，這個狀況若發生在鈣的吸收上，就會造成骨折的風險增加。二〇〇六年，一項發表在美國醫藥協會期刊的研究表示，使用正質子抑制劑者，其髖部骨折的機會幾乎增加了三倍。[244] 除了會影響礦物質的吸收外，胃酸也會殺死我們和食物一起吃進的細菌。你可以說胃酸將食物「殺菌」了，可是假如胃酸因為正質子抑制劑變少，大量的細菌就可以大搖大擺的經過胃部，並到腸道裡佔地為王。不只腸道，這些細菌也可以滲進血液引發感染。[245] 或是它們會透過咳嗽由胃部跑到肺部，引起肺炎。已經有研究顯示，服用正質子抑制劑者，其得到肺炎的機會多了二至五倍（依他們的年齡和用藥時間長短而定），[246] 發生嚴重腸胃道細菌感染的機會則多了三倍（由困難梭狀芽孢桿菌Clostridium difficile所引起）。[247] 其它比較無危險性，卻對健康不太好的副作用是，你的腸道會被有害健康的細菌佔領。根據一項研究的結果，服用正質子抑制劑者，其小腸感染的機會增加了八倍（因為腸道過度增生的細菌所致）。這類的感染有可能會導致嚴重的腹瀉，但也有可能讓人感覺不到任何症狀，並會降低重要維生素和礦物質的吸收率。

此外，我們幾乎忘了這件事——我們需要以胃酸消化食物。服用正質子抑制劑後，我們的食物無法充分被消化，消化不良的大塊蛋白質無法被身體吸收，最後來到了大腸。如此一來，這些蛋白質不僅會讓細菌大量繁衍，還會造成免疫系統產生抗體來對付這些蛋白質片段。這些抗體也會攻擊體內相似的蛋白，進而造成自體免疫疾病，如氣喘、乳糜瀉（麩質過敏症）或關節炎。

因此這樣看來，正質子抑制劑會增加骨折、感染和自體免疫疾病的風險。儘管如此，胃酸抑制劑類的藥物之副作用已經相當少，這是真的，相較於許多其它的藥物，正質子抑制劑相當無害，且可以連續服用數月或數年。但請注意，藥物都會干擾體內的重要平衡狀態。尤其是藥物的長期影響常會被忽略，因為沒有一項研究的時間長到足以發現，使用正質子抑制劑會降低鎂的吸收率，進而可能導致用藥者在三十年後比較容易得到心血管疾病；或是因為降低鈣的吸收率，而使用藥者在二十年內發生骨質疏鬆的狀況。此外，這些研究需要投入大量的經費和人力，因為它們的研究進行時間長，且這麼長的研究期間中，受試者也可能會受其它的疾病或病痛影響，因此所需的受試者人數也較多。

另一個常見的處方用藥例子是安眠藥。安眠藥跟正質子抑制劑一樣，它也是熱賣的藥物之一。安眠藥是苯二氮類藥物，苯二氮類（Benzodiazepines）分子會黏附在腦細胞膜內的蛋白通道上，它會讓通道開得更大，如此一來，就有更多帶負電的氯離子可以進入腦細胞。接著這些氯原子會黏附在能夠降低腦部細胞活性的蛋白上，因此腦細胞就會變得比較不活絡，我們也就會感到昏昏欲睡。所以藥物並沒有解決睡眠本身的問題，它只是把患者迷昏罷了。

安眠藥會讓人快速入睡，但他們淺眠、睡眠品質不佳，這是因為這些藥物改變了睡眠架構。睡眠的架構是指睡眠有分好幾個不同的階段，每一個睡眠階段都有一段特定的時間和EEG圖象（EEG圖象是腦部電波活動的狀態）。以苯二氮類為例，它縮短了深層睡眠的時間（也叫做delta波睡眠），這導致患者睡得比較不好。

除此之外，安眠藥有高度的成癮性。這表示大約一週左右，我們的腦部就離不開這些藥物。如果我們停止服用安眠藥，腦細胞甚至會變得過度活躍，讓我們更難以入眠。就損傷的層面來看，長期服用苯二氮類藥物會造成健忘、專注力障礙、嗜睡、暈眩（增加跌倒風險，對老年人來說是個大問題），同時也會造成用藥者出現敵視、衝動和煩躁等矛盾症狀。許多官方機構都建議醫師不要再開立超過一週的安眠藥量。不過我已經遇過相當多的患者，他們都已服用了好幾年的安眠藥，且再也離不開它們。長期的睡眠障礙會導致其它的健康問題，如罹患憂鬱症和纖維肌痛症的風險會增加。

順帶一提，使用正質子幫浦抑制劑也會出現戒斷症狀。當患者停止服用正質子幫浦抑制劑時，它對胃酸生成的「煞車」作用就消失了，也就是說，胃酸的生成不會再受到壓抑（胃酸可能已經被壓抑好幾年），因此，患者會突然分泌過多的胃酸，這迫使他或她必須再次使用胃酸抑制劑。[224] 同時，這也是人體令人驚嘆的地方：你永遠無法智勝它。透過藥物，你或許可以模糊問題的焦點，但是長期看來，它又會引起一連串新的問題。

讓我們來討論一種最新的藥物，它也相當風行，那就是止痛劑——乙醯胺酚（paracetamol）。乙醯胺酚是非常常見的處方用藥，因為它是很溫和的止痛劑，它的副作用比其它的止痛劑（如阿斯匹靈、待克菲那diclofenac、異布洛芬ibuprofen、萘普生naproxen）少很多。乙醯胺酚是所有止痛藥中副作用最小的，在超市你可以買到五百毫克和一公克（一千毫克）劑量的藥丸。人們常常都會買一公克錠片，因為它們的效果比較強。他們一天也會根據用藥指示吃好幾顆。然而，乙醯胺酚對肝臟有害，八公克的乙醯胺酚就足以導致急性肝衰竭。這表示只要八顆一公克的乙醯胺酚就足以毒害肝臟，使肝臟細胞大量死亡，這會有致命的危險。再加上酒精，乙醯胺酚對肝臟的傷害會更加嚴重。如果飲酒，四顆一公克的乙醯胺酚就足以造成急性肝衰竭。[248] 在美國，乙醯胺酚常被作為自殺藥物，因為它毒性強大（會相當痛苦的死亡）。乙醯胺酚的致死劑量是十至十五公克，因此最樸實的止痛藥也可以成為致命殺手。

當然，攝取一顆乙醯胺酚不會導致肝衰竭，一天分別攝取四顆也不會對身體有什麼傷害，但是不難想像，服用一顆乙醯胺酚也不會對肝臟有什麼好處。從分子的角度來看，肝衰竭是大規模的肝細胞損傷並集體死亡，因此整個肝臟的運作都會停止；不過比較小規模的肝細胞損傷，其實從你吃進第一顆乙醯胺酚時就已經開始。幸運的是，人體修復的速度非常快，因此多數人服用乙醯胺酚時，都不知道肝臟正在受到損傷。作為一名醫生你會很快地認清一件事實：當你服用某些藥物時，身體默默所承受的苦痛遠超乎你的想像。然而患者可能會認為他們能夠用這些藥物改善症狀（或疾病）很幸運，因為他們往往都忽略了藥物對身體造成分子層次的傷害。

總之，在我們徹底了解藥物對我們影響前，我們應該停止服用藥物。如我們所見，即使是最無害的藥物都有它的副作用。此外，絕大多數的藥物都只會抑制症狀，而無法解決病根，而過度用藥是我們醫療體系中的大問題之一。過量的用藥常會導致患者衍生新的健康問題，因此他們又必須吃別的藥物。患者必須吞下藥丸，卻不能真正根治他們的問題。我曾經看過一次服用十六種不同藥物的年長患者，而這些藥幾乎都是為了互相抑制對方的副作用。在許多西方國家中，過度用藥是一個嚴重的問題。

當然還有更多的因素造成過度用藥的狀況。其中一個原因是，對醫生來說，開一顆高血壓或statin藥物，會比花半個小時解釋健康飲食的重要性快許多。此外，許多人也不想改變他們的生活型態，他們只想靠一個藥丸「趕走病痛」。

就我個人的看法，我認為問題的癥結在於：我們的大學沒有強調預防醫學的重要性，也沒有告訴醫學院的學生這方面的事，更沒有強調健康飲食對我們的健康和預防慢性疾病的重要性。因此，身為一名醫師，我們無法充分地告訴並說服患者這方面的資訊。頂多，我們只會告訴患者，他「需要吃大量的蔬菜和水果，並且不要吃過多的油膩食物」，這並不足以說服患者。但如果你可以告訴你的病患，居住在飲食比較健康的地區者，其某類癌症的發生率減少了五到十倍；或每天吃一份核桃者，其心肌梗塞的機會下降了45％，那麼你將能夠說服和激勵更多的患者。接著，患者是否要為他們的健康身體力行，就交給他們自己決定吧。

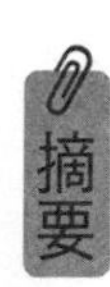

摘要

大部分的藥物不會治癒疾病，它們只會壓抑疾病的症狀。

許多人都低估了藥物的副作用。

即使是副作用很低的藥物，都還是會干擾身體的平衡。這類藥物的例子有胃酸抑制劑（正質子幫浦抑制劑）、安眠藥和止痛劑。

患者需要更清楚的被告知服用藥物會造成的後果，以及健康飲食對身體健康的重要性（此外也列舉出實際的相關數據）

患者不知道這些重要的信息可能是因為會診時間不足、醫師低估患者的理解力和動機、醫療體系缺乏具預防醫學概念的健康照護者（我們太強調治療疾病，而非維持健康）。

一些關於健康的觀點

要運動還是活動？

運動以減重做為目標並不是個好主意，這行不通。減重的關鍵是營養，而不是運動。假設你一天吃兩根巧克力棒，你必須為了燃燒掉這額外的五百大卡熱量，而去騎兩個鐘頭的腳踏車；就連單純地多吃兩顆糖果，你也必須走一個小時又二十分鐘的時間，才能消耗掉這些額外的熱量。因此，只要先不要吃這些零食，你就可以省去大半下午的運動時間。

研究也顯示，運動對體重幾乎沒有任何影響，你吃了些什麼才是重點，這一個觀念對過重的人尤其重要。一項哈佛大學的研究表示，體能活動和運動並不足以防止過重者的體重加重。[249] 最重要的是，他們必須要能多花點心思在飲食上。所以，如果你想要減重，你需要的不是加入健身房的會員，而是應該要擁有一本優質的飲食書。

但是無論如何，運動有益健康，與其說它能減重，倒不如說它可以預防許多慢性疾病。運動能夠降低心肌梗塞、失智症、憂鬱症和中風的發生機會。此外，運動永遠不嫌晚。一項發表在《刺絡針》的研究顯示，中年才開始運動者（且每週只運動兩次），其罹患阿茲海默症的機會減少了62％。[250] 「62％」

這樣的數值讓精神學家欣喜若狂。舉另一個常發生在長者身上的疾病，尤其是當他們患有高血壓的時候：小型腦梗塞（小中風）。腦部的小型梗塞是因小血管破裂所引起。相反的，大型的腦梗塞（中風）往往會突然導致身體的功能明顯喪失，如言語障礙或手臂無法動彈。小型腦梗塞的症狀比較不明顯——它們會不斷地在腦部各處發生，且不會造成任何突發性的功能喪失。話雖如此，但它們仍會對腦部整體造成損傷，這些症狀會以專注力不集中、健忘、想不起事情、思考變慢等等方式表現。一項發表在神經學的研究就顯示，有規律運動習慣者，其發生小型腦梗塞的機會減少了40%。[251]

許多研究也表示，運動有助於對抗憂鬱症，並有益心理健康。運動治療憂鬱症的效果跟抗憂鬱劑差不多，根據某些研究的說法，它的效果甚至還略勝一籌。[252] 我想到一個病人的故事，她曾經罹患憂鬱症好幾年，她幾乎試過所有的抗憂鬱劑，包括各種奇特的雞尾酒療法，但對她都沒有產生任何幫助。某一天她決定每天傍晚去散步半個小時，不論晴雨，也不論她是否想要。兩週後，她覺得她的狀況變得比較好；三個月後，她就走出了困擾她好多年的憂鬱症。運動讓人對未來感到比較積極，且更有動力去把事情做好。這很合理，因為研究發現，體能活動會使腦細胞分泌更多的神經傳導物質，如血清素和多巴胺。運動也會讓腦部分泌各種會維持並刺激腦細胞的物質，這些物質有助於建立起更多腦細胞之間的神經連結，使腦細胞可以運作得更好，而這樣的效果甚至可以透過腦部掃描看到。只要一週散步三次，一次四十分鐘，就可以增加海馬迴的體積——腦部中與記憶力有關的部分。[253] 令人驚訝的是，該研究中對照組（沒有散步且「只做」舉重和伸展運動）的其海馬迴體積並沒有任何成長。稍後我們將再回來討論這個問題。

認為你必須努力運動，並精疲力竭才能獲得「充分」運動量的想法是大錯特錯的觀念。更甚者，還有人認為必須要汗流浹背，且達到某個程度的心跳速度才是「充分的運動」，這些都是不必要的。對體能活動而言，運動的頻率才是關鍵，而非運動的強度。這表示你必須規律的做運動，它不是要你每週一口氣花兩小時的時間大量的跑步、游泳或打籃球，而是要你每週四次，一次花半小時的時間散步。散步是最健康的個人運動之一。我們剛剛提到，散步可以讓腦部的某個區域變大，但是舉重卻沒有同樣的效果。散步對身體有益早已行之有年，因為大自然賦予了人類行走的能力。在史前時代，我們透過跟蹤動物來捕獲獵物。想像一下，三萬年前，在遠古的大陸上，我們的祖先站在一群羚羊面前，並選擇其中一隻作為獵物，接著他們開始跟蹤牠。被鎖定的羚羊驚惶失措，走到數百公尺遠後，牠才又繼續低頭吃草。不過我們的祖先並未放棄，他們從遠處慢慢地接近羚羊。羚羊會再次抬頭張望，並再次移步到數百米遠，接著牠同樣會駐足食草，只不過此時牠會比先前更加保持警戒。在此期間，我們的祖先不斷地以不是急奔在獵物身後，而是步步逼近牠們。就以緩慢步伐長程行走這方面來說，人類算是動物界中的佼佼者。他們的「緩慢步伐」可能比我們所認知的快一點，類似快走。然而，高強度運動則可能會有害健康，甚至是減短壽命，[254] 這並不令人驚訝。頂尖的運動員都不會活到一百歲，且在他們五十幾歲時常會出現明顯的啤酒肚，因為過量的運動已經讓他們的粒腺體精疲力盡。此模式長途跋涉，直到最後羚羊因疲累和壓力精疲力竭、砰然倒地後，我們的祖先就得以享用牠—人類

有時候我也會遇到一些病人，他們的狀態看起來比實際年齡還要好。儘管他們已經七、八十歲了，但看起來精神很好、充滿活力，外表看來也比實際年齡年輕了二十歲，因此我無法克制自己不去請教他們的生活方式。通常他們都會告訴我，他們常常散步。我曾經看過一名精神很好的八十九歲老先生，他除了臉上有皰疹感染外，整體的狀態看起來極佳。這位老先生自從退休以後，就每天做一些溫和的運動——騎半小時的健身車。簡單來說，運動並沒有那麼重要，活動才重要，而且更重要的是，要持續不斷的活動。

發表在自然期刊中的一篇出色文獻，呈現出體能運動對預防慢性疾病的重要性，如心血管疾病和糖尿病。在這裡你可以看到該研究中的一張圖：

長期運動表示規律的運動。有運動習慣的七十歲老人，其得到慢性病的機會大約是10%，但是同齡不運動者，其得到慢性疾病的機會大約是40%。不運動對肥胖或有啤酒肚者的影響更為明顯。肥胖又不運動者，其罹患慢性疾病的風險比規律運動者高了五倍。[255]

我們可以自問，為什麼體能活動能夠這麼有效的預防慢性疾病？其中一個重要的原因是，體能活動可以降低發炎反應。人體時時刻刻都在進行發炎反應，而且無所不在。在這裡我指的是微發炎反應——細胞和分子層次的發炎反應。若發炎反應不斷出現在血管中，就會造成血管栓塞（動脈硬化症）；若發炎反應出現在脂肪細胞中，就會可能造成糖尿病；若發炎反應出現在腦部和其它器官，就會增加罹患阿茲海默症和癌症的機會。透過運動，發生在全身各處的微發炎反應就可以變得比較不活絡，這可以保護我們遠離動脈硬化症、失智症、糖尿病和癌症的威脅。

千真萬確，運動甚至可以降低罹癌風險。大型研究顯示，運動的女性罹患乳癌的機會依其年齡和乳癌類型降低49～79%。[256] 規律運動的攝護腺癌男性，其復發機率降低了70%。[257] 乳癌研究人員丹麥瓦恩

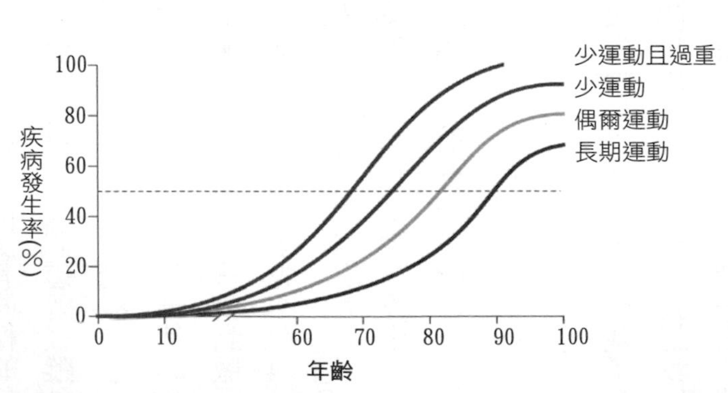

資料來源：*Handschin, C. and Spiegelman, B.M.(2008), Nature 454:463-469*

福萊德博士（Demark-Wahnfried）發現運動對降低乳癌風險的效果等同創新的抗乳癌藥物Herceptin。根據美國國家癌症組織領導人馮・埃森巴赫（Von Eschenbach）所言，他認為這項發現是「對抗因癌症所引起的苦難和死亡的契機」。[258]

但是如前面所說：規律性是關鍵。若要對抗乳癌，患者每週必須散步六次，一次半小時，而大腸癌所需要的頻率則要加倍。儘管如此，但如果癌症患者可以透過簡單的運動就減少至少一半的癌症復發率，那麼這樣的努力無疑是非常值得的。

總之，透過運動可以防堵很多麻煩，你可以一週運動三次，每次二十分鐘。花時間運動並不容易，尤其是要一週三次，不過這是可以規劃的，即便是在最繁忙的行事曆中也不例外。試著和朋友一起運動，這樣你們就可以互相激勵對方。建立一個清楚的週行事曆，這樣你就知道你什麼時候必須運動，也可以適當的安排其它的活動。對有智慧型手機的人來說，你可以安裝一套個人教練的APP。這是一個小小的應用程式，透過你手機裡的GPS，它可以紀錄你跑了、騎了或走了多少公里。每過幾分鐘，這個應用程式就會發出聲音告訴你，你的平均速度是多少、你已經跑了多遠以及讚美你的運動狀況，這些都能讓人更有動力。

有些人會買健身車或是跑步機放在家，然而，根據許多健身教練

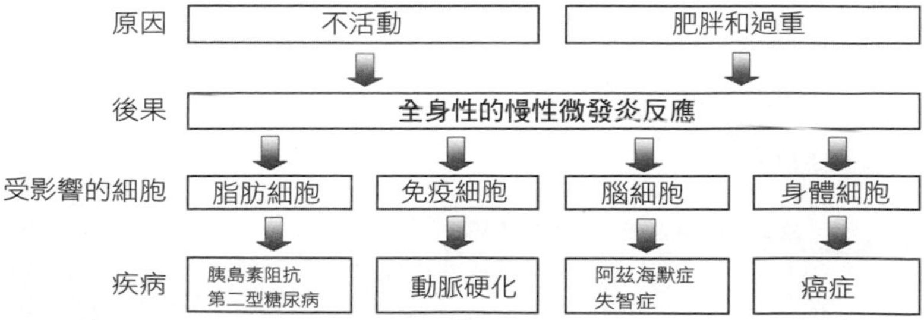

原因：不活動｜肥胖和過重

後果：全身性的慢性微發炎反應

受影響的細胞：脂肪細胞｜免疫細胞｜腦細胞｜身體細胞

疾病：胰島素阻抗 第二型糖尿病｜動脈硬化｜阿茲海默症 失智症｜癌症

資料來源：*Handschin, C. and Spiegelman, B.M. (2008), Nature 454:463-469*

和醫師的經驗談，大部分的人都會在幾週後將他們的健身車束之高閣。畢竟，每週在踩腳踏車踏板時，他們都只能瞪著牆壁，這肯定相當枯燥又乏味。透過將你的健身車擺放在電視機或筆電前就能夠解決這個問題，你可以戴著耳機看影片，如此一來，你就可以清楚地聽到影片中的對話，而不會受到健身車或跑步機的運作聲干擾。或者，你也可以利用MP3播放器、CD播放器或收音機來避免你的運動過程過於乏味。只要可以讓你不覺得在家運動很無趣，你可以做任何你喜歡的事來輔助它。

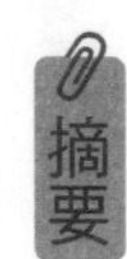

摘要

假如沒有先解決營養問題，想以運動減重是不可能的。

以有氧運動的方式規律活動（如騎腳踏車、散步或游泳），可以：

- 降低失智症、心肌梗塞、中風和小中風的機會。
- 對大多數憂鬱症患者發揮至少等同抗憂鬱劑的效果。
- 減少身體各處的微發炎反應。
- 減少某些癌症的復發率（如乳癌）。

以輕快的節奏步行是最有益健康的活動方式之一；運動的規律性才是關鍵，而非強度。每週最少要活動三次，每次二十分鐘。

為了保持運動的持續性，你可以：

- 和朋友或家人一起運動。
- 事先將你的運動時間規劃在你行事曆中的固定時刻。

- 將你的運動過程記錄在你的筆記本或智慧型手機上（運動的鐘頭數、涵蓋的公里數等等）。

無氧運動（如舉重）：

- 主要能夠穩定血糖，使組織對胰島素更加敏感（因此，血糖會比較快離開血液）。
- 抑制肌少症的發生（變老時出現的肌肉量減少）。

真正延緩老化

抗老化的商機正前所未見的蓬勃發展。生長激素療法和抗氧化劑讓有害的自由基不能再撒野，因此延緩了老化的過程。但是事實卻恰恰相反，在本書中我已經解釋過，生長激素其實會加速老化的過程，且實驗精良的科學研究顯示，抗氧化劑並不會延緩老化。

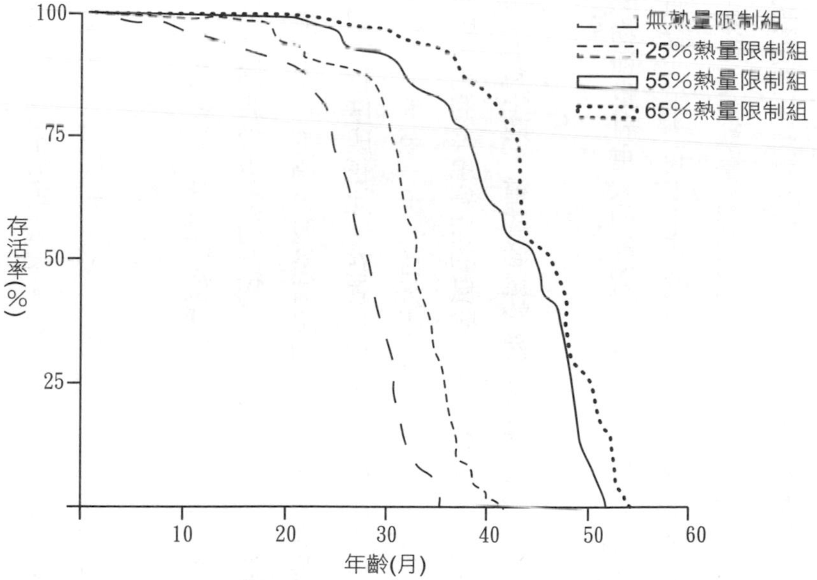

▸ 透過少吃，生物體老化的速度較慢。在大多數遵循正常飲食的小鼠都死亡時，熱量限制的小鼠則大部分都還活著。資料來源：*The retardation of ageing in mice by dietary restriction: longevity, cancer, immunity and lifetime energy intake. Journal of Nutrition, 1986*

依科學的角度來看，只有一個方法可以明顯地延緩老化的過程，那就是我們的營養——該介入法叫做熱量限制飲食。熱量限制飲食是指攝取比正常所需熱量少25%的食物。若以需要二千大卡的成年女性為例，那麼當在進行熱量限制飲食時，她必須一天只能吃一千五百大卡。這聽起來很奇怪，少吃一點竟然可以讓你活比較久。你可能會說，飢餓會快速地讓你變得虛弱且衰老，因為身體無法得到充分的熱量。

發現熱量限制飲食的人是克里夫・麥凱（Clive McCay），他是一位任職於康乃爾大學的生化學家暨研究員。他想知道對大部分的大鼠來說，如果給予牠們非常少量的食物，會對牠們的壽命造成什麼樣的影響。他預期這些大鼠將會快速死亡，因為牠們從來沒吃飽過，但是情況卻恰恰相反，這些大鼠的壽命增加了，而且牠們壽命增加的幅度和牠們熱量限制的程度成正比。在嚴格熱量限制的組別中，該組大鼠所獲得的熱量不到所需的一半，但牠們的壽命增加了一千至一千八百天不等，這相當是人類的一百五十歲！[259] 這些大鼠直到老年也保持較良好的健康狀況：牠們罹患癌症的風險低了好幾倍，出現糖尿病、心血管疾病和認知衰退的狀況也少了許多。即使到了老年期，這些老鼠的體態也依舊標準，且皮毛閃亮。

除了大鼠以外，熱量限制對與我們更加親近的物種也有重大的影響。最近科學期刊（Science）發表了第一個大規模以恆河猴探討熱量限制影響的研究成果。有二十年的時間，這些猴子吃進的熱量比「正常」少了30%。該研究的成果非常壯觀。二十年後，無熱量限制組的猴子有37%死亡，然而熱量限制組的猴子卻只有13%死亡。簡單來說，進行熱量限制的恆河猴的死亡率下降三倍，熱量控制組猴子的老化症狀也少得多，如肌肉流失、癌症、心血管疾病和腦部體積萎縮。熱量限制對糖尿病的影響最為驚人：隨心所欲進食的猴子中，有40%都得到糖尿病或前期糖尿病；然而限制熱量的猴子中，卻沒有任何一隻有血糖代謝的問題。[260]

這篇研究發表在科學期刊上不久後，另一篇發表在《自然》（Nature）期刊上的研究卻表示，熱量限制不會影響恆河猴的壽命。[261] 儘管如此，但是概觀全圖是很重要的：顯示熱量限制可以延長壽命的研究數量，遠比說它無效或具有負面影響的研究多許多。此外，《自然》期刊（說熱量限制無效者）和《科學》期刊上刊載的兩篇研究之間有很重要的差異性。《科學》期刊研究中之對照組的猴子（該組的猴子是用來與熱量限制組的猴子互相比較）可以隨心所欲的進食，你可以說牠們就跟人類一樣。然而，《自然》期刊研究中的對照組是每天被餵食固定量的熱量——牠們無法隨心所欲的進食。這或許可以解釋為什麼在《自然》期刊的研究中，對照組和熱量限制組沒有明顯的差異性，因為該研究的對照組也是在進行一種熱量限制。

這也解釋了為什麼《自然》期刊的研究

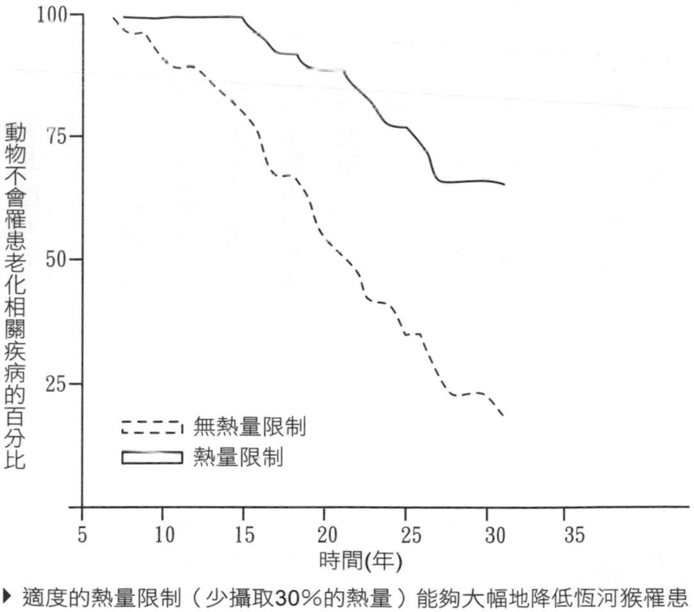

動物不會罹患老化相關疾病的百分比
100
75
50
25
無熱量限制
熱量限制
5 10 15 20 25 30 35
時間(年)

▶ 適度的熱量限制（少攝取30%的熱量）能夠大幅地降低恆河猴罹患老化相關疾病的機會。資料來源：*Caloric restriction delays disease onset and mortality in rhesus monkeys, Science, 2009*

中，其對照組幾乎沒有出現過重或罹患糖尿病的老猴子，然而《科學》期刊的研究中，其對照組卻有大量過重或罹患（前期）糖尿病以及早亡的老猴子——這是因為後者的猴子，一生都可以隨心所欲的進食。這跟人類有點像，有人也會隨心所欲的進食，且當他們老年時，常常會出現過重和糖尿病的症狀。

值得注意的是，即便是《自然》期刊的研究中，也顯示出熱量限制對老猴子的健康有益：牠們的血糖狀況比較好、得到癌症的機會比較小、腦部老化的速度也較慢。

大多數的研究顯示，熱量限制能夠增加多種動物的壽命。引人注目的是，熱量限制也可以增加物種的最大壽命。最重要的是，這和以某種物質增加平均壽命或最大壽命之間有很大的不同。人類的平均壽命大約是八十歲，最大壽命則約一百二十歲。最大壽命主要是決定於基因（熱量限制就是作用在基因層次上，它調控了基因的轉錄因子等等），然而平均壽命則主要是取決於我們的生活習慣。舉例來說，服用維生素C的人或許可以延長他的平均壽命（假如他有維生素C缺乏症的話，肯定會），但是維生素C不會增加他的最大壽命。這是很重要的細微差異，因為畢竟維生素C不會延緩真正的老化。

能夠增加最大壽命的物質或介入法，即為延緩真正的老化。目前科學上所知能夠增加最大壽命的物質和介入法很稀少，如熱量限制或雷帕黴素（如前面的章節所介紹，該物質能夠透過抑制蛋白質的生成量，讓小鼠活得更久）。

熱量限制是如何減緩老化的呢？如果你藉由熱量限制吃得比「正常熱量」少，身體就會以為你正處於艱困的環境——食物來源匱乏並有餓死的危險。因此身體會減緩它的生長速度，因為生長需要食物，但是目前身體所吃進的食物並不充足。身體不只會停止生長，它也會花更多的心力在維護和修復細胞上。會這樣是因為食物匱乏，故身體必須繼續以相同的細胞運作，以至於它們會更勤於維護細胞。

因此，熱量限制不僅抑制了細胞生長，同時也增進了細胞的維護力。本書中，我們已經多次提到生長會如何讓我們老得更快。成年人的生長是不斷的生成和代換細胞、蛋白質和DNA等等，如果生長因為熱量限制而受到抑制，那麼我們就會老得比較慢。相反的，如果我們習慣吃西方社會的飲食，再加上過量的食物，那麼我們的身體就不會再走安全模式。事實上，這是放開煞車：大量的蛋白質被製造、粒線體（我們細胞的發電機）高速運作、產生更多的自由基、荷爾蒙被大量製造和分泌等等。而這些一連串的細胞活動會導致身體更快速地老化。

在美國，有許多民間團體身體力行熱量限制。我曾遇過很多遵循熱量限制的人，這些人看起來比他們的實際年齡年輕許多。此外，他們有極健康的生化指標：血壓數值較低、體內整體的發炎反應較少、健康的HDL膽固醇數值較高、血糖和胰島素的狀態比較好等等，他們的生理參數狀態和年輕人不分軒輊。醫學史上也記錄了許多極長壽者，而往往他們都不會吃得太多。

一個人愈早開始進行熱量限制，其壽命就愈長。不過，熱量控制永遠不嫌晚。羅伊・沃爾福德博士（熱量限制領域的知名研究員）估計，當一個人在五十至六十歲之間開始進行熱量控制，他仍可以多活十至十五年的時間，且可以少受幾年慢性病之苦。這項理論已經呈現在愛德華多・瓦列霍博士進行的研究中，該研究將一百八十名年過六十五歲的長者分為兩組，一組每天吃二千三百大卡的標準飲食，另一組則一天吃二千三百大卡的標準飲食，隔一天吃八百八十五大卡的飲食；因此該組平均每天吃進一千五百九十大卡，相當於30%的熱量限制。這項研究進行了三年，平均來說，相較於吃含有「充分熱量」的正常飲食者，熱量限制飲食的長者其住院率少了50%，死亡率也少了一半。[262]

這種形式的熱量限制叫做ADF（alternate day fasting，隔日禁食法），但是很難長期維持。比較可行的方法是一週禁食兩天，可以是連續的兩天，也可以是分開的兩天。在「禁食」期間，受試者一天吃一到兩份小餐點，總熱量不要超過六百大卡（比方說，早餐和晚餐各含三百大卡）。一位（腦部）老化領域的專家馬克・馬特森教授甚至認為，與其分成一天兩餐各三百大卡，將六百大卡集中在同一餐的效果會更好。[263]

總之，間歇性的禁食是一種暫時性的熱量限制，根據某些研究的結果顯示它有益健康。

當然，為了確保熱量限制飲食者不會出現營養缺乏的現象，他們必須時時攝取充分的營養素，如維生素和礦物質。這個概念叫做CRON：在最佳營養狀態下進行熱量限制（Calorie Restriction under Optimal Nutrition）。此外，不是每一個人都適合熱量限制，如懷孕的婦女、小孩（他們仍需發育）和患有重症者——如肌萎縮性脊髓側索硬化症（ALS，一種神經性疾病，即俗稱的漸凍人）。這就是為什麼要建議你，如果你想要大幅改變你的飲食習慣，你永遠都應該先諮詢你的醫生，以了解你的狀況是否適合該飲食方式。

對許多人來說，熱量限制簡直是天方夜譚。他們覺得進行熱量限制者是在餓死自己，並讓自己的肚子持續處在飢腸轆轆的狀態。然而，真實的狀況並非如此，你只是少吃大約25%的熱量而已，身體會快速地適應這個新的飲食習慣，因此很快人體就不會再因為少吃一點而感到飢餓。

本書所提出的沙漏式飲食就是依熱量限制的概念而生。追根究底，沙漏式飲食的基礎是蔬菜，蔬菜含有大量的營養素和極低的熱量。營養素是有益健康的物質，如維生素、礦物質和類黃酮素。因此，不論是誰攝取大量的蔬菜，都可以吃進較多的健康物質，以及較少的熱量。相反的，吃垃圾食物者會吃進大量的熱量，卻獲得極少的營養素。一份健康的餐點自然會含有較低的熱量，所以在你吃得健康的同時，你也已經開始在進行某種形式的熱量限制。

此外，蔬菜有豐富的纖維素。因此，相較於不健康的食物，它們可以讓胃比較快感到飽足，並減緩胃排空的速度。也就是說，儘管健康飲食者所吃進的熱量比較低，但是他們會比較快感到飽足。一項阿拉巴馬大學的研究顯示，遵循健康飲食者（含有大量蔬菜、纖維素和水果）在食用一千五百大卡後就已經吃飽，然而當這些受試者吃由含有大量糖和油脂的工業食品所組成的餐點時，他們卻要吃三千大卡才會飽！[264] 總而言之，只要吃的食物健康，你的飲食自然會走向熱量限制的模式。

由健康食物組成的餐點，可以確保你獲得較少的熱量以及大量的營養素和纖維素，所以，即便你已經隨心所欲地吃了沙漏式飲食中的許多食物，但你的體重仍可能會下降。反觀一直對熱量錙銖必較者，其實癥結是他們吃的食物不對。

再者，你很輕易就可以減去25％的熱量攝取量。舉例來說，每天少吃一餐，你就能夠減去三分之一的熱量。這表示你可以省略晚餐，或是將晚餐改成一小份的輕食。儘管如此，但許多人一天中最豐盛的餐食都是在晚餐。許多營養專家都不鼓勵這樣的習慣，因為如此一來，當你就寢時，胃裡的食物會讓你比較容易發生胃酸逆流的狀況。此外，這些食物會在你睡覺時被消化。睡眠的期間我們並不會活動，所以所有的熱量被消化以後不會被消耗掉，而會轉為脂肪儲存起來。消化食物也要消耗身體大量能量。一般來說，腸道每分鐘會有一公升的血液流過，但在用餐過後，其血流量會上升到四公升（心臟每分鐘大約會輸出五到六公升的血液），因為大量的血液提供了腸道吸收營養素時所需的充分能量。

同時，在你睡覺的時候，這些能量本來應該應用在身體的修復和維護上，而不應該是用來消化豐盛的晚餐食物。理想的狀態下，早餐應該吃得最豐盛，午餐吃得少一點，晚餐則吃一份輕食或甚至可以不吃（頂多吃一些容易消化的水果，或是一碗濃湯，以抵擋飢餓感）。俗話說得好：「早餐吃得像皇帝，午餐吃得像平民，晚餐吃得像乞丐。」晚餐不必再勞心費神地做飯，這不僅能夠節省你的時間，也對你的健康有益。

不過你可以吃一些水果。以一位與我會診的男性為例，他減了大量的體重。我看了他的病歷，他瘦了四十公斤，因此我問他為減重做了哪些努力。他說：「我沒有做什麼，我只是不再吃晚餐，晚餐時刻只吃一些水果之類的食物果腹。」我在專訪肥胖的前政治家暨前證券交易大師金─皮爾．范．羅森（Jean-Pierre van Rossem）的文章中看到相反的例子，他的字句間掩蓋不住他對無法減重的挫敗感：「一天中我只有晚餐吃得豐盛。白天的時候我只會吃小罐的優格，大概一天十罐，而且我喝好幾公升的可口可樂Zero，但是我還是一百一十公斤！」除了可口可樂Zero中其實含有大量人工甜味劑和磷酸鹽外，優格對腸胃也不好，而晚間的大餐更會讓體重在夜裡持續上升。

還有一件事，我有時會聽到有人說稍微過重有益健康。畢竟，保險公司和科學研究的報告都顯示，稍微過重者的死亡率較低。大家往往會依這個現象做出「稍微過重有益健康」的結論，但是這卻是錯誤的結論。因為這些族群當中的瘦子，同時也患有較嚴重的疾病。患有癌症、愛滋病或肺結核的病人通常都很瘦，因為他們的疾病會讓他們的體重大量流失。普遍來說，吸菸者的體重也會比較輕，因為抽菸會讓他們流失體重。因此，該族群中不健康的瘦子會增加瘦的人的平均死亡率，進而製造出瘦者會比較短命的假象。

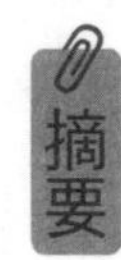
摘要

熱量限制是唯一已經被科學證實，能夠顯著延緩老化的方法。

熱量限制是少吃大約25%的所需「正常熱量」。

因此，身體會進入節約狀態並：

- 生成較少的蛋白質、荷爾蒙和其它物質。
- 將細胞狀態維護得比較好。

健康飲食也算是一種熱量限制飲食，因為它：

- 所含的熱量少且營養素多（維生素、礦物質、類黃酮素）。
- 含有許多纖維素，能夠讓胃較快獲得飽足感，減少你的攝取量。
- 往往具有促進代謝的物質（如綠茶中的ＥＧＣＧ、魚類中的omega-3脂肪酸或海菜裡的碘）。

透過輕食（不吃）晚餐，你可以：

- 大幅減少一天熱量的攝取量。
- 讓身體將晚上的能量用在修復細胞上，而不需耗費過多的能量在消化晚餐。
- 讓從食物中獲得的能量不會馬上被儲存為脂肪。
- 降低胃酸逆流的機會。

稍微過重有益健康是錯誤的觀念。

心理與生理

我在心臟科（心血管疾病）實習時，對一個現象大感震驚，因為我發現不是只有太胖會造成心肌梗塞，過瘦也會。有一群患者是因為擁有過多的腹部脂肪，然而另一群患者卻是因為過瘦。這些體態乾瘦的人往往神色緊張、焦躁，且他們的床頭櫃上常常都擺滿了安眠藥和鎮靜劑。這個狀況在醫學文獻中早已經不是秘密——腹部肥胖和慢性壓力都會大幅增加心肌梗塞的機會。

腹部脂肪（又稱內臟脂肪）是累積在腹部的脂肪：它也就是為人所熟知的「啤酒肚」或「鮪魚

肚」。以醫學的角度來看，相較於囤積在身體其它部位的脂肪——如臀部和大腿，腹部脂肪對健康的損害較大。另外，醫師將堆積在身體其它部位的脂肪稱做「皮下」脂肪。有大量腹部脂肪者，其體型多呈蘋果形；然而有大量皮下脂肪者，其體型則多呈西洋梨形（因為脂肪累積在臀部和大腿）。

也就是說，兩個體重一樣，並擁有等量體脂肪的人，但相較於脂肪主要分布在臀部和大腿的人，擁有較多腹部脂肪的蘋果形人得到心肌梗塞的風險會高出許多。這是因為腹部脂肪會分泌大量發炎性物質，這對健康非常有害。這些發炎性物質（adipokines，脂肪細胞激素）會阻塞血管，造成身體對胰島素的反應變弱（因此得到糖尿病的機會大幅提升），並促進身體各處的微發炎反應，甚至還會損傷腦部。擁有大量腹部脂肪者，其得到失智症的機會幾乎高了三倍。[265] 由此可知，腹部脂肪會影響腦部。相反地，腦部也會強烈地影響身體的運作。

心臟科的第二型患者體型瘦，且神色緊張、情緒焦躁。畢竟，壓力、焦躁和憤怒對我們的健康有極大

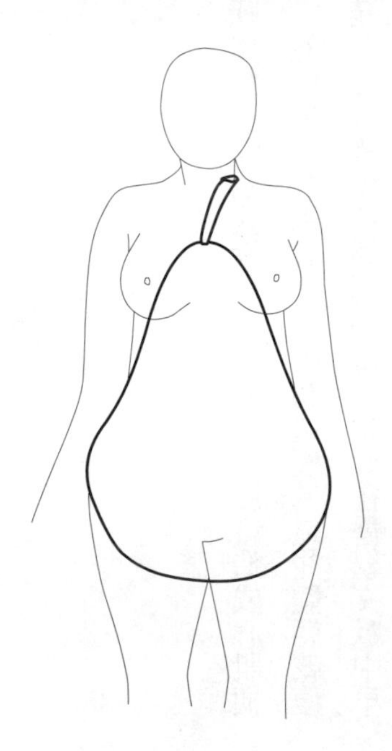

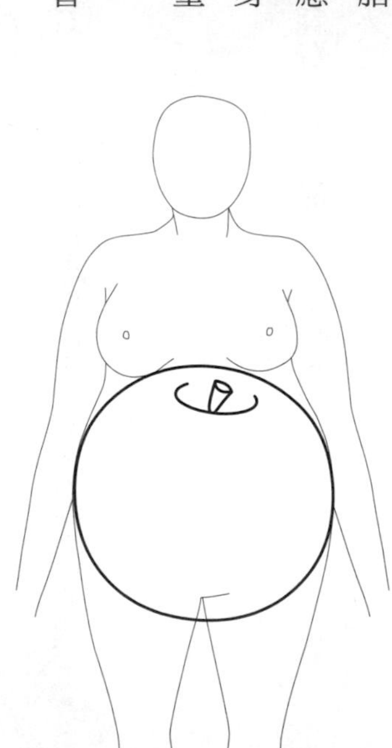

的影響。這個影響很容易被低估，因為壓力和憤怒是無形的，我們很難想像無形的東西是要怎麼對我們有形的身體產生影響，但是心理和生理之間的關聯性是很明顯的。根據一項發表在醫學期刊*Circulation*上的研究顯示，天生易怒且容易失去耐性者（A形人格），其發生心肌梗塞的機會高了三倍。[266] 長期處在壓力狀態下的人，其發生心肌梗塞的機會則增加了二點五倍。[267] 精神科醫師已經知道，長期罹患憂鬱症者，其得到心血管疾病的風險高出許多。一項針對已發生心肌梗塞女性的研究顯示，患有憂鬱症或被社會孤立過的女性，其再次發生心肌梗塞的機率比心情較愉快的女性高出四倍。[268] 科學家同意憂鬱症對心血管疾病造成的風險就跟抽菸或是糖尿病一樣大！[269] 這些研究所呈現出的是，心理會強烈地影響到我們的健康。心理和生理密不可分，認為身心是有所區別的理論是錯誤的——如法國哲學家笛卡爾所言，因為心理是身體的產物之一（由我們的腦產生），而我們的身體則強烈地受到腦部的影響。一直感到焦慮或憂鬱的人，他們發生心肌梗塞的機會高出許多，就跟很少運動或飲食不健康的人（因此他們的身體不健康）較容易罹患憂鬱症、焦慮症或甚至是思覺失調症一樣。

透過許多不同的機制，我們所謂「無形的」心理和「有形的」身體之間不斷地相互影響。當我們經歷壓力時，身體會分泌荷爾蒙——皮質固醇（cortisol）。皮質固醇提供身體「戰鬥」或「逃跑」的能力。過去，危急的情況是有一隻血盆大口的老虎要攻擊你，而現在危急狀況則可能是我們必須在急迫的時間內完成演講要用的PowerPoint簡報。皮質固醇增加血壓，並讓血液更能「凝聚在一起」。最後，增加的血壓將更多的血液送到了四肢和肌肉，以幫助我們戰鬥或逃跑。藉由讓血液更加凝聚，我們被獵食者咬到手臂或腿的時候就不會太大量失血。在遠古時代，皮質固醇對我們來說可能非常的有用，但現在它會讓我們的血壓變高，並讓血液更易凝結在一起，這些都大大地增加了我們發生心肌梗塞的風險。

因為免疫系統負責清除癌細胞，當皮質固醇抑制免疫系統時，會讓我們比較容易受到感染，甚至罹患癌症。科學期刊中發表的一項知名研究顯示，被注射一定量癌細胞的小鼠，其得到癌症的機率有50％。這些小鼠被分為三組：一組每隔一段時間就被予以電擊（作為壓力源）；一組也每隔一段時間就被予以電擊，不過牠們可以透過推一根槓桿馬上將電擊停掉；對照組則沒遭受任何電擊。能夠停止電擊的小鼠儘管承受壓力，但牠們覺得自己可以戰勝它。畢竟，承受壓力最糟的情況就是，你覺得無能為力，不再能掌控自己的命運。

結果令人瞠目結舌。在經過一段時間後，被予以電擊的小鼠只剩下23％還活著；被予以電擊，但可以自己停止電擊的小鼠則有64％還活著；而控制組則如預期般地，有一半的小鼠死於癌症。[270] 相較於能夠掌控壓力源的小鼠，無法掌控壓力源的小鼠死於癌症的機率幾乎是前者的三倍。

現在我們知道壓力對健康有很大的影響。不過，要在這麼繁忙的時代中，平靜放鬆的生活並不容易。儘管如此，但仍有許多放鬆的方法能夠幫助我們，如冥想、瑜珈、自我催眠或呼吸技巧。有冥想習慣者，

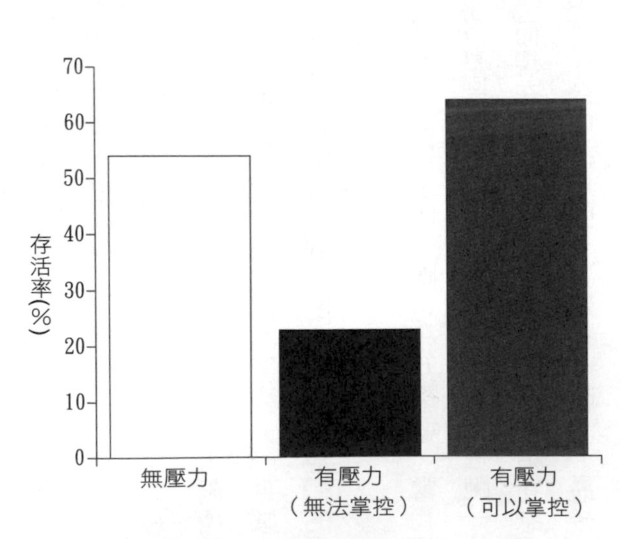

▶ 壓力加速小鼠的死亡。資料來源：*Tumor rejection in rats after inescapable or escapable shock, Science, 1982*

其免疫系統較強（同時也較少生病），且血壓較低。冥想可以大幅降低發生心肌梗塞和中風的機會。根據一篇發表在*Circulation*的研究顯示，該研究中的二百零一名受試者中，每天冥想兩次且一次二十分鐘者，其總死亡率降低了43％。[271] 著名的精神科學家諾曼·羅森塔爾（Norman Rosenthal）博士針對這項研究表示：「如果冥想是藥物，那麼它肯定能夠暢銷數十億美元。」

放鬆運動不僅能讓你在運動後獲得短暫的放鬆，只要你連續做了幾週的放鬆運動，你就會發現即使你沒有先做放鬆運動，但你整天的身心狀態仍比以往舒暢。研究已經顯示，冥想可以為腦部帶來永久性的改變。透過規律的冥想運動，能夠讓大腦皮質的特定區域增厚，其增厚的幅度之大，甚至科學家都能以腦部掃描儀偵測到它的變化。[272]

冥想有很多不同的形式，但所有的冥想可以粗略地分為兩類：集中式和開放式冥想。

集中式冥想是讓人專注在一個焦點上，它可以是牆上的一顆汙點，或是一股自己或非自己製造出的重

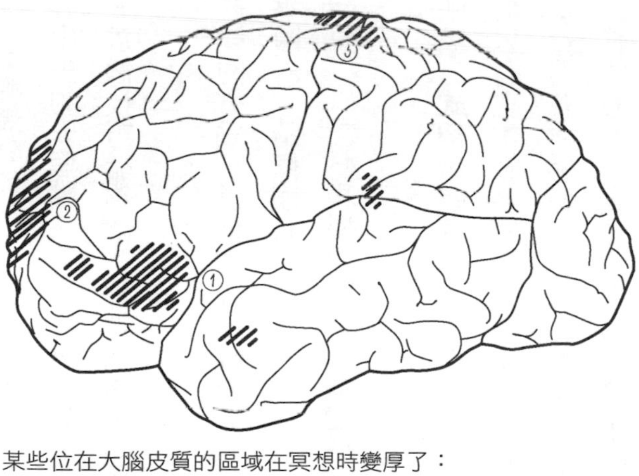

某些位在大腦皮質的區域在冥想時變厚了：
1. 腦島（Insula）
2. 布羅德曼（Brodmann）第九區和第十區
3. 體覺皮質區（Somatosensory cortex）
資料來源：*Meditation experience is associated with increased cortical thickness, Neuroreport, 2005*（經過*Sara Lazar*博士的許可）

複噪音，抑或是他們自己想像出的一個特定對象。開放式冥想如正念，人們會客觀的觀察他們想法，並拋開煩憂。儘管最近幾年正念相當風行，但就我的印象來說，我覺得集中式冥想更有力量。當然，如果你躺在床上或坐在椅子上，請稍微將目光放在你視線之上（所以你必須稍微仰頭凝視），因為這個動作比低頭看或是直視前方，更能活化神經網絡的活動。[273] 向上凝視幾分鐘後，他們會閉上眼睛並持續注視，他們的腦中會出現一個畫面——他們正在注視他們眉心中央的一個點。遠東將這個點叫做「第三隻眼」，不僅如此，著名印度教的前額紅點也正是繪於該處。這個技巧能夠活絡神經網絡，它能夠使腦中產生畫面，一段時間後，你就可以達到神遊太虛的效果。

除了冥想，你也可以做瑜珈。自我催眠是另一種讓你放鬆的方式，這種方式比較個人。你可以在家放鬆的坐在椅子上或躺在床上，不管是否有注視著「第三隻眼」，請傾聽CD中柔和聲音對你道出的呢喃指示，如「深吸一口氣並吐出，感受你的胸部緩慢地起伏」、「感覺你的眼皮逐漸變得沉重」，或「你的指尖產生了一股暖流」等等。

呼吸在放鬆和焦躁中扮演重要的角色，但是許多人的呼吸方式卻不正確。呼吸應該要透過腹部而非胸部。太多人都用胸部呼吸，這有違天性，正常來說，人類只有在奮戰某些事物時才會透過胸部呼吸。但是當他們坐在椅子上，卻持續地以胸部呼吸時，胸部的接受器會傳遞錯誤的信號給腦部。腦部將這些信號解讀為：「注意，胸式呼吸出現了，所以現在正處於奮戰狀態。」腦部會以為身體正處於壓力和危險的狀態，因此人們也會變得比較壓迫和焦躁。不論是誰持續地透過胸部呼吸，都會自然而然地感到比較緊張和壓迫。胸式呼吸者也比較容易出現過度換氣的狀況，有時候肋骨間的肌肉甚至會發炎，因此就會產生胸痛。我常見到來就診的病人認為他們有心肌梗塞，但是其實他們只不過是因為胸式呼吸且過度換氣所產生的胸痛，當他們躺在病床上並貼上ECG裝置後，護士和醫生會告訴他們，他們的心臟沒有什麼問題。

因此，好的呼吸是透過腹部緩慢的呼吸：至少數到五才吸氣，接著數到五再吐氣。最好的抗壓和抗焦慮方式是：在椅子上坐正，並一手放在胃部，一手放在胸部（它可能不會上下起伏），接著緩慢地透過腹部吐納十次。身體和腦部將會解讀這種新的呼吸方式，並自然了解到我們現在很平靜。目前，許多研究都在探討肺部、心臟和腦部之間的神經路徑，這些研究顯示，呼吸愈平緩者，其心律狀況也較佳，因此死亡的機會也較低。[274]

將良好的呼吸方式與正確的體態相互結合也很重要。或許這聽起來很怪，但簡單地說，我們現在的生活方式已經不再合乎自然。我們吃不健康的食物；我們幾乎不活動；我們住在屋內，隔絕陽光；還有我們生活中有大半的時間都坐著。因此，我們的體態變了，某些肌群的肌力變弱，肌鍵和韌帶變得僵硬，這些都讓我們更容易出現頸部和背部的毛病。然而，這它所造成的問題不只如此。

不好的體態會對身體衍生大量的負面影響，絕對不可輕忽。彎腰、駝背或是頸部姿勢不良都會壓迫到體內許多神經、血管和器官，這會導致各種的長期不適症狀，如疲倦、頭痛、胃痛、呼吸困難、頸部痠痛、背痛，甚至是胃酸逆流。我記得有一位年輕的男性，在二十幾歲時就已經受了五年以上的胃灼熱、肌肉痠痛和疲倦之苦。他熱愛運動，卻因為身體的疲倦感必須停止這項喜好。當時他的體重已經掉了十公斤，因為他幾乎無法吃進任何食物——每當他用餐過後，他都會出現嚴重的胃酸逆流。他看過各式各樣的醫師和專家，從胃腸科醫師到內分泌科醫師，再到家醫科醫師，制酸劑、促胃排空劑和其它的藥物對他都沒有多大的幫助。這個年輕人又高又瘦，典型的瘦高青少年身材。我建議他去找物理治療師進行健身，以強化他的背部和臀部肌肉，如此一來，他的背可以向後撐起，而他受到壓迫的胸腔就可以獲得伸展。在經過幾次健身後，他覺得好多了，而他不適的症狀也在幾週後消失了。他的彎腰駝背除了可能造成他的橫膈膜受到壓迫外，他經過胃部的血液和神經也因此被箝制住，這讓他的胃不舒服。這個年輕人的背部曲線太直，這也可能導致他的這些症狀（背部通常會有兩個自然的弧度，呈現一個柔和的S形）。我還沒有在醫學文獻上看到類似的案例，所以如果再出現這種「因為體態不佳或直背所導致的胃酸逆流和長期過度疲倦症候群」，我想將它稱為弗博爾格症候群（Verburgh Symdrome）。當然，這是個嚴重（且希望很罕見）的個案，但是它道出了不好的體態可能會對身體帶來多麼嚴重的後果。

我們常常輕忽了自己再普通不過的生活習慣，如飲食、呼吸方式或體態。但就是因為這些問題會每天持續的發生，因此它們就會不斷地侵蝕我們的健康，並衍生出各種相對應的後果。

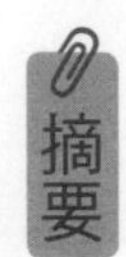
摘要

並非所有過重者發生心肌梗塞的機會都相等。過重分為兩種：

- 有很多腹部脂肪的「蘋果形」。
- 有很多皮下脂肪的「西洋梨形」（大腿和臀部的脂肪堆積）。

腹部脂肪有害健康，因為它會：

- 分泌發炎性物質。
- 大幅增加心血管疾病、糖尿病、憂鬱症和失智症的機會。

下列原因會使發生心肌梗塞的機會增加：

- 腹部脂肪過多（通常是過重者）。

- 壓力過大（通常是體型纖瘦並充滿壓力和焦躁者）。

壓力會導致：

- 發炎性物質生成量增加，它會造成血管更快被阻塞。
- 皮質固醇生成量增加，它會讓血液更容易凝結並抑制免疫系統。

規律冥想者的總死亡率可以大幅下降。

正確的呼吸方式（透過腹部和鼻子）和良好的體態對整體健康很重要。

單打獨鬥是行不通的

人是群體的動物。把一個人關在獨立的牢籠中，是你所能想到最殘酷的懲罰之一。我知道有一些人因為寂寞而變成精神病患。科學家發現，寂寞者的腦部甚至會分泌一種特殊的物質，或是有某些基因會被活化。

幾百萬年前，我們的祖先總是群居在部落，因此我們發展出各種社交能力，例如同理心和語言。我們眼睛虹膜的部分甚至變成了白色（眼白），所以我們甚至更能理解非言語性的溝通信號（猴子沒有眼白，牠們的眼球都是黑的）。

身為群體生活的物種，跟其他人保持互動對我們的健康很重要——也就是要社會化。大量的研究顯示，社會化的人活得比較健康且死亡率降低。當然，「社會化」不表示你必須每天泡在咖啡店，或是和朋友到處跑趴，但是你應該花點時間和心思在你的夥伴、朋友、家人和整體社會上。整體社會可以是指志工服務、建立協會或為良好的議題盡一份心力。這些事的目的都一樣，為「更崇高的目標」盡一份力——超越自我。

即便是很細微的社會活動都能帶來顯著的效果：相較於不需自行照顧植栽的老年人，必須自己照顧植栽的老年人其死亡率低了50％，[275] 原來為植物澆澆水就可以讓你活得更長壽。一篇發表在美國心臟期刊的文章顯示，有養寵物者其心肌梗塞的死亡率比沒養寵物者少了六倍。[276] 有時候醫師開立一隻狗或一盆植物作為處方藥還對健康更有幫助。

甚至連與別人交談和分享情緒都會影響癌症的病程。一項發表在《刺絡針》上的研究表示，患有乳癌的女性中，有參加病友會者的存活時間，是沒參加任何討論團體者的兩倍長。[277] 這篇研究引起軒然大波，畢竟，有些新的研究顯示討論性團體對癌症沒有影響。這是說得通的，因為這些研究中的女性並未因為參加這些討論性團體而發自內心的開心，因此她們沒有出現任何生理上的改變也是很合理的。儘管如此，最近的研究顯示，討論性團體對癌症的效果主要適用於罹患特定類型乳癌的女性，也就是雌激素受體陰性乳癌。研究人員甚至看見，參加討論性團體的這類型乳癌患者存活時間增加了三倍。[278]

這篇研究和許多其它研究的結果呈現出的是，人類是群居動物，且需要和人互相溝通，以維持身體的健康。然而，在這個時代儘管人們有手機、電子郵件、臉書上數百位的好友和更便利的交通，但大家卻感到更加寂寞。

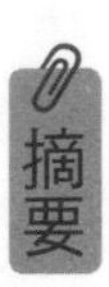
摘要

人類是群居動物，需要互相扶持。

照顧一株植物或一隻寵物，或是參加一個討論性團體，都可以顯著地降低癌症和心肌梗塞的風險。

最後談談一些減重的小祕訣

沙漏式飲食不僅是一份飲食指南，它也是一種健康的生活方式——其主要目標是延緩老化，減重則是其次要利益。但就跟多數的飲食一樣，沙漏式飲食的應用也必須搭配一些飲食習慣上的改變。對有些人來說，這甚至是個全面性的改變，也因為人類是習慣的動物，所以這樣的改變並不容易。此外，對糖分和脂肪的成癮更加重了它的難度，因此，在此提供你一些小秘訣，它們可以幫助你順利地進行這項飲食。

1 移除誘惑物

將所有的洋芋片、餅乾（和其它任何你只要想到就會垂涎三尺的高碳水化合物食物）丟到垃圾桶裡，確定你的冰箱和櫥櫃中只有滿滿的健康零嘴，如葡萄、莓果、堅果、蘋果、草莓、黑巧克力、燕麥片等等。如果家裡沒有任何洋芋片、甜食或蛋糕，當你餓的時候，你就只會吃一碗草莓、燕麥粥或核桃。

2 善用小零嘴

飢餓感會讓人做出非理性的選擇，吃下不健康的高碳水化合物食物，即便他們已經知道最好不要這樣。畢竟，飢餓感會讓人在想到美味的巧克力棒或洋芋片時口水直流。儘管如此，你可以透過阻止飢餓感來避免攝取大量不健康的食物，最好的方式就是不斷地吃健康的零嘴，如此一來，你就不會真的感到飢餓。舉例來說，你可以在早上十點半吃一顆蘋果搭配一塊黑巧克力，並在下午三點吃一些藍莓和一碗燕麥粥。透過這些動作，你就可以避免突然的飢餓感，以及想吃甜食和不健康食物的衝動。

此外，食用大量健康的零嘴能夠確保代謝作用持續進行。胃和腸道整天都會不斷消化食物，這會消耗大量的熱量，所以你甚至可以減輕更多的體重。更有人放棄一天三正餐，改成一天吃五到六餐較小份的餐食。我要說的就是，保持身體代謝的運作！

3 晚上要吃得少，早上則要吃得豐盛

晚上吃一份輕食即可。這有助於你睡得更好，且身體會儲存較少不必要的熱量。身體會少花點能量在消化上，多花點能量在維護細胞上。另一方面，在一日之初，享用一份豐盛的早餐，能夠提供你身體在接下來的一天中所需的活力。相較於天天吃早餐且每天攝取相同熱量者，不吃早餐者胖得比較快。

4 知道你為什麼而吃

有些人吃東西並不是因為餓，他們只是習慣性的吃進食物。比方說，晚上看電視時要吃冰淇淋，或是飯後一小杯優格。這些習慣的必要性需要打個問號。有時候想要打破這些習慣很困難，但如果你能將它們轉變成新的良好飲食習慣，未來你就可以少點擔心。有些人會透過吃來逃避某些問題，他們因壓力而吃，因為他們不快樂、寂寞或想逃避某種焦慮感。如果是這種狀況，了解自己為何感到壓迫、焦躁或不開心是很重要的。有需要的話，你可以將這些原因寫下，並在旁邊列上可能的解決方案。假如這些問題太困難，那麼尋求專業者的協助就是很重要的。

5 準備一份補給包

我將它叫做FAH補給包：飢餓急救補給包（First Aid when Hungry kit）。這個補給包由健康的零嘴組成，當你覺得飢餓難耐且想吃甜食時，你可以吃它。你可以把它放在你的車裡、包包中或書桌上。將FAH補給包放在隨手可得之處很重要，因為我們常常無法在鄰近的商店找到健康的食物。譬如說，你在火車站中飢腸轆轆，但那裡只有熱狗攤和糖果販賣機。FAH補給包能夠確保你不會去吃那些沒有任何營養，卻富含脂肪和糖分的高熱量炸彈。FAH補給包的內容可以很簡單：你可以放一顆蘋果在手提包中，或放一根香蕉在後背包裡，亦或是放一小袋的堅果在書桌上。

6 紀錄飲食日記

保持飲食日記是一種簡單的神經回饋形式。舉例來說，你可以在飲食日記中紀錄你的體重，一段時間後，你就可以查看你的進展（或退步）。如果你可以看到你每月減重的狀況，這會讓你更有動力。你也可以在飲食日記中寫下關於食物和身體的想法和感受。將對不健康食物的破戒也記錄在飲食日記中，並寫下原因和預防未來再犯的方式。透過這個方式，你可以學到更多，並加強動力。你也可以在飲食日記中記下你每天吃些什麼，這樣你就會知道你平常的飲食習慣。甚至你可以將飲食日記數位化，譬如說以Excel紀錄，或透過線上健康計畫，又或者是減重APP，如此一來你就可以透過圖表追蹤你體重的變化、達成的目標和需注意的部分等等。

7 細嚼慢嚥並用心品味

正確的消化是從嘴巴開始。每一個人的嘴裡都有六個強健的唾腺，這些腺體每天會分泌一點五公升充滿消化酵素的唾液。平均來說，每一口食物你都應該要咀嚼三十次。在這個世界上，處處充滿誘惑、機會和義務，細嚼慢嚥似乎不是一個明智的選擇，然而消化不良的食物意味著營養素無法被有效地吸收，這會造成腸胃額外的負擔。

此外，細嚼慢嚥能確保你的身體有足夠的時間產生提供飽足感的物質。當你細嚼慢嚥時，你就讓身體能夠分泌胃口抑制劑，它會降低你進食的慾望。此外，若你不到十五分鐘就狼吞虎嚥地吃完整份食物，你仍會感到飢餓，因為身體尚未有充足的時間分泌胃口抑制劑。

確實細嚼慢嚥的過程有點無聊，為了避免咀嚼食物時的無趣感，你可以試著「用心」吃：享受它的滋味、專注在你嘴裡食物的口感、欣賞你餐盤中的菜色、思考一下番茄落入你餐盤前到過了哪些地方——從農人將它的種子種進位在西班牙的番茄場，到現在你正津津有味的吃著它。某些人則會在咀嚼時進一步想到，組成這些番茄的原子，竟就是數十億年前大爆炸的星辰中的一份子。的確，只要用點心，每一天都充滿科學的奇蹟！

結論

新的飲食方法不斷推陳出新，有些飲食方法會快速被遺忘，有些則會引起狂熱，接著它又會被下一批飲食大師所說的新概念給取代。

許多科學家和營養專家都不支持這些飲食法，這些飲食法都有害健康，因為它們多數都專注在熱量營養素。熱量營養素有三大類：碳水化合物（醣類）、脂肪和蛋白質。許多飲食會把特定的熱量營養素貼上「好」或「壞」的標籤。根據阿特金斯所言，你必須忽略碳水化合物，然而脂肪和蛋白質卻可以無限制的食用。根據史前飲食的說法，你應該多攝取肉類的蛋白質。依照更經典的飲食所示，你必須吃低脂食物為主。這些飲食總是排除特定熱量營養素，而偏愛其它類熱量營養素，這樣的飲食原則很不好。這種說某種熱量營養素好或不好的說法是不正確的。熱量營養素本身並無關緊要，關鍵的是你從哪些食物中獲取這些營養素。用這個角度來思考，碳水化合物可以有益健康，也可以有害健康。在餅乾、白麵包或馬鈴薯中的碳水化合物有害健康，然而出現在水果和豆類植物中的它們則有益健康。

脂肪亦然。有害健康的脂肪以反式脂肪和各種飽和脂肪的形式存在於油炸食物、蛋糕和奶油當中；然而存在於富含脂肪的魚類和堅果中的油脂，卻對人體健康非常有益。蛋白質也是如此。動物性蛋白質有害我們的健康，但植物性蛋白質卻對我們的健康有益，如蔬菜或素肉。

總而言之，每一種熱量營養素都很重要。試著不要像阿特金斯飲食一樣，不吃「脂肪」或忽略碳水化合物，而是要專注在脂肪、碳水化合物和蛋白質的攝取種類，這三種營養素缺一不可。沙漏式飲食可以告訴你要如何以健康的方式，攝取這些營養素。

另一個問題是，許多飲食都會分成不同的時期，如誘導期、進攻期、鞏固期、維持期等等。飲食大師會把他們受歡迎的飲食分為好幾個時期的原因是，這讓它們的飲食看起來更具科學性。也因為健康的飲食型態無法申請專利，所以他們必須想出許多複雜的時期，好為他們創造出的飲食建立特色。除此之外，他們想要在飲食初期就達到大量減重的效果，這會出現在「進攻期」，它會讓人認為：「嘿，這個飲食真的很棒，因為我兩週內瘦了八磅。」但是太快速的減重卻不健康，因為它往往是透過吃進大量的蛋白質所達成。以這樣的方式來說，快速減重有害健康的兩個主要原因為：

第一，研究顯示快速地減重會縮短受試動物的壽命，如大鼠和小鼠。[279] 當然，我們可能永遠都無法得知人類是否也會這樣，因為這類的研究需要歷時數十年，並耗費大量的金錢。不過根據許多研究者所言，過快的減重會造成身體代謝方面的損傷，也就是說，長期下來它可能會縮短壽命。[280]

第二個原因是，原本脂肪中的有毒物質，會從減重後流失的脂肪中大量的流入血液。畢竟，許多有毒物質如農藥、戴奧辛和多氯聯苯都是脂溶性物質，它們會被儲存在體脂肪中以減少對身體的傷害。可是當快速減重時，這些物質會從耗損的脂肪中流進血液中，這可能會對身體造成有害的副作用。這個過程第一次從居住在生物圈二號（Biosphere 2）——一個完全與外界隔絕的巨大封閉空間（包括氧氣和食物）——的受試者身上觀察到。生物圈二號的目的是想了解，一小群的人類是否可以長期生存在獨立的環境下，這可以提供人類關於居住在其它星球或在太空中長途旅行的有趣資料。八位生存在生物圈二號的科學家主要以蔬菜、堅果、水果和種子為食，當然，他們變瘦了，而且很顯然地是因為那裡的食物不足。但就在他們體重快速下降的同時，他們血液中的有毒物質濃度也大幅增加。過快的減重會導致毒素快速地由脂肪釋放到血液中。[281]

因此，基於這些理由，醫師會建議不要快速減重，並將整個減重的時間設定在至少六到九個月長，理想的狀態則是一到兩年。六個月是最低限度，身體至少需要這麼長的時間才能調整自身的代謝狀況。總之，所有那些標榜著「快速減重」的飲食，長期下來都可能對身體造成傷害。

如本書已討論過的部分，一份優質的飲食主要應該不是聚焦在減重上，而是應該首重預防慢性老化疾病，那才是一份「真」飲食的本質。其次，該飲食應該清楚的了解人體整體的代謝方式，並根據其設計之。能夠降低心血管疾病風險的食物，也有可能會同時增加得到失智症的機會。此外，該飲食必須要能符合我們的演化史——數十萬年前，我們的祖先不吃麵包、麵食、馬鈴薯、牛乳或大量的肉類。最後，這份飲食也必須以大型且縝密執行的研究結果做佐證，而非以小型的研究做為論證——飲食大師往往就是引用

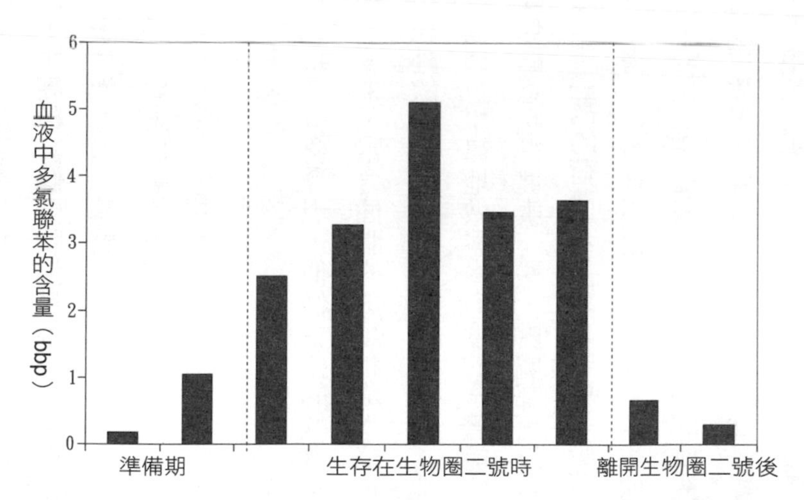

▸ 居住在生物圈二號的受試者因為體重掉得太快，造成血液中有毒的多氯聯苯含量驟升。資料來源：*Physiologic changes in humans subjected to severe, selective calorie restriction for two years in Biosphere 2: health, ageing and toxicological perspectives, Toxicological Sciences, 1999*

後者來支持他們的理論。

也有一些實驗過程精良的「區域性研究」。少數知名的區域型研究是探討居住在藍區的族群。藍區是指世界上生活在某些地區的人，平均壽命較長，且即便年屆高齡其健康狀態也很好。這些區域分布在日本沿海的沖繩小島、薩丁尼島的某些地區和加州的一個宗教性社區（基督復臨安息日會很特別，他們將健康的飲食視為信仰的支柱）。以沖繩為例，他們的百年人瑞人口數比西方國家的多五倍。這和基因並沒有多大的關係，因為當沖繩人移居巴西後，他們平均都比他們仍在沖繩生活的家族成員早死了17年。

如果我們探究這些生活在藍區的百年人瑞間的共通點，我們就會發現，他們主要的飲食型態就跟本書的概念如出一轍。他們吃大量的水果和蔬菜、豆科植物、堅果、富含油脂的魚類和草本植物，如薑黃素；他們的日曬量充足（維生素D）；他們鮮少或甚至不在外飲酒，只偶爾淺嚐一杯紅酒；他們吃得剛剛好（熱量限制）；他們吃很少或不吃紅肉或乳製品；且他們會規律地做些（輕度的）體能活動。

不論如何，藍區不是只能存在於世界的另一端。只要你願意吃得健康一些，處處都可以是藍區。最近發表的一項大型研究中，其花了二十五年的時間追蹤了十二萬的荷蘭人。該實驗中不吸菸、體重正常、規律運動且飲食健康（大量蔬菜、水果、堅果、豆科植物、魚類且不太吃肉）的男性，他們的壽命多了八點五年。遵循健康生活型態的女性，其壽命則多了十五年。[283] 這些研究者將他們的研究結果歸功於地中海飲食，不過就如我們在本書中的說法，該飲食可以再變得更健康一點（和更美味一點）。

大家都想長命百歲，並希望能夠老當益壯。在醫學和人類基因學發達的這個世紀裡，我們的健康看起來似乎並不是我們能掌控的事情。若想要維持健康，好像必須要擁有良好的基因或適當的藥物。然而，當疾病已經產生時，藥物可以解決的問題實在是太少了；而我們的基因則主要是決定我們的最大壽命。對大部分的人來說，壽命的長短有25％是決定於基因，另外75％則是取決於生活型態。對年過百歲的人來說，基因才扮演了比較重要的角色。因此，不論是誰，如果想要成為百年人瑞，他必須要擁有良好的基因。可是，如果是想要在八十歲時解數獨關卡，或是在高齡時長途旅行者，他們應該把焦點放在健康飲食。再者，這對他們晚年的生活品質影響更大，因為健康的飲食不僅會延長壽命，它也可以大幅降低他們受到病痛纏身的機會。

本書詳細地闡述了食物對健康的重要性。更不用說我們所吃進的食物對我們的健康有多麼重大的影響了。畢竟，構成我們身體的每一顆原子都是來自於我們吃進的食物。我們吃進什麼樣的食物，就會變成什麼樣的人。或者是引述沃爾特・德・拉・馬雷的詩句：

這件事非常古怪——
怪得不能再怪——
那就是不論T小姐吃進什麼
最後都會變成T小姐。

7 chapter

菜單和食譜

遺憾的是，現在社會上健康的食物比不健康的食物貴上許多。健康的食物不僅讓你的開銷增加，還讓你必須花更多的時間去採買和烹調，因此，想要餐桌上天天都有健康的餐點並非那麼容易。此外，水果和蔬菜必須常常採買，因為它們比較容易腐壞，無法像餅乾或洋芋片那樣長時間存放。同樣的，它們食用上也不像糖果棒那樣方便，你無法從櫥櫃裡直接拿出一塊水果吃：你必須先洗淨，再削皮切片。如此看來，想要吃進健康，其所需花費的金錢和時間不少，似乎只有白領階級才負擔得起。這就是為什麼英國和美國已經開始推動許多教育計畫，他們想要讓社經地位不高的人也能了解健康飲食的重要性，並將這套理論付諸實行。然而，要將理論付諸實行並非一蹴可及。在此，我將提供你將沙漏式飲食化為行動的第一步。本章中將討論各式佳餚和菜色，這些依照沙漏式飲食所設計的菜餚首重在延緩老化的過程，而減重只是它的附加價值。現在就讓我先簡短的敘述一下我平日吃些什麼，我的一天就是如此展開：早上一起床，我會喝一杯水（常溫水，非冰水）。接著，我會泡一杯檸檬綠茶。二十分鐘後，我才開始用餐（在此之前我就先做些其它的事，如洗澡、刮鬍子、更衣等等）。

我的早餐用餐過程如下：

- 從冰箱中取出盛有燕麥粥的大碗（它備有三天的份量），舀一些燕麥片出來微波加熱。
- 將溫熱的燕麥粥搭配草莓、香蕉和少許的核桃食用。
- 以紫葡萄作為甜點。
- 將兩顆柳橙榨成一杯柳橙汁，並加入兩湯匙的果肉。
- 吞下碘、鎂、硒和維生素B群補充劑。

大概上午十一點左右，我開始覺得有點餓，所以我會吃一小包的乾果和堅果。有時午餐前我只會吃一粒蘋果，這樣我的胃裡就會充滿纖維素。纖維素可以延緩胃排空的時間，並可以使我的血糖在午餐後保持平穩。

下午一點，我開始享用午餐：鮭魚沙拉、青花菜和菇類。甜點是一小盒的大豆製優格，我會加一點藍莓在裡面。

下午三點半，我又覺得有點餓。我會吃一粒蘋果，再搭配一塊黑巧克力。如果我非常餓的話，我會改成吃燕麥粥，並搭配一塊黑巧克力。

下午六點半，我會開一罐鯖魚罐頭，並灑一點橄欖油在上面。我還準備了一份加有橄欖油、醋、胡椒和薑黃素的沙拉，我會將它搭配白豆一起食用，並以大蒜、胡椒、鹽和自製美乃滋（以橄欖油作為基底）調味。

我永遠都會多準備一些沙拉，這樣我就可以將多準備的部分保存在密封的盒子中，作為下一次的餐點。

每天我都會確定我有喝進兩公升的液體，主要是水和兩杯的綠茶。

晚餐過後到就寢前，我都不會再吃任何的東西。如果你深夜容易肚子餓，我建議你可以在晚餐前、後或晚餐期間多吃富含纖維素的食物，因為纖維素可以延緩胃排空的速度。它可以是一碗燕麥粥，或是加有幾茶匙纖維素的一杯水、一碗湯或一份大豆製點心。特別是大量食用麵包、麵食、馬鈴薯和米飯的人，他們很容易覺得餓，有時候甚至才餐後一小時，他們就感到肚子餓。

燕麥粥和其它食譜

以燕麥粥取代麵包或即食麥穀片，並搭配如：

一塊黑巧克力、葡萄柚、草莓、核桃、藍莓、蘋果、覆盆莓、梨子、黑莓、石榴、香蕉、亞麻子、葡萄、南瓜子、果乾（如杏桃乾或葡萄乾）。

早餐

燕麥粥

- 以植物性牛奶製作，如豆漿（不要用牛奶）。最理想的是，使用無糖或是微糖的植物性牛奶，許多超市都買得到它們。
- 以健康的甜味劑調味，如甜菊糖或糖醇（如赤藻糖醇）。
- 為了食用方便，最好先事先準備好（好幾天的份量），並保存在冰箱中。
- 以微波爐加熱。
- 以肉桂、甜菊糖、可可粉、葡萄乾、杏仁碎等增添風味。

我最喜歡的燕麥粥製作方式之一，是在熱的豆漿中加入燕麥片和：

- 肉桂、蘋果塊。
- 或薑餅香料（荳蔻、大茴香籽、丁香、肉豆蔻）、肉桂以及葡萄乾。

有時候我會把黑巧克力融在鍋中，再把它倒在我的燕麥粥上，讓它的油脂覆蓋在燕麥粥的表面；或者，我會把巧克力倒進幾個深盤中，待它凝結後，再把燕麥片倒在它上面。接著，我會把整份燕麥粥放到冰箱，讓它變得更加濃稠。

在www.foodhourglass.com的網頁上，你會找到更多美味的燕麥粥食譜。

如果你早餐想要換個口味，除了燕麥粥外，這裡還有一些其它代替麵包和即食麥穀片的食物：

- 大豆製優格搭配堅果、新鮮水果（如切片香蕉）、果乾和種子（如亞麻子和南瓜子）。你的大豆製優格一定要是「原味的」，而且沒有添加大量的糖。
- 蔬菜（如菠菜或花椰菜）搭配素肉和豆類。
- 蔬菜搭配豆腐和豆類。
- 蔬菜搭配一顆蛋。
- 一份由水果、堅果（為了要吃進它的油脂）和一湯匙植物性蛋白粉（確保你早上有攝取到充分的蛋白質）所打成的奶昔。把所有的食材都放進調理機中攪拌均勻，即可製成奶昔。
- 一份由水果、堅果和豆腐打成的奶昔。
- 各式水果泥（香蕉、蘋果、梨子和奇異果）混入亞麻子和堅果。
- 杏仁漿搭配各式堅果和藍莓。

香蕉燕麥粥佐肉桂

- 燕麥片
- 250毫升豆漿（加糖或無糖）
- ½ 條香蕉，切片
- 肉桂（增添風味）
- 鹽（增添風味）
- 可可粉和椰絲（增添風味）

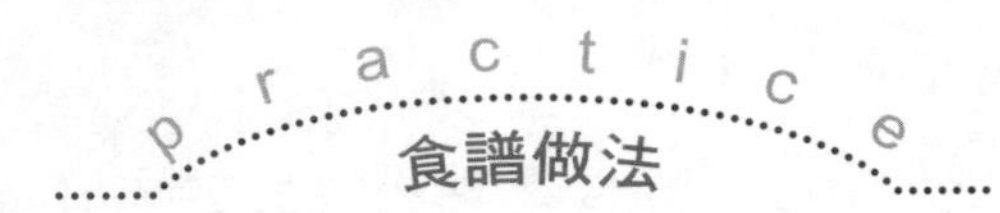

1 將豆漿倒入鍋中，煮滾後加入燕麥片（放入的燕麥片量和烹煮時間請依照燕麥片包裝上的指示）和香蕉片。持續煮幾分鐘，直到燕麥片和香蕉呈一致的質地。

2 加入肉桂。關火並讓燕麥粥有幾分鐘的時間變為濃稠狀。

3 將鹽可可粉和椰絲撒在燕麥粥上，作為裝飾。

杏桃燕麥粥佐甜菊糖

- 燕麥片
- 250毫升豆漿（加糖或無糖）
- 100毫升的柳橙汁（現榨）
- 4顆杏桃乾，切成塊狀
- 數滴甜菊糖

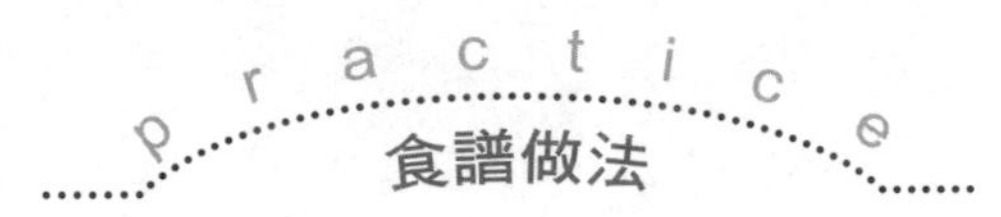

1 將柳橙汁倒入鍋中，將它煮滾。

2 加入塊狀的杏桃乾，並讓它們吸飽柳橙汁的汁液。

3 把豆漿倒進另一個鍋中，煮滾後加入燕麥片（放入的燕麥片量和烹煮時間請依照燕麥片包裝上的指示）和甜菊糖。讓它再次沸騰，這段期間需充分攪拌，讓燕麥粥變得濃稠。

4 將杏桃乾由柳橙汁中撈出，加入燕麥粥。

5 待燕麥粥放涼後，即可享用。

豆腐佐甜菜葉

- 250公克的豆腐
- 1杯甜菜葉，剁碎
- ¼ 顆洋蔥，剁碎
- ¼ 條胡蘿蔔，剁碎
- 1湯匙的橄欖油
- ½ 茶匙的咖哩粉
- ½ 茶匙的奧勒岡
- ½ 茶匙的乾燥羅勒

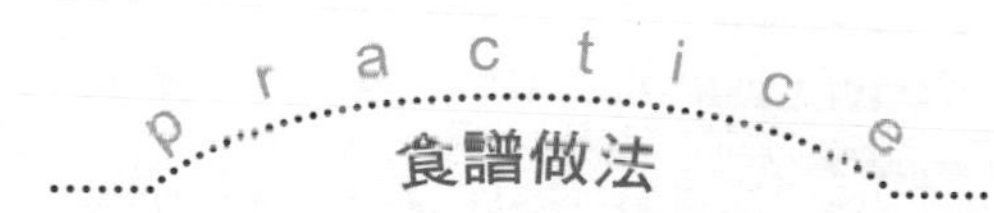

1 將豆腐洗淨，切成小塊。以煎鍋拌炒洋蔥，直至呈淡褐色（大約需要5分鐘）。

2 加入咖哩粉。接著加入豆腐和其它食材。

水果沙拉

- 300公克的葡萄
- 1顆柳橙，去皮切塊
- 1顆蘋果，去籽切碎
- 1顆梨子，去籽切碎
- 1湯匙的龍舌蘭花蜜
- 2湯匙的杏仁碎
- 100公克的大豆製優格

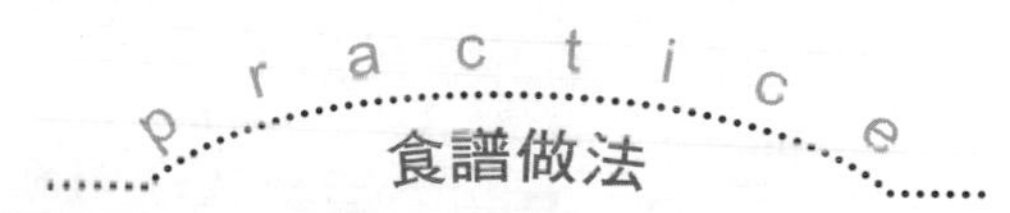

將所有的食材拌在一起（備註：蘋果和梨子都不要削皮，只要洗淨並擦乾即可）。

搭配早餐的飲品

下列飲品搭配早餐一起飲用，有益健康：

- 綠茶、白茶或薑茶.
- 一杯現榨果汁或蔬菜汁（非市售的果汁）。

為了確保果汁不會造成血糖快速飆升（因為果汁仍含有來自健康水果的液態糖分），最好不要空腹飲用果汁，而是要在餐後飲用，譬如，吃完早餐後。永遠要記得加一些榨完汁的果渣到你的果汁中，它富有纖維素，纖維素可以讓你的血糖狀態保持平穩。如果你是用調理機打果汁，那麼纖維素本來就會和果汁均勻地混合在一起。此外，你也可以在果汁中添加蔬菜，以防血糖起伏過大，因為蔬菜的含糖量比較低又富含纖維素。

誠如我們所說，你最好自製果汁，而不要購買市售果汁（這類果汁幾乎不含任何纖維素，而且常會添加大量的糖）。然而，石榴汁卻最好買市售的，因為它們很難壓榨，而你的用量又很多。此外，市售石榴汁以工業化機械製造，它會將果肉和白色的漿果處都榨碎。石榴的漿果處也包含許多有益健康的物質。購買石榴汁時，須購買100%原汁，而非僅含30%原汁，因為後者的營養已被水和糖給稀釋。

不僅是柳橙，你也可以將各種水果榨成汁或打成泥（使用調理機）。食用大量紅色和藍色的水果（覆盆莓、草莓、藍莓、山桑子等等），雖然這類水果價格偏貴，但超市有販售它們冷凍包裝的商品。它們不僅便宜許多，還可以讓你在冬天也能打一杯莓果果汁。冷凍水果仍保有所有有益健康的營養素。

提供你一份簡單的水果奶昔食譜：將一把冷凍覆盆莓、一根香蕉和一顆梨子放入調理機。將材料攪拌均勻後，即得一杯營養滿分的水果奶昔。在網路上你可以找到許多蔬果汁的食譜。

草莓葡萄汁

- 1把草莓
- 1把藍葡萄
- 1根香蕉

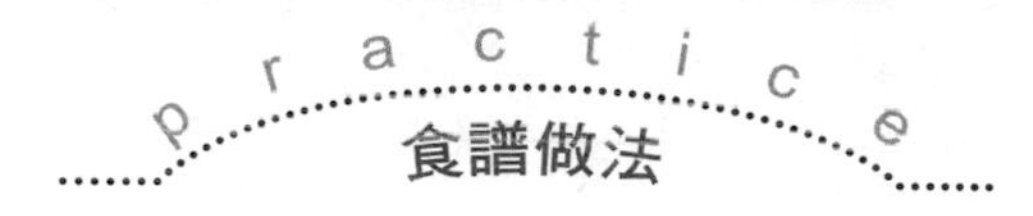

將所有食材放入調理機攪打拌勻。如果你想要，也可以加入少許核桃。

極簡風果汁

- 2顆柳橙

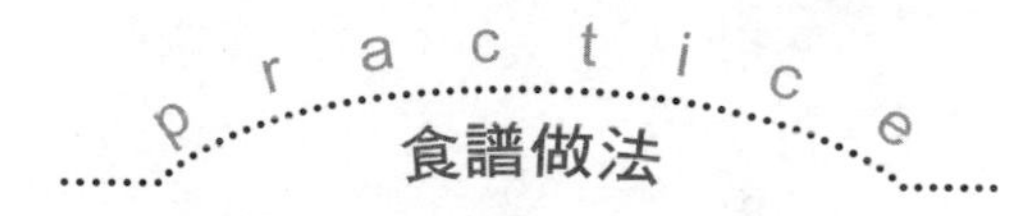

擠壓出它的汁液，並從榨汁後的柳橙中挖出1到2湯匙的果肉加入果汁。

甜菜橙蘋汁

- 1顆紅甜菜根
- 2顆柳橙
- 1顆蘋果
- 1½ 根芹菜
- 1½ 根胡蘿蔔

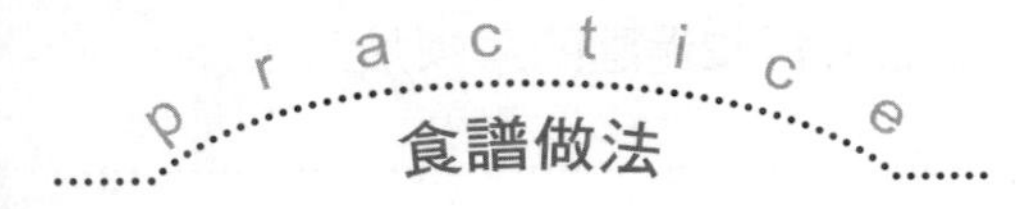

將食材洗淨，並放入調理機中攪打均勻，即可享用。

草莓西瓜汁

- 150公克的草莓
- 120公克的西瓜
- 1茶匙的亞麻子粉
- 1小撮的肉桂

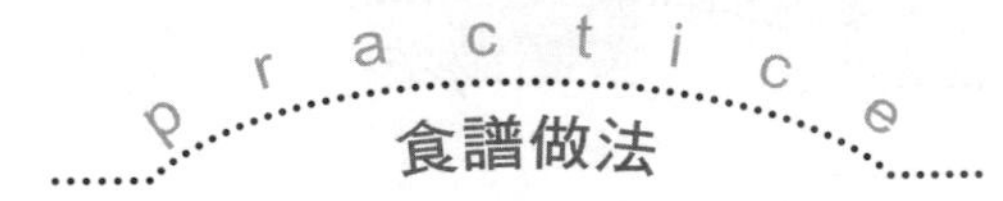

將所有的食材拌勻，並加入肉桂。

高麗菜奇異果汁

- ½ 顆高麗菜或皺葉高麗菜
- 1顆甜菜根
- 2顆奇異果

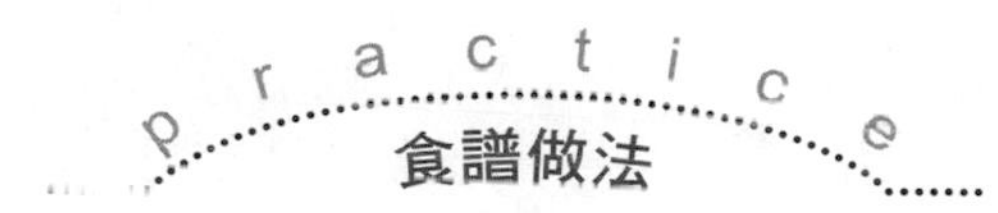

將食材洗淨，並放入調理機中攪打均勻，即可享用。

青花蔬菜汁

- 1根胡蘿蔔
- 1½ 根芹菜
- ¼ 顆茴香球莖
- ½ 顆紅甜菜根
- ½ 朵青花菜
- ¼ 條小黃瓜
- ¼ 密生西葫蘆

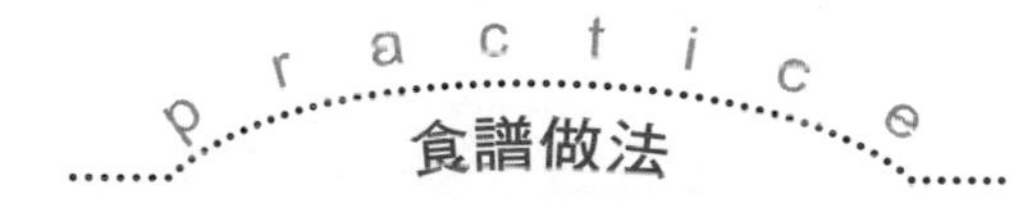

將食材洗淨，並放入調理機中攪打均勻，即可享用。

巴西里胡蘿蔔汁

- 1根胡蘿蔔
- 1½ 根芹菜
- ¼ 杯巴西里
- 2葉菠菜
- ¼ 顆紅甜菜根
- ¼ 杯紫苜蓿

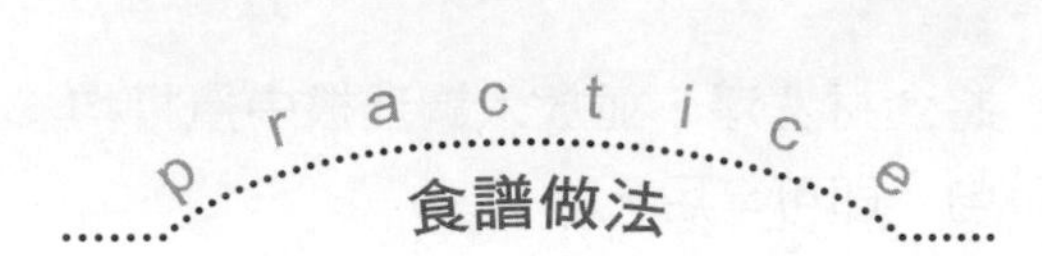

將食材洗淨，並放入調理機中攪打均勻，即可享用。

午餐與晚餐：讓蔬菜變得更美味

吃完由燕麥粥、水果、堅果和黑巧克力所組成的早餐後，我們還有兩份正餐要吃。它們可以是熱食，也可以是冷盤，它們以豆類和菇類取代馬鈴薯、麵食和米飯，並搭配蔬菜、肉類或魚類。這些餐點和沙漏式飲食都是以蔬菜為基底，主打健康主義，如沙拉、青花菜、菠菜和高麗菜。你不必每一餐都只吃一種蔬菜，你可以混合多種蔬菜一起食用，如大頭菜芹菜佐番茄、青花菜佐瑞典蕪菁或青花菜胡蘿蔔佐茴香。這裡的重點是提升TPC（Taste Per Calorie，熱量中的美味度），換句話說就是：讓你的蔬菜變得更美味。

為了達到這個效果，你需要用到許多草本香料、蔬菜燉湯、油脂或洋蔥。舉一個例子，你可以透過下列步驟增添青花菜佐瑞典蕪菁的風味：先以橄欖油拌炒青花菜和瑞典蕪菁約15分鐘，接著加入紅洋蔥、大蒜（粉）、辣椒和蒔蘿。

蔬菜（特別是沙拉）也可用以下方式變得更加美味：

- 醬料（以橄欖油和各式食材做基底）或油醋醬——一種橄欖油和醋（或帶有酸味的汁液）的混合物。
- 堅果。
- 菇類。
- 豆腐。
- 切成塊狀的魚肉或禽肉。
- 切成小塊的洋蔥、青蔥、白蘿蔔、大蒜。
- 洋蔥粉和市售的綜合草本香料。
- 柳橙汁、蘋果汁、亞麻子（油）。
- 切成小丁的蘋果、柑橘、梨子。
- 豌豆和或其它豆類。

最簡單的沙拉醬料就是以3湯匙的橄欖油、1湯匙的紅酒醋以及少許的胡椒和鹽所組成。

油醋醬、醬料和美乃滋

Recipe

芥末蒜蓉油醋醬

- ½ 杯陳年葡萄醋
- ½ 杯特級初榨橄欖油
- 1瓣剁碎的大蒜
- 1茶匙的芥末
- 鹽少許
- 黑胡椒適量

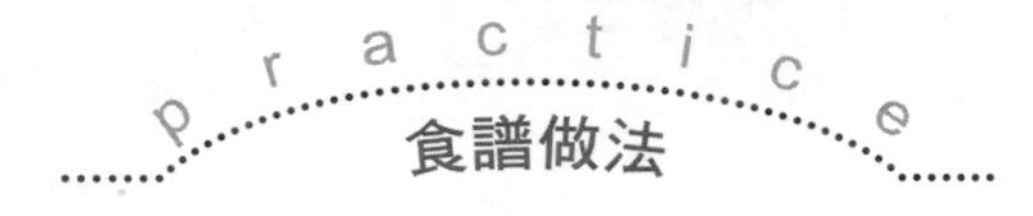

將所有的食材放入碗中攪拌均勻。

Recipe

香檸羅勒油醋醬

- ⅓ 杯檸檬汁
- 1茶匙的羅勒
- ¼ 杯（特級初榨）橄欖油
- ¼ 茶匙蒜粉
- 適量的鹽和胡椒

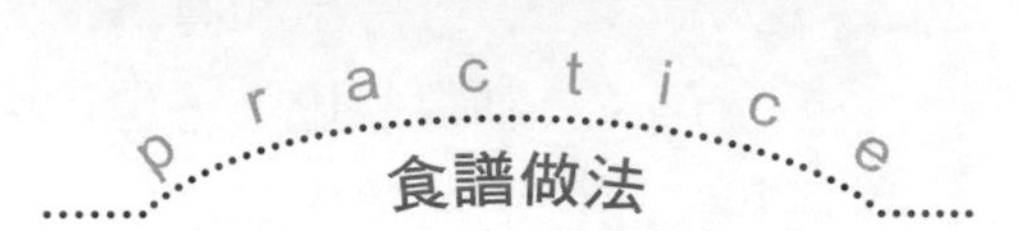

將所有的食材放入碗中攪拌均勻。

Recipe

法式青花醬

- 1朵青花菜
- ¼ 杯米醋
- 2茶匙法式第戎芥末醬
- 2瓣剁碎的大蒜

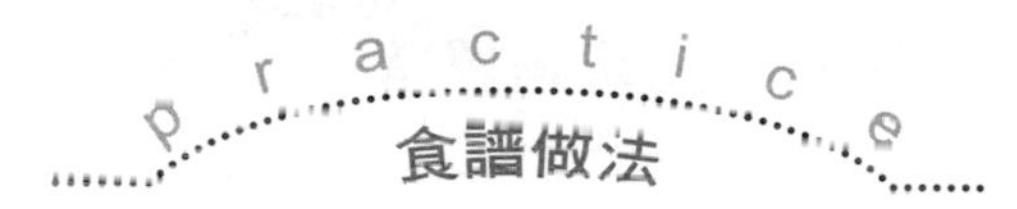

將所有的食材放入碗中攪拌均勻。

Recipe

羅勒油醋醬

- 1杯橄欖油
- ⅓ 杯蘋果醋
- ¼ 杯龍舌蘭花蜜（或普通蜂蜜）
- 3湯匙新鮮切碎的羅勒
- 2瓣剁碎的大蒜

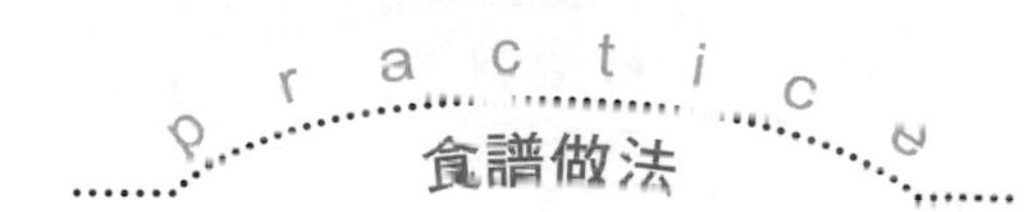

將所有的食材放入碗中攪拌均勻。

葡萄油醋醬

- ½ 杯陳年葡萄醋
- ¼ 杯龍舌蘭花蜜（或普通蜂蜜）
- ¼ 杯初榨橄欖油
- 1茶匙的醬油

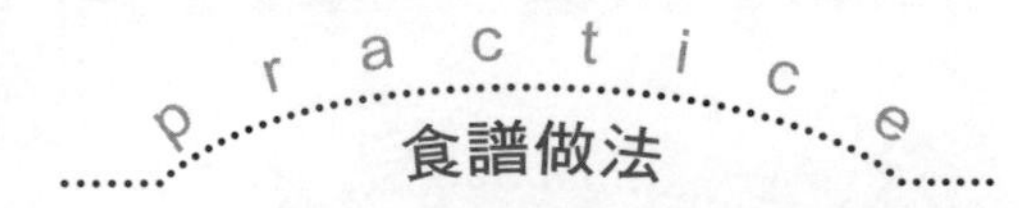

將所有的食材放入碗中攪拌均勻。

蘋果沙拉醬

- 2顆去皮的蘋果
- ¼ 杯現榨柳橙汁
- 少許提味的肉桂

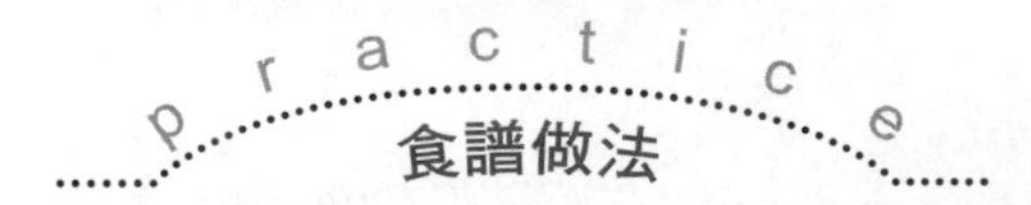

將所有的食材放入碗中攪拌均勻。

Recipe

自製美乃滋

- 250毫升的大豆油（或橄欖油）
- 1顆蛋黃
- 1½ 湯匙的香草醋
- ½ 茶匙的黑胡椒
- ¼ 茶匙的芥末粉
- 鹽少許

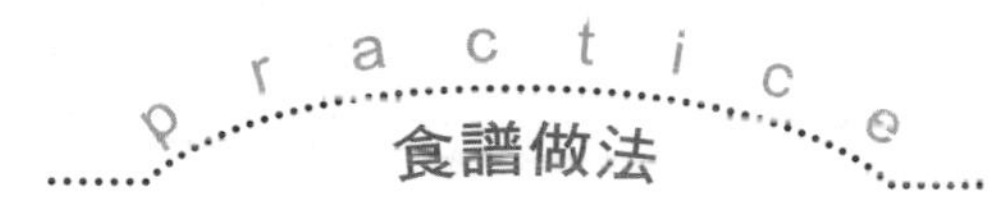

1 除了大豆油外（或橄欖油），將所有的食材放入碗中攪拌均勻。

2 攪拌時，分次的緩慢將大豆油（或橄欖油）倒入，並攪拌至所有的食材都均勻地融合在一起為止

3 如果攪拌期間美乃滋油水分離，那麼就再加入1或2茶匙的溫水。

Recipe

法式芥末油醋醬

- ⅓ 杯陳年葡萄醋
- ½ 杯橄欖油
- 2湯匙法式第戎芥末醬
- 1湯匙龍舌蘭花蜜（或普通蜂蜜）
- 少許的胡椒和鹽

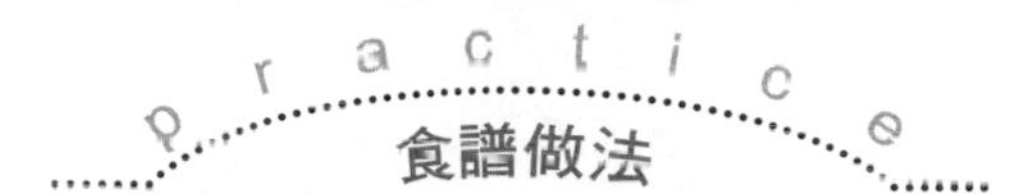

將所有的食材放入碗中攪拌均勻。

鮪魚美乃滋

- 100公克的鮪魚
- 3塊去骨鯷魚片
- 50毫升的橄欖油
- 1½ 湯匙的檸檬汁
- 1.5湯匙的酸豆
- 300毫升的橄欖油美乃滋（參考右欄作法）

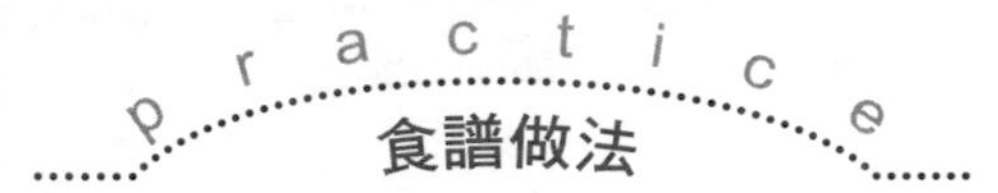

1 以食物調理機或是手動攪拌器將鮪魚、鯷魚、橄欖油、檸檬汁和酸豆攪打成泥狀。

2 將鮪魚泥和橄欖油美乃滋混在一起。

3 以少許鹽調味。

橄欖油美乃滋

- 250毫升的橄欖油
- 2顆蛋黃
- 2湯匙的檸檬汁
- ¼ 茶匙的鹽

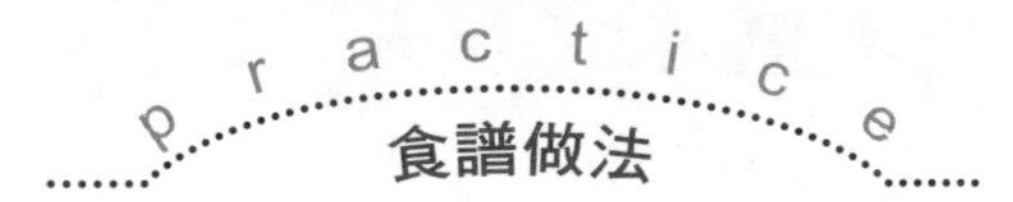

1 以攪拌器混合碗中的蛋黃和鹽，攪打至蛋黃充滿泡沫，且呈淡黃色。

2 此時持續地攪打它，並緩緩地加入橄欖油，直到它們開始融合在一起時，你加入橄欖油的速度可以加快一點。

3 蛋黃和橄欖油混勻後，請持續攪打，並緩緩地滴入檸檬汁拌勻，最後再加入適量的鹽調味，即成。

午餐和晚餐的範例

由富含油脂的魚類、禽肉、豆腐或素肉所組成的健康餐點，搭配蔬菜、菇類和豆類取代馬鈴薯、麵食和米飯。

一天最好吃兩份這樣的餐點，比方說，你可以以此原則，在中午吃一份份量較大的熱食，然後在晚餐則享用一份輕食的冷盤。

為了節省你的時間，你可以一次做多一點分量的菜。這些多做的蔬菜或豆類菜餚可以放在密封罐中，存放在冰箱，以供接下來幾天使用。同樣地，你也可以將前幾餐吃不完的菜放在這樣的密封罐中保存。如此一來，你就不需要每天午晚餐都花時間處理這些蔬菜和豆類。

馬鈴薯、麵食或米飯的另一個替代品是藜麥。藜麥看起來有點像圓米，但它不是穀類，它和菠菜是親戚。藜麥含有許多植物性胺基酸，其升糖指數也相對低。

如果你仍想要吃馬鈴薯、麵食或米飯，那麼米飯是這三者中最好的選擇。當然，是選用糙米或黑米，因為白米會使血糖急速飆升。米飯的好處是它不含免疫原性蛋白質（immunogenic proteins）——如麩質，它會引發某些人的過敏或不耐症。麵食和製造麵包的穀類（如小麥、大麥或裸麥）中就含有麩質，不過米中沒有麩質，燕麥片中麩質的含量也很低。

最後，假設你決定還是要吃麵包，那麼請吃全穀類麵包，而且最好是裸麥麵包。在全穀類麵包上，你可以加些乳酪、白肉（如禽肉）或替代肉品的抹醬，如青醬、鷹嘴豆醬或蔬菜醬。

青醬是由橄欖油、羅勒、堅果和乳酪所製成，鷹嘴豆醬則是鷹嘴豆輾壓成泥製成，在超市都可以買得到它們。你也可以加一點橄欖、酸豆或芝麻菜在青醬或鷹嘴豆醬中。

葫蘆鑲肉

- 300公克的雞絞肉
- 1顆葫蘆
- 2顆番茄，切碎
- 1顆紅椒，切碎
- 1顆青椒，切碎
- 1顆洋蔥，切碎
- 1顆雞蛋，打散
- 1瓣大蒜，壓碎
- 50毫升的高湯
- 鹽和胡椒

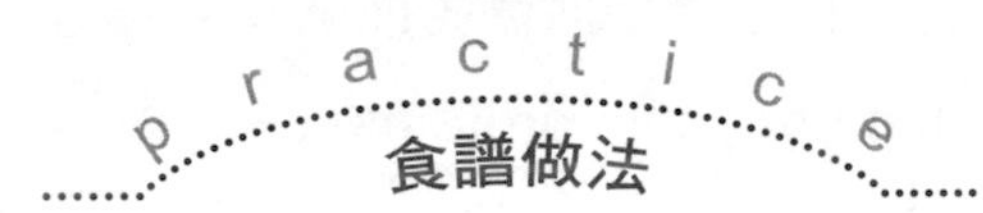

1 烤箱預熱至170度。
2 葫蘆去皮，並切成等長的4塊條狀，挖出瓜囊，並將瓜囊切成小塊。
3 將瓜囊與絞肉、洋蔥、大蒜和雞蛋混勻，並以胡椒和鹽調味。
4 將挖空的葫蘆填入混勻的絞肉，並加入番茄、青椒、紅椒和高湯。
5 置於烤箱烘烤30分鐘，即可與沙拉一起享用。

波特菇鷹嘴豆燉番茄

- 2朵波特菇，切薄片
- 1罐鷹嘴豆（約400公克），瀝乾，但其罐頭中的醬汁保留備用
- 1顆番茄，切丁
- 1顆洋蔥，切碎
- ½ 茶匙橄欖油
- ½ 杯紅酒
- 2瓣大蒜，剁碎

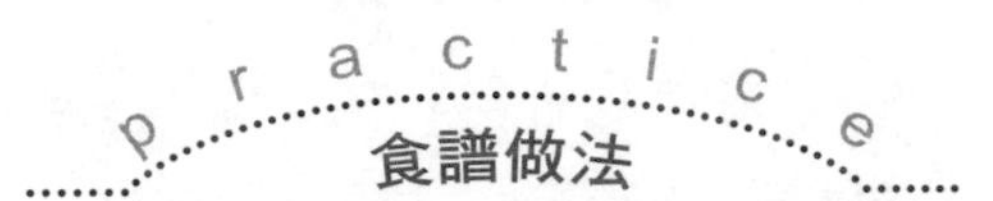

1 以溫火緩緩地加熱鍋中的橄欖油。
2 加入大蒜和洋蔥，翻炒幾分鐘。
3 加入波特菇和紅酒，翻炒約5分鐘。
4 加入番茄、鷹嘴豆和一半的鷹嘴豆醬汁，再拌炒5到10分鐘，即可享用。

Recipe

香蒜鯖魚排

- 500公克的鯖魚排
- 1顆洋蔥，切薄片
- 3顆蔥，切薄片
- 1½ 瓣大蒜，壓碎
- ½ 湯匙醋
- 橄欖油
- 胡椒和鹽

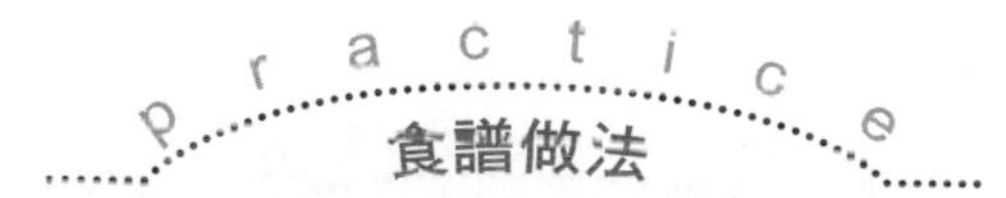

1 以橄欖油將鯖魚排煎至全熟，接著將它放在一熱盤上。

2 蔥、洋蔥和大蒜爆香至淡褐色後，加醋。

3 炒好的蔥蒜醬汁淋上鯖魚排。並撒上少許胡椒和鹽。

4 與蔬菜一起享用，如青花菜或沙拉。

Recipe

火雞香菇豆腐沙拉

- 1顆生菜（剝片）
- 250公克的豆腐
- 200公克的火雞雞胸肉，切條
- 250公克的新鮮香菇，切條
- 100公克的青蔥，切蔥花
- 80公克的亞麻子
- 1湯匙剁碎的薑
- 3湯匙橄欖油（或其它的植物油）
- 3湯匙的米醋
- 3湯匙的醬油
- 鹽和黑胡椒

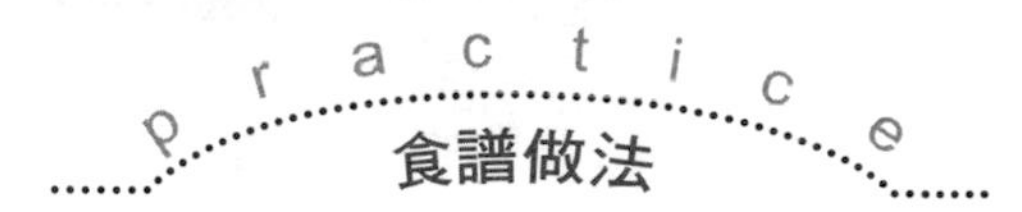

1 先在煎鍋中以橄欖油乾煎豆腐，接著將豆腐切成小丁。

2 以鍋中剩下的橄欖油炒雞胸肉，並以鹽、黑胡椒和薑調味。

3 加入香菇、蔥花和亞麻子，將所有食材拌炒均勻。

4 米醋和醬油混勻後，一起淋在生菜上即成。

鮮蔬鮭魚排佐嫩蝦（四人份）

- 4片鮭魚排
- 300公克的蝦
- 2顆密生西葫蘆，切成長條薄片（薄於0.5公分）
- 3顆蛋
- 2湯匙的檸檬汁
- 8湯匙的橄欖油
- 20毫升的茴香利口酒
- 少許礦泉水
- 鹽和胡椒

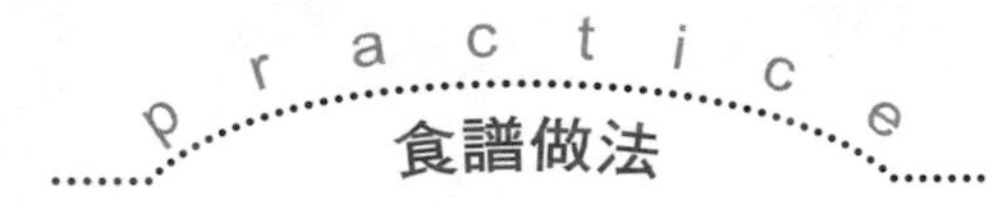

1 將檸檬汁與3湯匙的橄欖油、鹽和胡椒混勻，接著將它刷在鮭魚排上。
2 將西葫蘆片包在鮭魚外面。
3 加幾湯匙的橄欖油至煎鍋，待油熱後，放入鮭魚煎5分鐘。
4 將茴香利口酒淋在蝦上。
5 將蛋與少許礦泉水、鹽和胡椒一起攪打均勻。
6 將蝦倒入蛋液中，以橄欖油拌炒3分鐘，即可享用。

山羊酪番茄

- 400公克的番茄，切薄片
- 4圓片的山羊乳酪
- 200公克的黑橄欖，對切
- 4湯匙的榛果油
- ½ 束的百里香，切碎
- ½ 束的奧勒岡，切碎
- 鹽和胡椒
- 橄欖油（或大豆油）

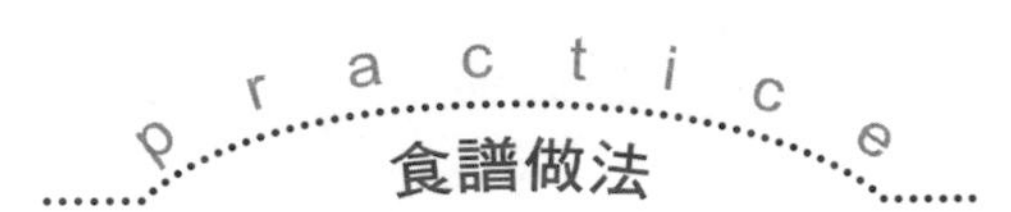

1 烤箱預熱至180度。
2 將烤盤塗滿橄欖油。
3 番茄片鋪於烤盤上，並灑上胡椒和鹽。
4 將黑橄欖和山羊乳酪放在番茄片上，並倒一些榛果油在上面。
5 最後將百里香和奧勒岡撒在所有的食材上。
6 放入烤箱烘烤4分鐘，呈酥脆狀即可享用。

番茄豆腐／豆豆佐菠菜

- 1塊豆腐（約400公克）。可以用任何的豆類取代豆腐。
- 1盒冷凍菠菜（約300公克），解凍
- 3顆番茄，切塊
- 2湯匙檸檬汁
- ⅛ 茶匙紅辣椒
- ⅛ 茶匙洋蔥粉
- ½ 杯蔬菜湯底

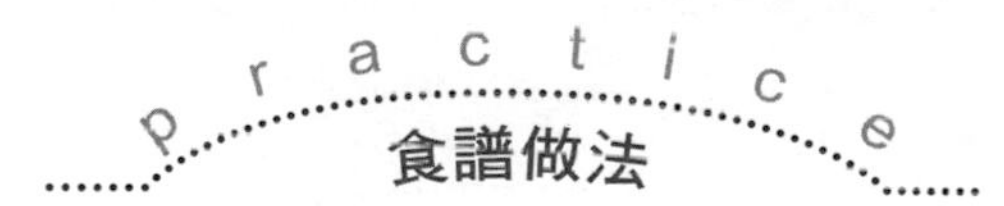

將所有的食材放入蔬菜湯中拌炒均勻，即可享用。

清蒸韭香鯖魚

- 500公克的鯖魚排
- 1顆洋蔥，切碎
- 1株韭菜，切碎
- 1小支蒔蘿
- 1小支巴西里
- ½ 湯匙的醋
- 5湯匙的橄欖油
- 鹽和黑胡椒

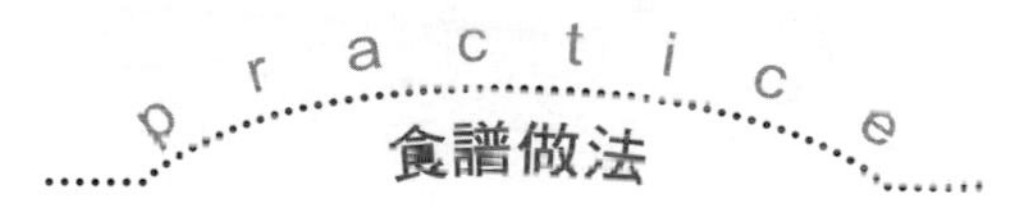

1. 灑少許黑胡椒和鹽在鯖魚排上。
2. 將鯖魚排置於刷上橄欖油的烤盤上。
3. 鋪上洋蔥、韭菜、蒔蘿和巴西里。
4. 橄欖油和醋混勻後，淋上魚排。
5. 以鋁箔紙覆蓋住烤盤，送入190度的烤箱烘烤。
6. 享用前，將烘烤過的蒔蘿和巴西里取出，加入新鮮的香料。

清蒸時蔬佐雞胸

- 500公克的番茄，去皮切丁
- 200公克的茄子，切片
- 200公克的密生西葫蘆，切片
- 200公克的紅椒，切塊
- 150公克的紅洋蔥，切片
- 4茶匙的鹽
- 2湯匙的橄欖油
- 2瓣大蒜，剁碎
- 10片羅勒葉，剁碎
- 3小支迷迭香
- 1片月桂葉
- 鹽和黑胡椒
- 雞胸肉（已煮熟）

practice
食譜做法

1. 將切片的西葫蘆和茄子放入篩網，撒上鹽，置放30分鐘將水分瀝出。
2. 接著，以冷水沖洗西葫蘆片和茄子片，並拍乾它們。
3. 待煎鍋中的橄欖油變熱後，以中火拌炒洋蔥。
4. 加入茄子、西葫蘆、紅椒和大蒜，拌炒數分鐘，直至紅椒變軟。
5. 加入香料和番茄，並以胡椒和鹽調味。
6. 悶煮30分鐘。
7. 即可將清蒸時蔬與香煎雞胸一起享用。

菠菜雞肉沙拉佐酪梨橄欖

- 生菜
- 2株新鮮菠菜，切成小段
- 1杯烤雞，切成小塊
- 1顆酪梨，去皮切成小塊
- 1杯燕麥粥（先以滾水浸泡30分鐘）
- ¼ 杯青蔥，切成小段
- ¼ 杯新鮮巴西里，剁碎
- 12顆橄欖，去籽，將一顆橄欖切為4等份

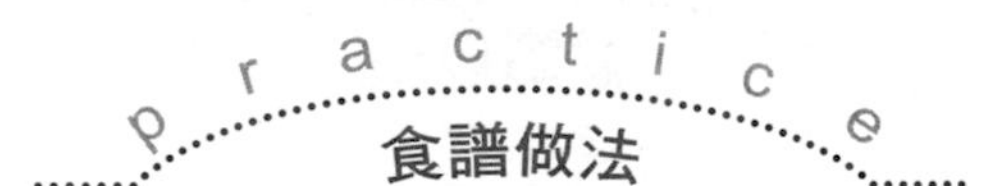

將所有食材拌勻，再淋上香檸羅勒油醋醬（見第292頁），即可享用。

煙燻鮭魚沙拉

- 5片煙燻鮭魚，切成條狀
- 500公克的豌豆
- 100公克的青花菜，將它分成數小朵
- 100公克的四季豆，將頭尾去除
- ½ 杯的大豆製優格
- 1湯匙的橄欖油
- 1顆檸檬，榨汁
- 1束蒔蘿，剁碎
- 鹽和黑胡椒

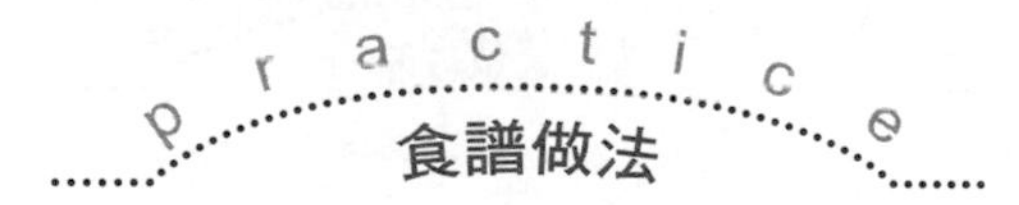

1 煮一鍋水，將所有的蔬菜一一燙熟，大約煮3到5分鐘，使它們的口感爽脆。

2 取一只碗，將橄欖油、檸檬汁、蒔蘿和大豆製優格混勻，並以胡椒和鹽調味。

3 將煮熟的蔬菜加入鮭魚，並淋上醬料，即可享用。

菠菜佐山羊酪

- 500公克的菠菜
- 1塊帶有乾酪硬皮的山羊乳酪
- 醋和鹽

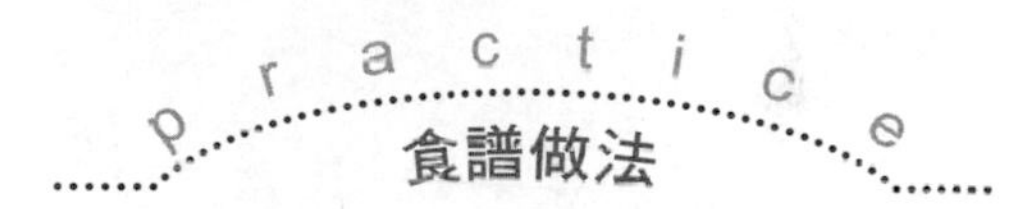

1 以少量的水清燙一下菠菜，瀝乾水分後切成小段。

2 將菠菜放入烤盤，加點醋和鹽，並將山羊酪放在菠菜上。

3 將烤盤置入烤箱，待乳酪融化並呈淡褐色時即可享用。

茴香沙拉佐藍紋乳酪

- 生菜
- 200公克的藍紋乳酪，切丁
- 2顆茴香球莖，切片
- 100公克的葡萄乾
- 100公克的核桃
- 1根芹菜，切片
- 1湯匙的橄欖醬（由橄欖、酸豆、鯷魚和橄欖油混合而成）
- 1顆檸檬，榨汁
- 4湯匙橄欖油
- 鹽和黑胡椒

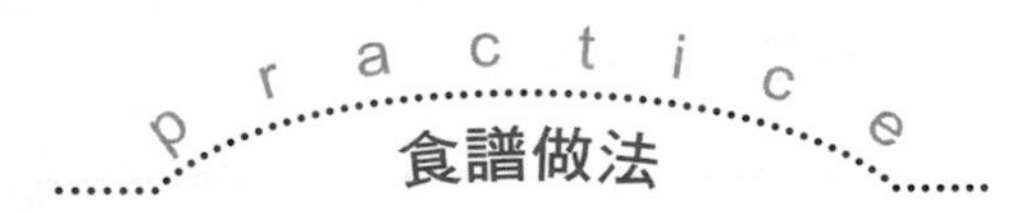

1 讓葡萄乾在溫水中浸泡10分鐘。
2 把茴香片和芹菜放入碗中，加入檸檬汁、橄欖油和橄欖醬。
3 以胡椒和鹽調味，並醃漬20分鐘。
4 將所有食材拌在一起，即可享用。

蘆筍燉菜佐鵪鶉蛋

- 11顆鵪鶉蛋
- 500公克的蘑菇，切片
- 1½ 公斤的綠蘆筍，切段（約3公分）
- 1公升的蔬菜湯底
- 3湯匙的橄欖油（或其它的植物油）
- 1束巴西里，剁碎
- 鹽和胡椒

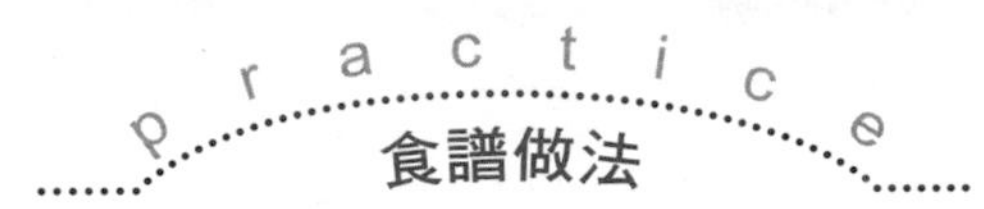

1 將鵪鶉蛋煮熟（約需煮8分鐘，之後取出放入冷水中）。
2 加熱蔬菜湯底，並將蘆筍放到湯中煮熟（約12分鐘）。
3 以橄欖油拌炒煎鍋中的蘑菇，約4分鐘。
4 瀝乾蘆筍和蘑菇的水分，拌勻。
5 加入8湯匙煮過蘆筍的蔬菜湯底和巴西里至蘆筍和蘑菇中，並以鹽和胡椒調味。
6 剝去鵪鶉蛋的蛋殼，並將它們切為4等份，加入燉菜中即可享用。

Recipe

多寶魚排佐青花紅扁豆

材料

- 4片多寶魚排（一片約120公克）
- 200公克的罐裝紅扁豆
- 100公克的青花菜
- 1根蔥，剁碎
- 4湯匙橄欖油
- 1茶匙薑黃粉
- 3瓣大蒜，剁碎
- 25公克的韭菜，剁碎
- 500毫升的雞高湯
- 鹽和黑胡椒

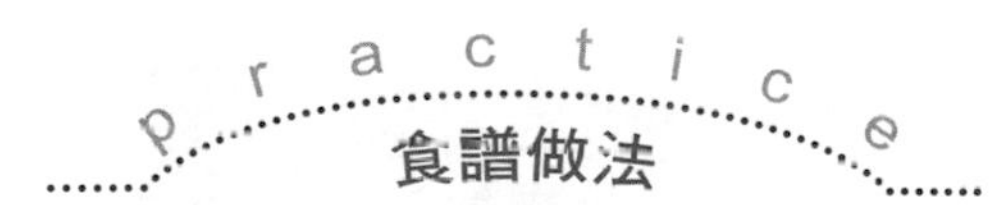

practice 食譜做法

1. 加2湯匙的橄欖油至湯鍋中，以中火煸炒紅扁豆、青花菜、蔥、大蒜和薑黃粉3分鐘。
2. 加入高湯，並慢火燉煮4分鐘。接著加入鹽、胡椒和韭菜，保溫備用。
3. 在多寶魚排上畫幾刀。
4. 加2湯匙的橄欖油至煎鍋中，煎多寶魚排4分鐘後，加入鹽和胡椒調味。
5. 將魚排放在鋪有紅扁豆和青花菜的盤中，即可享用。

Recipe

甜椒鑲鮭魚

材料

- 160公克的煙燻鮭魚，切成小塊
- 2顆黃椒
- 150公克的鮮奶油乳酪
- ¼ 條黃瓜，去皮，切成丁狀
- 4湯匙自製美乃滋（見第295頁）
- 1湯匙蒔蘿
- 鹽和胡椒
- 檸檬片

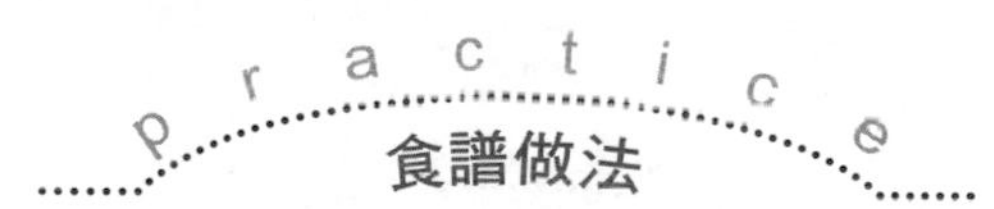

practice 食譜做法

1. 將美乃滋和鮮奶油乳酪在碗中混勻。
2. 加入黃瓜、蒔蘿和鮭魚，以及少許胡椒和鹽。
3. 將黃椒剖半，去籽，再以步驟2的鮭魚填充甜椒。
4. 以蒔蘿和檸檬片作為盤飾，即可與沙拉一起享用。

凱薩沙拉

- 4片鯷魚排
- 3顆蛋
- 3瓣大蒜，剁碎
- 1顆檸檬，榨汁
- 80公克的帕瑪森乳酪粉
- 3湯匙的橄欖油
- 1束龍蒿，剁碎
- 1束韭菜，切碎
- 少許核桃，剖半
- 生菜，撕成條狀。

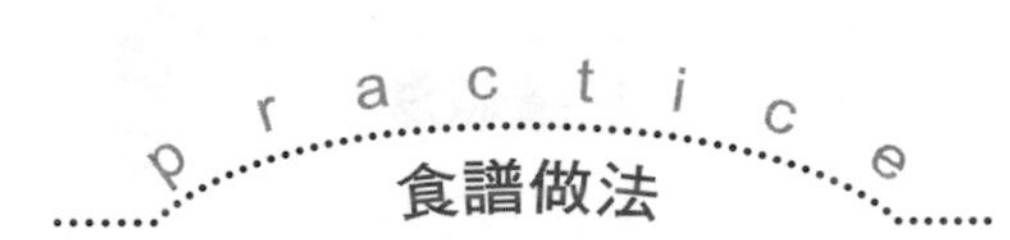

1 將2顆蛋煮熟（約8分鐘），在剝殼之前，先將它們浸於冷水中。

2 在碗中混勻大蒜、檸檬汁、一顆生雞蛋和橄欖油，再加入生菜、韭菜和龍蒿。

3 將所有的食材都放在盤中，撒上帕瑪森乳酪粉和核桃粒，即可享用。

豆腐火雞沙拉佐酪梨

- 2顆酪梨，去皮切丁
- 150公克的豆腐，切丁，撒上鹽和胡椒
- 200公克的火雞雞胸肉，切成小丁
- 1顆紅椒，切成小丁
- 100公克的紫苜蓿芽或蘿蔔嬰
- 2湯匙的橄欖油
- 2湯匙的醬油
- 調味用的檸檬汁、鹽和胡椒少許

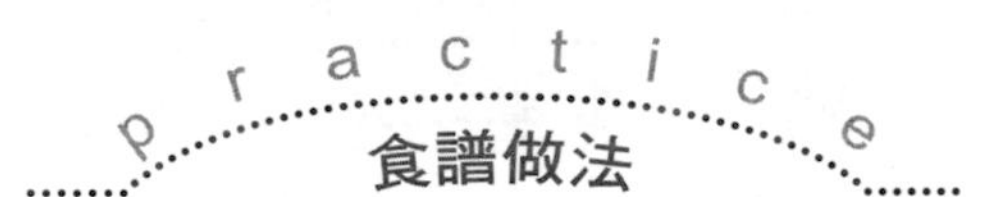

1 將切丁的酪梨、豆腐、火雞雞胸肉和紫苜蓿芽／蘿蔔嬰在碗中混勻。

2 以橄欖油拌炒所有的食材，並以醬油提味，即可享用。

甜點

健康又簡單的甜點有：

- 一碗草莓、覆盆莓或藍莓搭配一塊黑巧克力。
- 一串葡萄。
- 果乾搭配堅果。
- 一顆蘋果、一粒梨子或一根香蕉。

Recipe

蒜香鮭魚沙拉佐茴香籽

- 500公克的高麗菜，切片
- 1塊鮭魚，300公克
- ½ 湯匙的茴香籽
- 1½ 湯匙的橄欖油
- 80毫升的番茄醬
- 鹽和黑胡椒
- 1瓣大蒜，剁碎

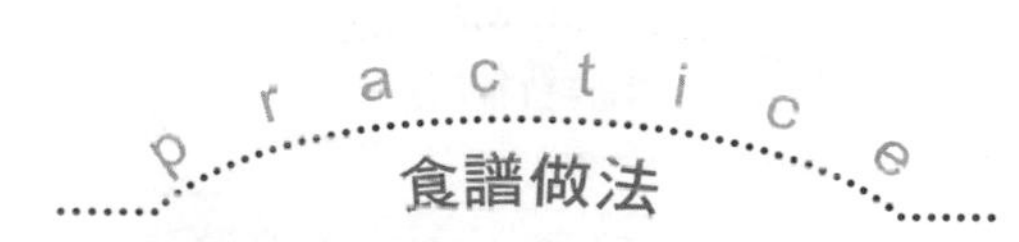

1. 水煮高麗菜1分鐘。
2. 以流動的冷水冷卻水煮高麗菜。
3. 將橄欖油倒入大鍋中，高溫拌炒高麗菜和茴香籽2分鐘，並加入鹽和胡椒調味。
4. 鮭魚塊對切，撒上少許鹽和胡椒，將它們蒸熟。
5. 炒熱番茄醬，並加入蒜末。
6. 將鮭魚排放在鋪有高麗菜的盤上，並淋上番茄醬，即可享用。

香草蜜桃

- 2顆椰棗
- 3顆水蜜桃（或油桃）
- 1根冷凍的香蕉
- ¼ 杯香草豆漿
- 1茶匙香草精
- ⅛ 茶匙肉桂

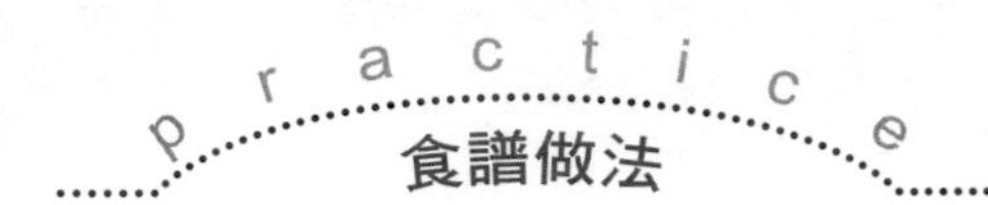

將所有的水果切成小塊，與其他食材放入調理機中攪打均勻，即可享用。

莓果點心

- 75公克的藍莓、黑莓或覆盆莓
- 2茶匙的（大豆）卵磷脂
- 核桃粒
- 1茶匙調味用的檸檬汁

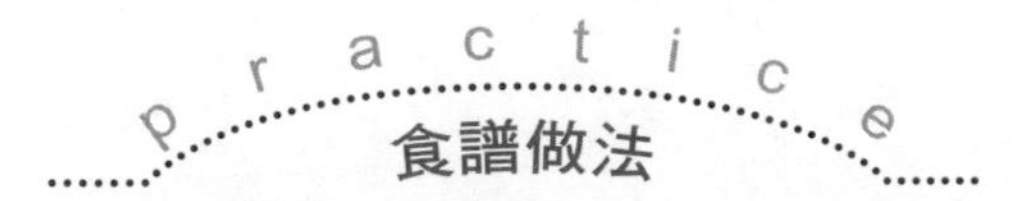

將所有的食材以調理機攪打均勻，即可享用。

什錦水果大豆優格

- 100公克的草莓
- 100公克的覆盆莓
- 70公克的蔓越莓
- 70公克的藍莓
- 1根香蕉
- 70公克的龍舌蘭花蜜（或蜂蜜）
- 300公克的大豆優格

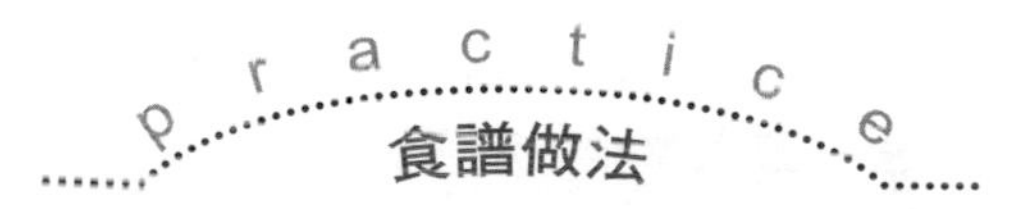

將所有的食材以調理機攪打均勻，即可享用。

蘋果蛋糕

- ½ 杯燕麥片
- 3顆蘋果，去皮切塊
- ¼ 杯蘋果汁
- ¼ 杯香草豆漿
- ¼ 茶匙香草
- 1顆蛋白
- ¼ 杯葡萄乾，剁碎
- 1茶匙肉桂

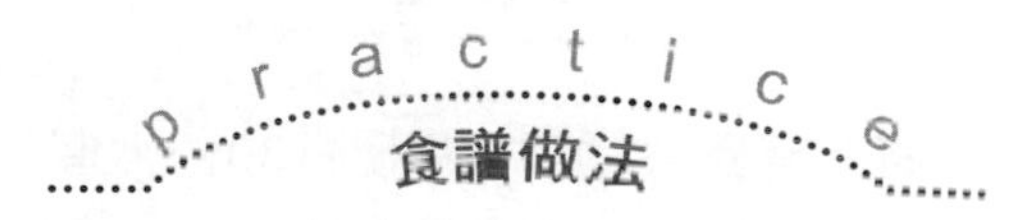

1 將香草和蘋果汁混勻。
2 加入豆漿、蛋白和肉桂。
3 加入蘋果、葡萄乾和燕麥片。
4 將混勻的蛋糕糊，放入170度的烤箱中烘烤1小時。
5 蛋糕出爐後，以鋁箔紙包起，以利保存。

黑巧克力豆腐布丁佐藍莓

- 350公克的滑順杏仁豆腐（某些天然食品店或網路上都可以買得到）
- 300公克的黑巧克力（可可含量超過70%）
- 藍莓（或草莓、覆盆莓、黑莓）

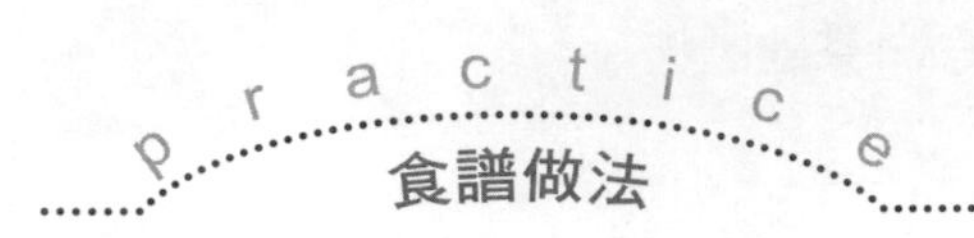

1 將豆腐置於調理機中攪打30秒，直至其質地變為光滑細緻狀。
2 融化鍋中的巧克力後，將它倒入豆腐泥中。
3 將上一步驟的混合物倒入調理機，攪打一分鐘。
4 點綴上藍莓即可享用。

橙香冰沙

- 1公升的柳橙汁（新鮮現榨）
- 2湯匙的橙汁利口酒（如Cointreau）
- ¼ 茶匙的檸檬汁

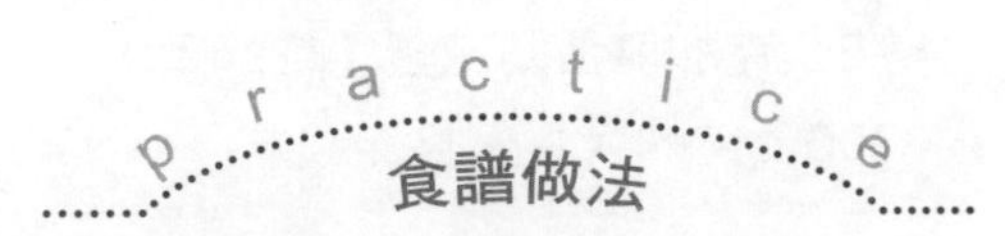

1 將所有的食材混勻，並倒入冰塊盒，放入冰箱冷凍。
2 從冷凍櫃取出冰塊盒（靜置幾分鐘，直到它慢慢開始融化），將所有冰塊倒出，並攪打均勻，即可立即享用。（如果你想要的話，也可以在冰沙中另外加一些小塊的草莓）

巧克力慕斯（六人份）

- 400公克的黑巧克力（可可含量至少要有70%）
- 橙皮（1顆柳橙的量）
- 8顆蛋
- 4茶匙即溶咖啡
- ½ 杯萊姆酒（35毫升）
- 少許鹽

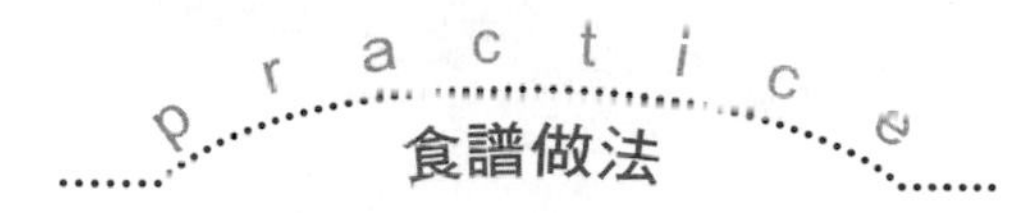

1 將巧克力分成數塊，放入鍋中，並加入 ½ 杯的特濃咖啡和萊姆酒。
2 以低溫融化鍋中的巧克力和食材（如果鍋中巧克力太過濃稠可以加一點水）。
3 加入一半的橙皮到鍋中。
4 打蛋，分離蛋白和蛋黃，分別置於2個碗中。
5 在蛋白中加入少許鹽，並攪打至蛋白呈堅挺狀。
6 將融化的巧克力混合物倒入裝有蛋黃的碗中，充分混勻，並稍微放涼它。
7 再把步驟6的巧克力混合物倒入蛋白，混合均勻。
8 將剩下一半的橙皮撒上步驟7混勻的巧克力慕斯。
9 將慕絲放入冰箱，冷藏數個小時後即可享用。

給健康專家的話

若健康專家想要了解更多有關沙漏式飲食的科學背景，可以閱讀下方簡短的文獻。這篇文獻討論的重點是第二型糖尿病。不論如何，沙漏式飲食的目標就是降低各種老化相關疾病的風險，而這當中也包含了第二型糖尿病。

沙漏式飲食：新概念的第二型糖尿病和減重營養指南

問題

目前，被診斷為第二型糖尿病的患者，都被建議遵循國家性組織發布的飲食指南，如美國糖尿病協會（ADA）或國家健康協會（NICE）。然而，這些建議所帶來的健康效益並不大。舉例來說，遵循美國糖尿病協會的飲食指南者，他們的糖化血色素（HbA1c）數值平均只降低了0.4%。[1] 除此之外，現在有許多更具強大健康效益的飲食。比方說，相較遵循ADA飲食指南的糖尿病患者，素食導向飲食的糖尿病患者，其糖化血色素的下降幅度多了三倍。[1] 低升糖指數飲食的糖尿病患者，其增加糖尿病用藥的人數比遵循ＡＤＡ飲食者少了75%。[2] 八週的低卡高蔬飲食甚至可以逆轉所有受試者的糖尿病。[3] 這些相似的研究顯示，營養對糖尿病有相當大的影響。儘管如此，要擬出一套患者能夠長期貫徹的飲食指南，並改變他們根深蒂固的飲食習慣實屬不易。

解決方案

我們發展出沙漏式飲食，它是一種營養範本，能夠幫助第二型糖尿病患者做出較健康的食物選擇，以促進他們的代謝和心血管健康以及減重。對糖尿病患者而言，沙漏式飲食是低脂或低碳水化合物／高蛋白飲食的另一個選擇。我們想要透過沙漏式飲食介紹一種新的飲食型態，也就是低升糖負荷的健康營養飲食（healthy macronutrient diet，HMD）。沙漏式飲食的形狀是沙漏狀（兩個三角形對放），上方三角形中的食物是應該減少攝取量者，而下方三角形中的食物則是應該增加攝取量者。兩個三角形中的每一層色階都可以互相對應，因此患者可以很輕易地了解，他們要如何將食物代換成健康的選項。舉例來說，位在上方三角形紅色層的紅肉可以被代換成下方三角形紅色層的禽肉或魚肉。沙漏式飲食是以各領域的觀點所擬創出的飲食指南，如內分泌學、老年學、進化醫學和營養科學。沙漏式飲食強調要大幅地減少特定澱粉類食物的攝取量（暫時性或永久性）。

這些澱粉類食物（starchy foods，SFDs）有麵包、馬鈴薯、麵食和米飯。在哈佛食物金字塔、梅約食物金字塔和奧地利與瑞士的官方食物金字塔都可以發現類似的建議。這些食物模式都不太強調澱粉類食物，如（全穀類）麵包、馬鈴薯、麵食和米飯。譬如說，梅約食物金字塔和奧地利食物金字塔的底座就完全以蔬菜和水果取代（原本是麵包、馬鈴薯、麵食和米飯），而馬鈴薯和紅肉已經被移到哈佛食物金字塔頂部的違禁品區，與汽水和甜食為鄰。這些改變背後的理由是，因為低升糖指數和低升糖負荷飲食能夠降低代謝性疾病的風險，如心血管疾病和第二型糖尿病。比方說，一項前瞻性研究耗時十九年，追蹤了一萬五千七百一十四名女性顯示，相較於飲食升糖負荷位在最低四分位者，位在最高四分位者得到糖尿病的風險增加了47%，若再加上過重，則風險會上升到78%。[4] 一份高升糖負荷低纖維素的飲食，會使罹患第二型糖尿病的風險加倍（N=43 0C0; RR 2,17）。[5] 一項費時十年，追蹤七萬五千五百二十一名女性的前瞻性研究顯示，升糖負荷位在最高四分位者，其罹患冠狀動脈心臟病的風險高出了98%。[6] 一項追蹤六萬四千二百二十七名中國女性四到六年的前瞻性研究顯示，升糖指數、升糖負荷和第二型糖尿病之間具有相關性，特別是升糖負荷和米飯攝取量的部分。[7] 此外，研究已經顯示，就改善心血管指數和減重方面，低升糖指數飲食優於低脂飲食的效果。一篇考科藍（Cochrane，一實證醫學資料庫平台）整合性回顧報告顯示，就血脂參數和減重方面而言，自由攝食的低升糖指數飲食效果優於熱量限制的低脂飲食。[8] 低升糖指數飲食比等熱量的低脂飲食更能夠改善代謝性參數（顛覆了熱量就是熱量的想法）。[9] 連續八週食用不含麵包、馬鈴薯、麵食和米飯的低卡高蔬飲食，能夠逆轉糖尿病。[3]

沙漏式飲食中，我們確實特別推薦使用一種穀類產品，那就是燕麥片，它可以取代麵包，尤其是早餐時。燕麥片的升糖指數比白麵包和雜糧麵包低，並含有燕麥纖維素（水溶性β-葡聚糖），它有益於膽固醇和血糖的調控。和全穀類麵包不同，燕麥片已經獲得歐洲食品安全局（European Food Safety Authority，EFSA）的健康宣稱，並對糖尿病患者有益。血糖控制不佳的糖尿病患者在食用兩天的燕麥片飲食後，胰島素的用藥量減少了40%，該介入結束後這個效果至少延續了四週。[10] 以燕麥片取代升糖指數較高的麥穀片和麵包，能夠降低第二型糖尿病患者的血糖值。[11] 沙漏式飲食建議患者將早餐的麵包和即食麥穀片以燕麥片取代，並將午餐和晚餐的馬鈴薯、麵食和米飯以豆科植物（豆類、扁豆、豌豆……）、菇類和額外其它的蔬菜取代。一項有一千八百七十九名成年受試者的研究顯示，以一份的豆類取代一份的白米飯，能夠降低35%（95% CI: 15%，50%）罹患代謝症候群的風險。[12] 沙漏式飲食提倡以蔬菜、豆科植物、燕麥片和水果作為基本的食物，以改善血糖值和健康的減重。除了減少高升糖負荷的澱粉類食物攝取量，沙漏式飲食也建議多將紅肉以白肉和魚類取代。這是因為紅肉攝取量的增加與心血管疾病、糖尿病和癌症風險的上升有關[13]（N = 120 000）。

一項由二萬七千一百四十七名受試者參與的十二年追蹤研究顯示，肉類和總蛋白質的攝取量和第二型糖尿病之間有直接的相關性。[14] 一項近五十萬歐洲人參與的研究表示，相較於一天吃十至十九點九公克加工肉品者，一天吃一百六十公克以上者，其死亡率增加了44%。[15] 以如雞肉這種較健康的蛋白質來取代紅肉可以降低14%的死亡率。[13] 增加魚類的攝取量，（特別是富含油脂的魚類）能夠降低心血管疾病的死亡率和改善心血管參數。[16] 紅肉也可以用豆腐（大豆）和素肉（以真菌製成的高蛋白質食物）取代。乳製品方面，乳酪是唯一建議食用的乳製品，它是西方飲食中甲萘醌類（維生素K2）和反式棕櫚油酸的重要來源。不建議食用牛乳，因為它具有促胰島素分泌的效果，[17-18] 長期飲用牛乳可能還會產生其它的健康副作用。[14-21] 汽水和其它含糖飲料都建議不要食用（如市售低纖維果汁）。充足的水分以及茶飲、適量的酒精、低糖植物性牛奶和咖啡都是比較健康的飲品選擇。沙漏式飲食更提倡食用健康零嘴（如堅果、黑巧克力、大豆製優格、水果…），和使用較健康的代糖（如甜菊糖、塔格糖、糖醇和其它會降低血糖和胰島素上升幅度的化合物），以及有益健康的植物性油脂。

進一步討論

我們都知道要患者堅守飲食指南往往不易，尤其還是要長期貫徹。沙漏式飲食的長期接收度較高，且相較低脂飲食和低碳水化合物／高蛋白飲食，它更能為第二型糖尿病患者帶來顯著的健康效益。首先，沙漏式飲食呈現方式可以讓使用者更清楚的了解，建議食用的食物有哪些（下方三角形），而應該減少攝取量的食物又有哪些（上方三角形）。此外，兩個三角形中，其相同色彩的階層清楚地提供了不健康食物的替代選項。雖然我們有限制某些食物的攝取量（如酒精、巧克力或肉類），但我們想要使飲食指南盡可能地簡單明瞭。我們不會刻意地要患者計算熱量、蛋白質和脂肪的含量或食物的重量，因為這些都會降低患者對該飲食的長期服從性。如研究所示，低升糖指數和低升糖負荷飲食的成果駁斥了熱量限制飲食的理論：自由攝取低升糖指數和低升糖負荷飲食的患者，其體重依然下降，且心血管參數也獲得改善。[8] 沙漏式飲食不僅可以讓患者快速地看見並了解一些重要的飲食原則（少吃高升糖負荷的食物，多吃健康來源的蛋白質和油脂），同時也讓患者直接明白他們有哪些較健康的食物選擇。對門診醫師而言，透過這樣的方式，非常有助於他們在有限的問診時間內，提供患者飲食建議。就沙漏式飲食的內容來說，它不僅包含了過去的理論——增加特定脂肪的攝取量會提升心血管疾病和變胖的風險，也集結了最近的論點——高升糖負荷飲食會造成代謝性疾病和過重。[22] 與低碳水化合物／高蛋白或低脂飲食不同，沙漏式飲食沒有特別偏頗三大營養素（碳水化合物、蛋白質或脂肪）中的任何一種。

相反地，它建議可以透過更加健康的食物獲得三大營養素，也就是低升糖指數／負荷的碳水化合物、健康的蛋白質來源（魚類、禽肉、植物性蛋白質…）和健康的脂肪。我們將這個飲食稱之為低升糖負荷的健康營養飲食（ＨＭＤ），它可以做為取代低碳水化合物高蛋白飲食和低脂飲食的選項。總之，沙漏式飲食希望透過簡單明瞭的方式，使患者可以更快速且清楚地了解到某些重要飲食原則，以做出較健康的飲食選擇，進而改善他們的代謝性參數、降低老化相關疾病的風險，並達到減重的效果。

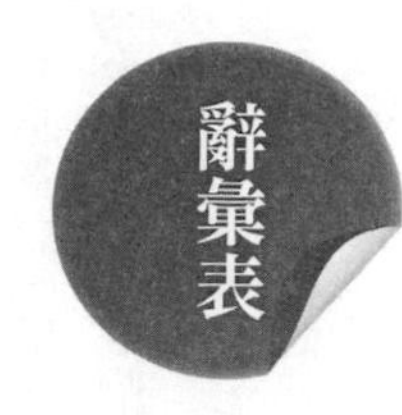

Glossary of terms

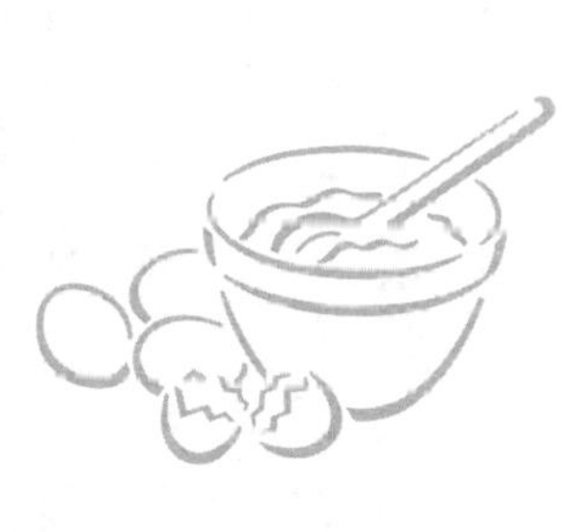

（以下依英文字母排序）

三磷酸腺苷（Adenosine triphosphate; ATP）：這些分子能夠維持體內的一切運作。ATP分子會附著在蛋白質上，並與之反應。因此，那些蛋白質的結構會出現變化，並能夠執行特定的功能。舉例來說，當一個ATP分子附著在細胞壁的通道蛋白上時，它便可以打開通道蛋白，使得某些分子能夠透過通道蛋白的孔道進入細胞中。

阿茲海默症（Alzheimer's disease）：請見**失智症**（**dementia**）。

阿茲海默（Alzheimer's）：請見**失智症**（**dementia**）。

胺基酸（Amino acid）：胺基酸是建造蛋白質的基本單位。每一種胺基酸的骨架都是由九顆相同的原子組合而成，而額外連結在它們骨架上的特定原子群，則決定了每一個小分子的胺基酸種類。人體共有20種氨基酸，它們以鏈狀相互連結，並形成了一條條的蛋白質。一條蛋白質，可以由數十個至上萬個胺基酸組成（請參閱**蛋白質**）。

抗氧化劑（Antioxidant）：一種能夠中和自由基的物質，因為它們很容易與之反應。（請參閱**自由基**）

動脈硬化症（Arteriosclerosis）：請見**動脈粥狀硬化症**。

動脈粥狀硬化症（Atherosclerosis）：也叫做動脈硬化症，它是一種動脈阻塞的疾病。這些動脈位在靠近心臟或腦部的位置。當心臟的動脈突然完全阻塞，某部分的心肌就會因此缺氧而死，這種情況即為醫師所說的心肌梗塞。當腦部的動脈完全阻塞時，則會發生中風的狀況。

原子（Atom）：構成所有物質的基本單位。一個原子是由一顆原子核，以及數顆環繞原子核運行的電子所組成。原子核內則含有數顆質子和中子，其中，質子的數量決定了原子的種類。氫有一顆質子，鐵二十六顆，鈾則是九十二顆。

ATP：請見**三磷酸腺苷**（**adenosine triphosphate**）。

細菌（Bacteria）：一種沒有細胞核的單細胞生物體。

鹼基或鹼基分子（Base or base molecule）：如鳥糞嘌呤（G）、包嘧啶（C）、腺嘌呤（A）或胸腺嘧啶（T）等分子。每一個鹼基都是由十五個左右的碳、氮、氫和氧原子組成。兩個互補的鹼基可以形成一個鹼基對，構成DNA的階梯狀結構。

十億（Billion）：1,000,000,000。

腦細胞（Brain cell）：請見**神經元**（**neuron**）。

癌症：請見**突變**（**mutation**）。

碳水化合物（Carbohydrate）：醣類。碳水化合物可以是單醣分子（如葡萄糖）、雙醣分子（如砂糖，它由葡萄糖和果糖組成）或是多醣分子（如澱粉，它由成千上萬的葡萄糖分子構成）。請參閱**葡萄糖**（**glucose**）。

心血管疾病（Cardiovascular disease）：造成血管阻塞的緩慢過程。當心臟血管突然完全阻塞時，即為心肌梗塞。請參閱**心肌梗塞或中風**（**heart attack or stroke**）。

細胞液（Cell fluid）：在細胞中，細胞核以外的空間。我們細胞中的液體由水分組成，而蛋白質、粒線體和其它胞器則漂浮其中。

細胞膜（Cell membrane）：細胞的外牆。細胞膜由脂質分子組成，它能將水分和蛋白質包覆在整顆細胞裡。

細胞核（Cell nucleus）：細胞的中心有一顆細胞核，而DNA即位在細胞核內。

細胞骨骼（Cellular skeleton）：請見**細胞骨架**（**cytoskeleton**）。

大腦皮質（或腦部皮質）（Cerebral cortex; brain cortex）：腦部的外層。皮質是一層數公厘（mm）厚的皮層，它構成了大腦的表層。皮質層係由多層的椎體細胞堆疊組成，而我們的意識即在此處產生。當外科醫師在皮質導入電流時，我們就會出現某處被碰觸的錯覺，或是突然想起遺忘許久的記憶。

皮質（Cortex）：請見**大腦皮質**（**cerebral cortex**）。

皮質固醇（Cortisol）：遭逢壓力時，腎上腺所生成、釋放的荷爾蒙。請參閱**荷爾蒙**（**hormone**）。

交聯結構（Crosslink）：兩條蛋白質之間的連結作用，不過這類結構也可能因糖分子而形成。皮膚膠原蛋白纖維之間的交聯結構會使皮膚更「僵硬」和缺乏彈性，造成肌膚出現皺紋。

細胞質（Cytoplasma）：請見**細胞液**（**cell fluid**）。

細胞骨架（Cytoskeleton）：蛋白質構成的相連細長管狀結構。ATP（請見**三磷酸腺苷adenosine triphosphate**）這類的小分子會附著在細胞骨架上，使它的構形改變，進而改變整顆細胞的形態。因此，細胞能夠藉此推進自己，使自己依附在其它細胞上，或是吃掉其它細菌。

失智症（Dementia）：腦細胞死亡，通常是蛋白質在腦細胞裡面或周邊相互螯合，造成細胞窒息而死。根據沉積的蛋白質種類和最常受影響的腦部區域，分為：阿茲海默症、路易氏體失智症（Lewy body dementia）或額顳葉失智症（frontotemporal dementia）。其中一類失智症的原因則是腦部的大量小中風（可能是高血壓或糖尿病所引發），稱之為「血管型失智症」。請參閱**中風**（**stroke**）。

糖尿病（Diabetes）：血液中的糖分濃度過高。對第二型糖尿病患者而言，這種現象是因為肝臟、脂肪和肌肉細胞，不再能夠充分地與胰島素發揮反應所引起。胰島素是一種讓細胞可以吸收血糖的物質，因此，當這些不被吸收的糖分長時間待在血液或其它體細胞中時，將使得如腎臟、眼睛或神經等細胞受到它們破壞。

DNA（脫氧核糖核酸; deoxyribonucleic acid）：螺旋梯形狀的巨大分子。DNA含有建構蛋白質的指令，這些蛋白質幾乎要執行細胞中所有的任務。因此，DNA是一連串「字母密碼」（由鹼基鳥糞嘌呤（G）、包嘧啶（C）、腺嘌呤（A）或胸腺嘧啶（T）組成），而這些密碼則暗藏了建造成千上萬種蛋白質的指令。

多巴胺（Dopamine）：一種神經傳導物質，同時也是一種能夠讓神經細胞之間互相溝通的小分子，使我們產生上癮或是鼓舞的感受。請參閱**神經傳導物質**（**neurotransmitter**）。

藥物（Drugs）：使神經細胞分泌更多神經傳導物質的化學物質，進而使得神經細胞之間的溝通更順暢。當這類藥物作用在產生愉悅感受的神經細胞上時，服藥者就會感到極度快樂；若藥物作用在負責視力或調控呼吸的腦部區塊時，服藥者則可能產生幻覺，甚至是呼吸中止（用藥過量時）的狀況。

電子（Electron）：帶負電的極小粒子，數個電子能與原子核一起形成一顆原子。電子是原子和原子之間相互連結，形成分子的「膠水」。請參閱原子（atom）。

元素（Element）：請見原子（atom）。

腦內啡（Endorphin）：讓我們產生愉悅感受的物質。身體生成腦內啡時，我們會覺得很美好，或是不再感到疼痛。有一些人工合成的腦內啡也有相同的效果，如海洛因或嗎啡。

酵素（Enzyme）：一種加速化學反應的蛋白質，這些化學反應諸如：將酒精轉化為不同的物質，或是將脂肪、碳水化合物和蛋白質分解成身體所需的成分等。

演化（Evolution）：生物體改變特性，以更適應生存的環境。這類的改變可能來自ＤＮＡ的隨機突變，而這類突變偶爾也會對生物體產生正面的影響，使它們能夠生存和繁衍的更好。突變的ＤＮＡ決定了每一個細胞生成的蛋白質類型，這些蛋白質接著決定了細胞之間的功能、形態和合作的狀況，最後這些細胞則構成了整個生物體。

脂肪（Fat）：由一個「頭部」和多條「尾部」組成的分子。這些尾部的分子叫做脂肪酸，是一長串帶有氫原子的碳鏈。當脂肪酸的碳原子之間出現一個以上的雙鍵時（雙鍵是較強的鍵結），此脂肪酸極為不飽和脂肪酸。不含有任何雙鍵的脂肪酸，則為飽和脂肪酸（這類脂肪酸的碳鏈完全「接滿」氫原子）。飽和脂肪很容易在體內凝集成塊，因此在某些情況下，對健康不太好。反式脂肪是由不飽和脂肪酸構成，不過這些不飽和脂肪酸的構型卻相當「怪異」，因為它雙鍵上的兩顆氫原子分別位於雙鍵的對側，因此身體很難分解這些反式脂肪。很多工業大量生產的食品都含有反式脂肪，如餅乾、糕點或速食等等。

脂肪酸（Fatty acid）：請見脂肪（fat）。

類黃酮素（Flavonoids）：賦予花卉、蔬菜以及水果，紅色、藍色或其它特殊色彩的物質。類黃酮素通常對身體的健康特別有幫助，然而這大多是因為它們具有弱毒性，或是因為它們能夠影響細胞裡特定的蛋白質作用所致，與它們的「抗氧化力」並沒什麼關係。

自由基（Free radical）：自由基是一個非常小且極具活性的分子。這表示自由基可以非常迅速地與環境中穩定的分子產生化學反應，如蛋白質或ＤＮＡ。因此，若自由基作用在蛋白質、ＤＮＡ或細胞壁的分子上，將導致它們損傷。另外，自由基係由細胞代謝所產生的副產物，請參閱氧化作用與抗氧化劑（oxidation and antioxidant）。

基因（Gene）：ＤＮＡ序列上的一段密碼，能夠創造出特定的蛋白質。人類的ＤＮＡ上大約有兩萬四千個基因。

葡萄糖（Glucose）：葡萄糖為六邊形，由碳、氧和氫原子組成。請參閱**碳水化合物（carbohydrate）**。

升糖指數（Glycaemic index）：評估食物對血液中的「血糖高峰」之影響。許多結構鬆散或是加熱的含糖產品（如白麵包或披薩麵團）進入腸道後會快速地分解，接著這些產品所釋放的糖分會迅速地流入血液中，造成血糖出現明顯的高峰。

生長激素（Growth hormone）：請見**類胰島素生長因子（IGF）**。

心肌梗塞（Heart attack）：心臟血管徹底被阻塞的瞬間。此乃膽固醇和發炎細胞經年累月堆積在血管壁上，使血管漸漸受阻所致。

恆定作用（Homeostasis）：確保體內億萬個細胞處於最佳狀態下的生理作用。恆定作用包括維持穩定的體溫、血壓、含氧量和血糖等等，為此，身體會不斷地取之於環境，如呼吸、吃喝等等，以讓身體的所有數值保持在恆定的狀態。

尼安德塔人種（Homo neanderthalensis）：請見**尼安德塔人（Neanderthal）**。

智人（Homo sapiens）：人類。大約於十八萬年前出現。

荷爾蒙（Hormone）：荷爾蒙可以是一段蛋白質，或是一個脂肪分子，如膽固醇或睪固酮。它們由腺體製造，如甲狀腺或腎上腺，接著釋放到血液中。透過這個方式，荷爾蒙能夠進入身體的標的細胞，並影響細胞的運作—製造出較多或較少的蛋白質，使細胞的功能啟動或是關閉。

類胰島素生長因子（IGF）：由短鏈的胺基酸組成，能刺激細胞生長，但是過量的類胰島素生長因子會增加得到癌症和糖尿病的機會。另外，生長激素也會釋放類胰島素生長因子。

免疫系統（Immune system）：由數百億個白血球組成，它們在組織和血液中循環，去除體內的細菌和病毒。

胰島素（Insulin）：請見**糖尿病（diabetes）**。

離子（Ion）：帶電的原子，它可能多或少了幾個電子。離子在我們的體液中漂浮，並與蛋白質的帶電處反應，影響了蛋白質的運作。如果鈣離子流進肌肉細胞，它們會附著在細長的鏈狀蛋白質上，使這些蛋白質因此收縮變短。當數以百萬的肌肉細胞都如此時，整體的肌肉也會跟著收縮，使你能夠快速地翻開下一頁。

黃斑部病變（Macular degeneration）：視網膜細胞因為糖化或是氧化（受損的）蛋白質的堆積，而死亡。請參閱**蛋白**

質和氧化作用（protein and oxidation）。

微米（Micrometre）：百萬分之一公尺（10-6公尺）或是千分之一公釐。

粒線體（Mitochondrion）：一個細胞通常含有數百個粒線體，它們是細胞的發電廠。它們吸收氧氣、脂肪和糖類，以產生富含能量的分子—ＡＴＰ。接著，這些ＡＴＰ分子附著在蛋白質上，使蛋白質結構改變，並執行特定的功能。請參閱**三磷酸腺苷（ATP）**。

分子（Molecule）：當兩個以上的原子互相結合，即成一個分子。一個水分子由兩顆氫原子（H）和一顆氧原子（O）組成；一個ＤＮＡ分子則是由數百萬個原子組成。請參閱**原子（atom）**。

突變（Mutation）：細胞的ＤＮＡ出現變化。ＤＮＡ具有建造蛋白質的指令，而ＤＮＡ的突變意味著蛋白質會產生變化，進而使得細胞或整個生物體出現不同的生物特性。細胞分裂時的錯誤、（太陽）射線或化學物質，都可能引起突變。有時候突變會造成正常的體細胞出現一直自行分裂的狀況，此即為癌症。癌細胞會不斷地分裂，直至最終遍及全身。請參閱**蛋白質（protein）**。

奈米（Nano）：形容發生在原子或分子層次的事物時，所使用的單位。奈米等級的構造，可能是指長度數奈米至數百奈米的結構。一奈米等於百萬分之一公厘。

神經細胞（Nerve cell）：請見**神經元（neuron）**。

神經元（Neuron）：腦細胞或是神經細胞，它們可以透過自身的細胞膜傳送神經訊號（衝動）。這類的神經傳導作用，以此形式呈現：離子開啟通道蛋白，並流入細胞，甚至進一步打開附近的通道，使更多的離子能夠進入細胞等。

神經傳導物質（Neurotransmitter）：神經傳導物質讓神經細胞之間能夠互相溝通。這些分子會散布在兩個神經元間，並且以此方式刺激下一個神經元。神經傳導物質有血清素和多巴胺等等。

營養素（Nutrient）：對健康有益的營養物質，如維生素、礦物質或類黃酮素。請參閱**類黃酮素**。

氧化作用（Oxidation）：原子失去電子的過程。造成這種狀況的原因有可能是，自由基從原子身上「偷走」了電子，而這會造成原子的損傷。請參閱**抗氧化劑**和**自由基**。

光子（Photon）：光的粒子或光的質量。

安慰劑（Placebo）：假的藥物。當研究要檢測一項藥物的效能時，必須將受試者分為兩組，一組服用該藥物，另一組則服用安慰劑。這是非常重要的步驟，因為有些受試者即便是吃毫無活性成分的藥丸，也會感到比較舒服（這個現象叫做「安慰劑效應」）。

蛋白質（Protein）：由數十個至數千個胺基酸組成的巨大分子。也就是說，蛋白質是由數百個至數萬個原子構成。蛋白質可以有各種形狀和功能，並能完成我們體內各式各樣的任務。在細胞膜上，它們可以做為通道蛋白；在肌肉細胞內，它們可以收縮，使肌肉產生動作；在我們的血液中，它們可以運送氧氣，或是攻擊細菌。請參閱**胺基酸**（**amino acid**）。

質子（Proton）：原子核是由中子和質子組成。質子是帶正電，且相對較重的粒子。

千兆（Quadrillion）：1,000,000,000,000,000。

飽和脂肪（Saturated fat）：請見**脂肪**（**fat**）。

血清素（Serotonin）：一種神經傳導物質，也可說是一種能讓腦部數十億神經細胞相互溝通的小分子。請參閱**神經傳導物質**（**neurotransmitter**）。

中風（Stroke）：腦部血管破裂或徹底阻塞，使腦部無法再獲得血液，即為中風。腦細胞也會因為缺血，而死亡。

血糖高峰（Sugar peak）：請見**升糖指數**（**glycaemic index**）。

醣類（Sugar）：請見**碳水化合物**（**carbohydrate**）。

反式脂肪（Trans fat）：請見**脂肪**（**fat**）。

不飽和脂肪（Unsaturated fat）：請見**脂肪**（**fat**）。

紫外線（UV radiation）：眼睛看不到的一種能量形式，與普通的光線不同。太陽散射出的射線包含普通光和紫外光。紫外光含有巨大的能量，而且會傷害我們皮膚細胞的ＤＮＡ。

白血球（White blood cells）：免疫系統中的部分細胞，它們能對抗入侵體內的細菌和病毒。

參考文獻

1. Ayyadevara, S., Tazearslan, C., Bharill, P. *et al.* Caenorhabditis elegans PI3K mutants reveal novel genes underlying exceptional stress resistance and lifespan. *Aging Cell*, 2009, 8: 706–725.
2. Gems, D., Sutton, A.J., Sundermeyer, M.L. *et al.* Two pleiotropic classes of daf-2 mutation affect larval arrest, adult behavior, reproduction and longevity in Caenorhabditis elegans. *Genetics*, 1998, 150: 129–155.
3. Wyndaele, J.J. *Urinewegen* (p 230). 2008, Universiteit Antwerpen.
4. Seddon, J.M., Ajani, U.A., Sperduto, R.D. *et al.* Dietary carotenoids, vitamins A, C, and E, and advanced age-related macular degeneration. Eye Disease Case-Control Study Group. JAMA, 1994, 272: 1413–1420.
5. Seddon, J.M., George, S., en Rosner, B. Cigarette smoking, fish consumption, omega-3 fatty acid intake, and associations with age-related macular degeneration: the US Twin Study of Age-Related Macular Degeneration. *Arch. Ophthalmol.*, 2006, 124: 995–1001.
6. Bliznakov, E.G. *Biomedical and clinical aspects of co-enzym Q10. 3* (p 311). 1981, Elsevier, Amsterdam.
7. de Grey, Aubrey en Rae, Michael. *Ending Aging*. p 173. 2007. St. Martin's Griffin.
8. Moyer, Melinda Werner. Carbs against cardio. 1–5–2010, *Scientific American*.
9. Austad, S.N. Methusaleh's Zoo: how nature provides us with clues for extending human health span. *J. Comp Pathol.*, 2010, 142 Suppl 1: s10–s21.
10. Gecommentarieerd Geneesmiddelen Repertorium. 2011. BCFI.

11. Cosgrove, M.C., Franco, O.H., Granger, S.P., Murray, P.G., and Mayes, A.E. Dietary nutrient intakes and skin-aging appearance among middle-aged American women. *Am. J. Clin. Nutr.*, 2007, 86: 1225–1231.
12. Hankinson, S.E., Willett, W.C., Colditz, G.A. *et al.* Circulating concentrations of insulin-like growth factor 1 and risk of breast cancer. *Lancet*, 1998, 351: 1393–1396.
13. Stattin, P., Bylund, A., Rinaldi, S. *et al.* Plasma insulin-like growth factor 1, insulin-like growth factor-binding proteins, and prostate cancer risk: a prospective study. *J. Natl. Cancer Inst.*, 2000, 92: 1910–1917.
14. Chan, J.M., Stampfer, M.J., Ma, J. *et al.* Insulin-like growth factor 1 (IGF-1) and IGF binding protein-3 as predictors of advanced-stage prostate cancer. *J. Natl. Cancer Inst.*, 2002, 94: 1099–1106.
15. Santisteban, G.A., Ely, J.T., Hamel, E.E., Read, D.H., and Kozawa, S.M. Glycemic modulation of tumor tolerance in a mouse model of breast cancer. *Biochem. Biophys. Res. Commun.*, 1985, 132: 1174–1179.
16. Guevara-Aguirre, J., Balasubramanian, P., Guevara-Aguirre, M. *et al.* Growth hormone receptor deficiency is associated with a major reduction in pro-aging signaling, cancer, and diabetes in humans. *Sci. Transl. Med.*, 2011, 3: 70ra13.
17. Green, J., Cairns, B.J., Casabonne, D. *et al.* Height and cancer incidence in the Million Women Study: prospective cohort, and meta-analysis of prospective studies of height and total cancer risk. *Lancet Oncol.*, 2011, 12: 785–794.
18. Pelicano, H., Martin, D.S., Xu, R.H., and Huang, P. Glycolysis inhibition for anticancer treatment. *Oncogene*, 2006, 25: 4633–4646.
19. Hotchkiss, R. and Karl, I.E. The pathophsyiology and treatment of sepsis. *New England Journal of Medicine*, 2003, 348: 138–150.
20. Lim, E.L., Hollingsworth, K.G., Aribisala, B.S. *et al.* Reversal of type 2 diabetes: normalisation of beta cell function in association with decreased pancreas and liver triacylglycerol. *Diabetologia*, 2011, 54: 2506–2514.
21. Diabetes Prevention Program Research Group, Knowler W.C.,

Fowler S.E., Hamman R.F., Christophi C.A. *et al.* 10-year follow-up of diabetes incidence and weight loss in the Diabetes Prevention Program Outcomes Study. *Lancet*, 2009 Nov. 14; 374(9702): 1677–86.

22. Lammert, A., Kratzsch J., Selhorst J., Humpert P.M. *et al.* Clinical benefit of a short term dietary oatmeal intervention in patients with type 2 diabetes and severe insulin resistance: a pilot study. *Exp Clin Endocrinol Diabetes*, 2008 Feb; 116 (2): 132–4.
23. Hyman, M., *The blood sugar solution*, Little, Brown and Company, 2012.
24. Intensive blood-glucose control with sulphonylureas or insulin compared with conventional treatment and risk of complications in patients with type-2-diabetes (ukpds 33). UK Prospective Diabetes Study (UKPDS) *Group. Lancet*, 1998, 352: 837–853.
25. Ericson, U., Sonestedt E., Gullberg B., Hellstrand S. *et al.* High intakes of protein and processed meat associate with increased incidence of type 2 diabetes. *Br. J. Nutr.*, 2012 Aug. 1:1–11.
26. Grandison, R.C., Piper, M.D., and Partridge, L. Amino-acid imbalance explains extension of lifespan by dietary restriction in Drosophila. *Nature*, 2009, 462: 1061–1064.
27. Ross, M.H. and Bras, G. Dietary preference and diseases of age. *Nature*, 1974, 250: 263–265.
28. Walford, Roy. *Beyond the 120 year diet.* 2000, Thunder's Mouth Press, New York.
29. Ericson, U., Sonestedt E., Gullberg B., Hellstrand S. *et al.* High intakes of protein and processed meat associate with increased incidence of type 2 diabetes. *Br. J. Nutr.*, 2012 Aug. 1:1–11.
30. Walford, Roy. *Beyond the 120 year diet.* 2000, Thunder's Mouth Press, New York.
31. Cho, E., Chen, W.Y., Hunter, D.J. *et al.* Red meat intake and risk of breast cancer among premenopausal women. *Arch. Intern. Med.*, 2006, 166: 2253–2259.
32. Willett, W.C., Stampfer, M.J., Colditz, G.A., Rosner, B.A., and Speizer, F.E. Relation of meat, fat, and fiber intake to the risk of colon cancer in a prospective study among women. N. *Engl. J. Med.*, 1990, 323: 1664–1672.
33. Pan, A. *et al.* Red meat consumption and mortality: results from

2 prospective cohort studies. *Archives of internal medicine*, 2012, 172(7), 555–63.
34. Rohrmann, S. et al. Meat consumption and mortality – results from the European Prospective Investigation into Cancer and Nutrition. bmc *Medicine*, 2013 11(1), 63.
35. Fasano, Alessio. Surprises from celiac disease. 1–8–2009, *Scientific American*.
36. Harrison, D.E., Strong, R., Sharp, Z.D. *et al*. Rapamycin fed late in life extends lifespan in genetically heterogeneous mice. *Nature*, 2009, 460: 392–395.
37. Song, Y., Manson, J.E., Buring, J.E., and Liu, S. A prospective study of red meat consumption and type-2-diabetes in middle-aged and elderly women: the women's health study. *Diabetes Care*, 2004, 27: 2108–2115.
38. Buettner, Dan. *Het geheim van langer leven*. 2009. National Geographic Books (in cooperation with Uitgeverij Carrera).
39. Tremblay, F. *et al*. Overactivation of S6 kinase 1 as a cause of human insulin resistance during increased amino acid availability. Diabetes, 2005, 2674–2684.
40. Krebs, M. *et al*. Amino acid-dependent modulation of glucose metabolism in humans. *Eur. J. Clin. Invest*, 2005. 35, 351–354.
41. Takahiro Nobukuni *et al*. Amino acids mediate mtor/raptor signaling through activation of class 3 phosphatidylinositol 3OH-kinase. *Proc Natl Acad Sci*., 2005 October 4; 102(40): 14238–14243.
42. Li S., Ogawa W., Emi A., Hayashi K. *et al*. Role of S6K1 in regulation of srebp1c expression in the liver. *Biochem Biophys Res Commun*., 2011 Aug 26; 412(2): 197–202.
43. Siri-Tarino, P.W., Sun, Q., Hu, F.B., and Krauss, R.M. Meta-analysis of prospective cohort studies evaluating the association of saturated fat with cardiovascular disease. *Am. J. Clin. Nutr*., 2010, 91: 535–546.
44. Iris, S., Sccwarzfuchs, D., Henkin, Y., *et al*. Weight Loss with a Low-Carbohydrate, Mediterranean, or Low-Fat Diet. 2008, 359: 229–241.
45. Thomas DE, Elliott EJ, Baur L. Low glycaemic index or low glycaemic load diets for overweight and obesity. *Cochrane Database Syst Rev*, 2007.

46. Ebbeling C.B. *et al.* Effects of dietary composition on energy expenditure during weight-loss maintenance. JAMA, 2012 Jun 27; 307(24): 2627–34.
47. Beulens, J.W., de Bruijne, L.M., Stolk, R.P. *et al.* High dietary glycemic load and glycemic index increase risk of cardiovascular disease among middle-aged women: a population-based follow-up study. *J. Am. Coll. Cardiol.*, 2007, 50: 14–21.
48. Weingartner, O., Bohm, M., and Laufs, U. Controversial role of plant sterol esters in the management of hypercholesterolaemia. *Eur. Heart J.*, 2009, 30: 404–409.
49. Wang, C., Harris, W.S., Chung, M. *et al.* n-3 Fatty acids from fish or fish-oil supplements, but not alpha-linolenic acid, benefit cardiovascular disease outcomes in primary- and secondary-prevention studies: a systematic review. *Am. J. Clin. Nutr.*, 2006, 84: 5–17.
50. Lee, J.H., O'Keefe, J.H. en et al. Omega-3 Fatty Acids for Cardioprotection. 83 (3), 324–332. 2008, Mayo Clinic Proceedings.
51. Marchioli, R., Barzi, F., Bomba, E. *et al.* Early protection against sudden death by n-3 polyunsaturated fatty acids after myocardial infarction: time-course analysis of the results of the Gruppo Italiano per lo Studio della Sopravvivenza nell'Infarto Miocardico (gissi)-Prevenzi-one. *Circulation*, 2002, 105: 1897–1903.
52. Kris-Etherton, P.M., Harris, W.S. and Appel, L.J. Fish consumption, fish oil, omega-3 fatty acids, and cardiovascular disease. *Circulation*, 2002, 106: 2747–2757.
53. De, B.G., Ambrosioni, E., Borch-Johnsen, K. *et al.* European guide-lines on cardiovascular disease prevention in clinical practice. Third Joint Task Force of European and other Societies on Cardiovascular Disease Prevention in Clinical Practice (constituted by representatives of eight societies and by invited experts). *Atherosclerosis*, 2004, 173: 381–391.
54. Albert, C.M., Campos, H., Stampfer, M.J. *et al.* Blood levels of long-chain n-3 fatty acids and the risk of sudden death. *N. Engl. J. Med.*, 2002, 346: 1113–1118.
55. Sinzinger, H. and O'Grady, J. Professional athletes suffering from familial hypercholesterolaemia rarely tolerate statin

treatment because of muscular problems. *Br. J. Clin. Pharmacol.*, 2004, 57: 525–528.
56. Gaist, D., Jeppesen, U., Andersen, M. *et al.* Statins and risk of polyneuropathy: a case-control study. *Neurology*, 2002, 58: 1333–1337.
57. Studer, M., Briel, M., Leimenstoll, B., Glass, T.R., and Bucher, H.C. Effect of different antilipidemic agents and diets on mortality: a systematic review. *Arch. Intern. Med.*, 2005, 165: 725–730.
58. Harris, W.S. Omega-3 fatty acids and cardiovascular disease: a case for omega-3 index as a new risk factor. *Pharmacol. Res.*, 2007, 55: 217–223.
59. Din, J.N., Harding, S.A., Valerio, C.J. *et al.* Dietary intervention with oil rich fish reduces platelet-monocyte aggregation in man. *Atherosclerosis*, 2008, 197: 290–296.
60. Reiffel, J.A. and McDonald, A. Antiarrhythmic effects of omega-3 fatty acids. *Am. J. Cardiol.*, 2006, 98: 50i-60i.
61. Calo, L., Bianconi, L., Colivicchi, F. *et al.* n-3 Fatty acids for the prevention of atrial fibrillation after coronary artery bypass surgery: a randomized, controlled trial. *J. Am. Coll. Cardiol.*, 2005, 45: 1723–1728.
62. Stoll, A.L., Severus, W.E., Freeman, M.P. *et al.* Omega-3 fatty acids in bipolar disorder: a preliminary double-blind, placebo-controlled trial. *Arch. Gen. Psychiatry*, 1999, 56: 407–412.
63. Nemets, B., Stahl, Z., and Belmaker, R.H. Addition of omega-3 fatty acid to maintenance medication treatment for recurrent unipolar depressive disorder. *Am. J. Psychiatry*, 2002, 159: 477–479.
64. Lesperance, F., Frasure-Smith, N., St-Andre, E. *et al.* The efficacy of omega-3 supplementation for major depression: a randomized controlled trial. *J. Clin. Psychiatry*, 2011, 72: 1054–1062.
65. Amminger, G.P., Schafer, M.R., Papageorgiou, K. *et al.* Long-chain omega-3 fatty acids for indicated prevention of psychotic disorders: a randomized, placebo-controlled trial. *Arch. Gen. Psychiatry*, 2010, 67: 146–154.
66. Al, M.D., van Houwelingen, A.C., and Hornstra, G. Long-chain poly-unsaturated fatty acids, pregnancy, and pregnancy outcome. *Am. J. Clin. Nutr.*, 2000, 71: 285S-291S.

67. Hibbeln, J.R., Davis, J.M., Steer, C. *et al.* Maternal seafood consumption in pregnancy and neurodevelopmental outcomes in childhood (alspac study): an observational cohort study. *Lancet*, 2007, 369: 578–585.
68. Schaefer, E.J., Bongard, V., Beiser, A.S. *et al.* Plasma phosphatidylcholine docosahexaenoic acid content and risk of dementia and Alzheimer disease: the Framingham Heart Study. *Arch. Neurol.*, 2006, 63: 1545–1550.
69. Schatzberg, A. et al. *Manual of clinical psychopharmacology* (358). 2011, American Psychiatric Publishing.
70. Horrobin, D.F. Lipid metabolism, human evolution and schizophrenia. Prostaglandins Leukot. *Essent. Fatty Acids*, 1999, 60: 431–437.
71. Marean, Curtis W. When the Sea Saved Humanity. *Scientific American*, 2010.
72. Volker, D., Fitzgerald, P., Major, G. and Garg, M. Efficacy of fish oil concentrate in the treatment of rheumatoid arthritis. *J. Rheumatol.*, 2000, 27: 2343–2346.
73. Lau, C.S., Morley, K.D. and Belch, J.J. Effects of fish oil supplementation on non-steroidal anti-inflammatory drug requirement in patients with mild rheumatoid arthritis – a double-blind placebo controlled study. *Br. J. Rheumatol.*, 1993, 32: 982–989.
74. Broughton, K.S., Johnson, C.S., Pace, B.K., Liebman, M. and Kleppinger, K.M. Reduced asthma symptoms with n-3 fatty acid ingestion are related to 5-series leukotriene production. *Am. J. Clin. Nutr.*, 1997, 65: 1011–1017.
75. Belluzzi, A., Brignola, C., Campieri, M. *et al.* Effect of an enteric-coated fish-oil preparation on relapses in Crohn's disease. *N. Engl. J. Med.*, 1996, 334: 1557–1560.
76. USDA Agricultural Research Service. Nutrient Data Laboratory. www.ars.usda.gov/nutrientdata. 2011.
77. Spiteller, G. Furan fatty acids: occurrence, synthesis, and reactions. Are furan fatty acids responsible for the cardioprotective effects of a fish diet? *Lipids*, 2005, 40: 755–771.
78. Foran, J.A., Hites, R.A., Carpenter, D.O. *et al.* A survey of metals in tissues of farmed Atlantic and wild Pacific salmon. *Environ. Toxicol. Chem.*, 2004, 23: 2108–2110.

79. Foran, S.E., Flood, J.G. and Lewandrowski, K.B. Measurement of mercury levels in concentrated over-the-counter fish oil preparations: is fish oil healthier than fish? *Arch. Pathol. Lab Med.*, 2003, 127: 1603–1605.
80. Jacqueline Chan et al. Water, Other Fluids, and Fatal Coronary Heart Disease – The Adventist Health Study. *American Journal of Epidemiology*, 2002.
81. Hattori M, Azami Y. Searching for preventive measures of cardiovascular events in aged Japanese taxi drivers, *J Hum Ergol (Tokyo)*, 2001 Dec; 30(1–2): 321–6.
82. Thring, T.S., Hili, P. and Naughton, D.P. Anti-collagenase, anti-elastase and anti-oxidant activities of extracts from 21 plants. bmc. *Complement Altern. Med.*, 2009, 9: 27.
83. Bjelakovic, G., Nikolova, D., Gluud, L.L., Simonetti, R.G. and Gluud, C. Mortality in randomized trials of antioxidant supplements for primary and secondary prevention: systematic review and meta-analysis. JAMA, 2007, 297: 842–857.
84. Khafif, A., Schantz, S.P., al-Rawi, M., Edelstein, D. and Sacks, P.G. Green tea regulates cell cycle progression in oral leukoplakia. *Head Neck*, 1998, 20: 528–534.
85. Hastak, K., Agarwal, M.K., Mukhtar, H. and Agarwal, M.L. Ablation of either p21 or Bax prevents p53-dependent apoptosis induced by green tea polyphenol epigallocatechin-3-gallate. FASEB j., 2005, 19: 789–791.
86. Fujiki, H., Suganuma, M., Kurusu, M. *et al.* New TNF-alpha releasing inhibitors as cancer preventive agents from traditional herbal medicine and combination cancer prevention study with egcg and sulindac or tamoxifen. *Mutat. Res.*, 2003, 523–524: 119–125.
87. De, F.S. Mechanisms of inhibitors of mutagenesis and carcinogenesis. *Mutat. Res.*, 1998, 402: 151–158.
88. Imai, K., Suga, K., and Nakachi, K. Cancer-preventive effects of drinking green tea among a Japanese population. *Prev. Med.*, 1997, 26: 769–775.
89. Yang, G., Shu, X.O., Li, H. *et al.* Prospective cohort study of green tea consumption and colorectal cancer risk in women. Cancer Epidemiol. *Biomarkers Prev.*, 2007, 16: 1219–1223.
90. Kurahashi, N., Sasazuki, S., Iwasaki, M., Inoue, M. and Tsugane,

S. Green tea consumption and prostate cancer risk in Japanese men: a prospective study. *Am. J. Epidemiol.*, 2008, 167: 71–77.
91. Meltzer, S.M., Monk, B.J. and Tewari, K.S. Green tea catechins for treatment of external genital warts. *Am. J. Obstet. Gynecol.*, 2009, 200: 233–237.
92. Kao, Y.H., Chang, H.H., Lee, M.J. and Chen, C.L. Tea, obesity, and diabetes. *Mol. Nutr. Food Res.*, 2006, 50: 188–210.
93. Venables, M.C., Hulston, C.J., Cox, H.R. and Jeukendrup, A.E. Green tea extract ingestion, fat oxidation, and glucose tolerance in healthy humans. *Am. J. Clin. Nutr.*, 2008, 87: 778–784.
94. Arab, L., Liu, W., and Elashoff, D. Green and black tea consumption and risk of stroke: a meta-analysis. *Stroke*, 2009, 40: 1786–1792.
95. Funk, J.L., Frye, J.B., Oyarzo, J.N. and Timmermann, B.N. Comparative effects of two gingerol-containing Zingiber officinale extracts on experimental reumatoid artritis. *J. Nat. Prod.*, 2009, 72: 403–407.
96. Zick, S.M., Turgeon, D.K., Vareed, S.K. *et al.* Phase II Study of the Effects of Ginger Root Extract on Eicosanoids in Colon Mucosa in People at Normal Risk for Colorectal Cancer. *Cancer Prev. Res. (Phila)*, 2011, 4: 1929–1937.
97. Lee, H.S., Seo, E.Y., Kang, N.E. and Kim, W.K. [6]-Gingerol inhibits metastasis of MDA-MB-231 human breast cancer cells. *J. Nutr. Biochem.*, 2008, 19: 313–319.
98. Willett, W.C. and Skerrett, P.J. *Eat, drink and be healthy: The Harvard Medical School Guide to Healthy Eating*. 2005, Free Press.
99. Ohnishi, M. and Razzaque, M.S. Dietary and genetic evidence for phosphate toxicity accelerating mammalian aging. FASEB j., 2010, 24: 3562–3571.
100. Meeting of the American Diabetes Association, San Diego, California, June 26, 2011.
101. Nettleton, J.A., Lutsey P.L., Wang Y., Lima J.A *et al.* Diet soda intake and risk of incident metabolic syndrome and type 2 diabetes in the Multi-Ethnic Study of Atherosclerosis (mesa). *Diabetes Care*, 2009 Apr; 32(4): 688–94.
102. Popkin, B.M. The world is fat. *Sci. Am.*, 2007, 297: 88–95.

103. Global Market Information Database, Euromonitor. 2011.
104. Nakamura, K., Iwahashi, K., Furukawa, A. *et al.* Acetaldehyde adducts in the brain of alcoholics. *Arch. Toxicol.*, 2003, 77: 591–593.
105. Pearson, K.J., Baur, J.A., Lewis, K.N. *et al.* Resveratrol delays age-related deterioration and mimics transcriptional aspects of dietary restriction without extending life span. *Cell Metab*, 2008, 8: 157–168.
106. Baur, J.A., Pearson, K.J., Price, N.L. *et al.* Resveratrol improves health and survival of mice on a high-calorie diet. *Nature*, 2006, 444: 337–342.
107. Eskelinen, M.H., Ngandu, T., Tuomilehto, J., Soininen, H. and Kivipelto, M. Midlife coffee and tea drinking and the risk of late-life dementia: a population-based CAIDE study. *J. Alzheimers. Dis.*, 2009, 16: 85–91.
108. Ross, G.W., Abbott, R.D., Petrovitch, H. *et al.* Association of coffee and caffeine intake with the risk of Parkinson disease. JAMA, 2000, 283: 2674–2679.
109. Salazar-Martinez, E., Willett, W.C., Ascherio, A. *et al.* Coffee consumption and risk for type-2-diabetes mellitus. *Ann. Intern. Med.*, 2004, 140: 1–8.
110. Butt, M.S. and Sultan, M.T. Coffee and its consumption: benefits and risks. *Crit Rev. Food Sci. Nutr.*, 2011, 51: 363–373.
111. Verhoef, P., Pasman, W.J., Van, V.T., Urgert, R. and Katan, M.B. Contribution of caffeine to the homocysteine-raising effect of coffee: a randomized controlled trial in humans. *Am. J. Clin. Nutr.*, 2002, 76: 1244–1248.
112. Park, M., Ross, G.W., Petrovitch, H. *et al.* Consumption of milk and calcium in midlife and the future risk of Parkinson disease. *Neurology*, 2005, 64: 1047–1051.
113. Fairfield, K. Annual Meeting of the Society for General Internal Medicine: Diary products linked to ovarian cancer risk. *Family Practice News*, 2000.
114. Chan, J.M., Stampfer, M.J., Ma, J. *et al.* Dairy products, calcium, and prostate cancer risk in the Physicians' Health Study. *Am. J. Clin. Nutr.*, 2001, 74: 549–554.
115. Qin LQ, He K, Xu JY.. Milk consumption and circulating

insulin-like growth factor-I level: a systematic literature review. Int J Food Sci Nutr. 2009.

116. Maggi, S., Kelsey, J.L., Litvak, J. and Heyse, S.P. Incidence of hip fractures in the elderly: a cross-national analysis. *Osteoporos. Int.*, 1991, 1: 232–241.
117. Hegsted, D.M. Calcium and osteoporosis. *J. Nutr.*, 1986, 116: 2316–2319.
118. Feskanich, D., Willett, W.C., Stampfer, M.J. and Colditz, G.A. Milk, dietary calcium, and bone fractures in women: a 12-year prospective study. *Am. J. Public Health*, 1997, 87: 992–997.
119. Tucker, K.L., Hannan, M.T., Chen, H. *et al.* Potassium, magnesium, and fruit and vegetable intakes are associated with greater bone mineral density in elderly men and women. *Am. J. Clin. Nutr.*, 1999, 69: 727–736.
120. Chandalia, M., Garg A, Lutjohann D., von Bergmann K., Grundy S.M., Brinkley L.J. *et al.* Beneficial effects of high dietary fiber intake in patients with type 2 diabetes mellitus. *N. Engl. J. Med.*, 2000 May 11;342(19):1392–8.
121. Lammert, A., Kratzsch J., Selhorst J., Humpert P.M. *et al.* Clinical benefit of a short term dietary oatmeal intervention in patients with type 2 diabetes and severe insulin resistance: a pilot study. *Exp. Clin. Endocrinol. Diabetes.*, 2008 Feb; 116(2): 132–4.
122. Bliss, R.M., Oats: cooling inflammation and unhealthy cell proliferation. *Agricultural Research*, 2010.
123. Meydani, M. Potential health benefits of avenanthramides of oats. *Nutr. Rev.*, 2009, 67(12): 731–5.
124. European Food Safety Authority. Scientific Opinion on the substantiation of health claims related to beta-glucans and maintenance of normal blood cholesterol concentrations and maintenance or achievement of a normal body weight. *EFSA Journal*, 2009, 7(9):1254.
125. Cosgrove, M.C., Franco, O.H., Granger, S.P., Murray, P.G. and Mayes, A.E. Dietary nutrient intakes and skin-aging appearance among middle-aged American women. *Am. J. Clin. Nutr.*, 2007, 86: 1225–1231.
126. Heaton, K.W., Marcus S.N., Emmett P.M., Bolton C.H. Particle size of wheat, maize, and oat test meals: effects on

plasma glucose and insulin responses and on the rate of starch digestion in vitro. *Am. J. Clin. Nutr.*, 1988, 47(4): 675–82

127. Rasmussen, O., Winther, E., Heransen, K. Postprandial glucose and insulin responses to rolled oats ingested raw, cooked or as a mixture with raisins in normal subjects and type 2 diabetic patients. *Diabetic Medicine*, 1989.
128. Miller, R.A., Buehner, G., Chang, Y. *et al.* Methionine-deficient diet extends mouse lifespan, slows immune and lens aging, alters glucose, T4, IGF-1 and insulin levels, and increases hepatocyte MIF levels and stress resistance. *Aging Cell*, 2005, 4: 119–125.
129. Qin, L.Q., Xu, J.Y., Wang, P.Y. and Hoshi, K. Soyfood intake in the prevention of breast cancer risk in women: a meta-analysis of observational epidemiological studies. *J. Nutr. Sci. Vitaminol.* (Tokyo), 2006, 52: 428–436.
130. Trock, B.J., Hilakivi-Clarke, L. and Clarke, R. Meta-analysis of soy intake and breast cancer risk. *J. Natl. Cancer Inst.*, 2006, 98: 459–471.
131. Hamilton-Reeves, J.M., Vazquez G., Duval S.J., *et al.* Clinical studies show no effects of soy protein or isoflavones on reproductive hormones in men: results of a meta-analysis. *Fertil. Steril.* 2010;94:997–1007.
132. Messina, M., Watanabe, S. and Setchell, K.D. Report on the 8th International Symposium on the Role of Soy in Health Promotion and Chronic Disease Prevention and Treatment. *J. Nutr.*, 2009, 139: 796S-802S.
133. White, L.R., Petrovitch, H., Ross, G.W. *et al.* Brain aging and midlife tofu consumption. *J. Am. Coll. Nutr.*, 2000, 19: 242–255.
134. Hogervorst, E., Sadjimim, T., Yesufu, A., Kreager, P. en Rahardjo, T.B. High tofu intake is associated with worse memory in elderly Indonesian men and women. Dement. *Geriatr. Cogn Disord.*, 2008, 26: 50–57.
135. Kim, J.Y., Gum S.N., Paik J.K., Lim H.H. *et al.* Effects of nattokinase on blood pressure: a randomized, controlled trial. *Hypertens. Res.*, 2008 Aug;31(8):1583–8.
136. Fujita, M., Nomura K., Hong K., Ito Y., Asada A., Nishimuro S. Purification and characterization of a strong fibrinolytic

enzyme (nattokinase) in the vegetable cheese natto, a popular soybean fermented food in Japan. *Biochem. Biophys. Res. Commun.*, 1993; 197: 1340–1347.

137. Hsu, R.L., Lee K.T., Wang J.H., Lee L.Y. *et al.* Amyloid-degrading ability of nattokinase from Bacillus subtilis natto. *J. Agric. Food. Chem.*, 2009 Jan 28;57(2):503–8.
138. Torisu, M., Hayashi, Y., Ishimitsu, T. *et al.* Significant prolongation of disease-free period gained by oral polysaccharide K (PSK) administration after curative surgical operation of colorectal cancer. *Cancer Immunol. Immunother.*, 1990, 31: 261–268.
139. Nakazato, H., Koike, A., Saji, S., Ogawa, N., and Sakamoto, J. Efficacy of immunochemotherapy as adjuvant treatment after curative resection of gastric cancer. Study Group of Immunochemotherapy with psk for Gastric Cancer. *Lancet*, 1994, 343: 1122–1126.
140. Hara, M., Hanaoka, T., Kobayashi, M. *et al.* Cruciferous vegetables, mushrooms, and gastrointestinal cancer risks in a multicenter, hospital-based case-control study in Japan. *Nutr. Cancer*, 2003, 46: 138–147.
141. Zhang, M., Huang, J., Xie, X., and Holman, C. D. Dietary intakes of mushrooms and green tea combine to reduce the risk of breast cancer in Chinese women. *Int. J. Cancer*, 2009, 124: 1404–1408.
142. Béliveau, R. and D. Gingras. *Eten tegen kanker*. 2011, Kosmos Uitgevers.
143. Goodman, M.T., Kiviat, N., McDuffie, K. *et al.* The association of plasma micronutrients with the risk of cervical dysplasia in Hawaii. *Cancer Epidemiol. Biomarkers Prev.*, 1998, 7: 537–544.
144. Cohen, J.H., Kristal, A.R. and Stanford, J.L. Fruit and vegetable intakes and prostate cancer risk. *J. Natl. Cancer Inst.*, 2000, 92: 61–68.
145. Ambrosone, C.B., McCann, S.E., Freudenheim, J.L. *et al.* Breast cancer risk in premenopausal women is inversely associated with consumption of broccoli, a source of isothiocyanates, but is not modified by GST genotype. *J. Nutr.*, 2004, 134: 1134–1138.

146. Ahmed, F. Health: Edible advice. *Nature*, 2010, 468: S10–S12.
147. Bruni, F., The Billionaire Who Is Planning His 125th Birthday, *TheNew York Times*, 3-3-2011.
148. Agudo, A., Cabrera, L., Amiano, P. *et al.* Fruit and vegetable intakes, dietary antioxidant nutriënts, and total mortality in Spanish adults: findings from the Spanish cohort of the European Prospective Investigation into Cancer and Nutrition (EPIC-Spain). *Am. J. Clin. Nutr.*, 2007, 85: 1634–1642.
149. Bae, J.Y., Choi, J.S., Kang, S.W. *et al.* Dietary compound ellagic acid alleviates skin wrinkle and inflammation induced by UV-B irradiation. *Exp. Dermatol.*, 2010, 19: e182–e190.
150. Evrengul, H., Dursunoglu, D., Kaftan, A. *et al.* Bilateral diagonal earlobe crease and coronary artery disease: a significant association. *Dermatology*, 2004, 209: 271–275.
151. Aviram, M., Rosenblat, M., Gaitini, D. *et al.* Pomegranate juice consumption for 3 years by patients with carotid artery stenosis reduces common carotid intima-media thickness, blood pressure and LDL oxidation. *Clin. Nutr.*, 2004, 23: 423–433.
152. Petersen, R.C., Thomas, R.G., Grundman, M. *et al.* Vitamin E and donepezil for the treatment of mild cognitive impairment. *N. Engl. J. Med.*, 2005, 352: 2379–2388.
153. O'Byrne, D.J., Devaraj, S., Grundy, S.M., and Jialal, I. Comparison of the antioxidant effects of Concord grape juice flavonoids alpha-tocopherol on markers of oxidative stress in healthy adults. *Am. J. Clin. Nutr.*, 2002, 76: 1367–1374.
154. Duffy, K.B., Spangler, E.L., Devan, B.D. *et al.* A blueberry-enriched diet provides cellular protection against oxidative stress and reduces a kainate-induced learning impairment in rats. *Neurobiol. Aging*, 2008, 29: 1680–1689.
155. Shukitt-Hale, B., Carey, A.N., Jenkins, D., Rabin, B.M., and Joseph, J.A. Beneficial effects of fruit extracts on neuronal function and behavior in a rodent model of accelerated aging. *Neurobiol. Aging*, 2007, 28: 1187–1194.
156. Ferguson, P.J., Kurowska, E., Freeman, D.J., Chambers, A.F., and Koropatnick, D.J. A flavonoid fraction from cranberry extract inhibits proliferation of human tumor cell lines. *J. Nutr.*, 2004, 134: 1529–1535.
157. Van de Velde *et al. Oncologie*. 2005, Bohn Stafleu van Loghum.

158. Knekt, P., Kumpulainen, J., Jarvinen, R. *et al.* Flavonoid intake and risk of chronic diseases. *Am. J. Clin. Nutr.*, 2002, 76: 560–568.
159. Pan, A. *et al.* Red meat consumption and mortality: results from 2 prospective cohort studies. *Archives of internal medicine*, 2012, 172(7), 555–63.
160. Weill, P., Schmitt, B., Chesneau, G. *et al.* Effects of introducing linseed in livestock diet on blood fatty acid composition of consumers of animal products. *Ann. Nutr. Metab*, 2002, 46: 182–191.
161. Simopoulos, A.P. and Salem, N., Jr. n-3 fatty acids in eggs from range-fed Greek chickens. *N. Engl. J. Med.*, 1989, 321: 1412.
162. Our big pig problem. *Scientific American*, 1–4–2011.
163. Qureshi, A.I., Suri, F.K., Ahmed, S. *et al.* Regular egg consumption does not increase the risk of stroke and cardiovascular diseases. *Med. Sci. Monit.*, 2007, 13: cr1–cr8.
164. Gast, G.C., de Roos, N.M., Sluijs, I. *et al.* A high menaquinone intake reduces the incidence of coronary heart disease. *Nutr. Metab Cardiovasc. Dis.*, 2009, 19: 504–510.
165. Belin, R.J., Greenland, P., Martin, L. *et al.* Fish intake and the risk of incident heart failure: the Women's Health Initiative. *Circ. Heart Fail.*, 2011, 4: 404–413.
166. Grassi, D., Necozione, S., Lippi, C. *et al.* Cocoa reduces blood pressure and insulin resistance and improves endothelium-dependent vasodilation in hypertensives. *Hypertension*, 2005, 46: 398–405.
167. Holt, R.R., Schramm, D.D., Keen, C.L., Lazarus, S.A., and Schmitz, H.H. Chocolate consumption and platelet function. jama, 2002, 287: 2212–2213.
168. Bayard, V., Chamorro, F., Motta, J. en Hollenberg, N.K. Does flavanol intake influence mortality from nitric oxide-dependent processes? Ischemic heart disease, stroke, diabetes mellitus, and cancer in Panama. *Int. J. Med. Sci.*, 2007, 4: 53–58.
169. Buitrago-Lopez, A., Sanderson, J., Johnson, L. *et al.* Chocolate consumption and cardiometabolic disorders: systematic review and meta-analysis. BMJ, 2011, 343: d4488.

170. Arumugam, M., Raes, J., Pelletier, E. *et al.* Enterotypes of the human gut microbiome. *Nature*, 2011, 473: 174–180.
171. Guarner, F. and Malagelada, J.R. Gut flora in health and disease. *Lancet*, 2003, 361: 512–519.
172. DeWeerdt, S. Food: The omnivore's labyrinth. *Nature*, 2011, 471: S22–S24.
173. Wierdsma, N.J., van Bodegraven, A.A., Uitdehaag, B.M. *et al.* Fructo-oligosaccharides and fibre in enteral nutrition has a beneficial influence on microbiota and gastrointestinal quality of life. *Scand. J. Gastroenterol.*, 2009, 44: 804–812.
174. Bouhnik, Y., Achour, L., Paineau, D. *et al.* Four-week short chain fructo-oligosaccharides ingestion leads to increasing fecal bifidobacteria and cholesterol excretion in healthy elderly volunteers. *Nutr. J.*, 2007, 6: 42.
175. Abha Chauhanemail et al. Walnut-rich diet improves memory deficits and learning skills in transgenic mouse model of Alzheimer's disease. *Alzheimer's & Dementia: The Journal of tho Alzheimer's Association* 6 (4), 69. 1–7–2010.
176. Hu, F.B. and Stampfer, M.J. Nut consumption and risk of coronary heart disease: a review of epidemiologic evidence. Curr. *Atheroscler. Rep.*, 1999, 1: 204–209.
177. Wagner, K.H., Kamal-Eldin, A. en Elmadfa, I. Gamma-tocopherol – an underestimated vitamin? *Ann. Nutr. Metab.*, 2004, 48: 169–188.
178. Berry, E.M., Eisenberg, S., Haratz, D. *et al.* Effects of diets rich in monounsaturated fatty acids on plasma lipoproteins – the Jerusalem Nutrition Study: high mufas vs high pufas. *Am. J. Clin. Nutr.*, 1991, 53: 899–907.
179. Ros, E., Nunez, I., Perez-Heras, A. *et al.* A walnut diet improves endothelial function in hypercholesterolemic subjects: a randomized crossover trial. *Circulation*, 2004, 109: 1609–1614.
180. Dubnov, G. en Berry, E.M. Omega-6/omega-3 fatty acid ratio: the Israeli paradox. *World Rev. Nutr. Diet.*, 2003, 92: 81–91.
181. Degirolamo, C. and Rudel, L.L. Dietary monounsaturated fatty acids appear not to provide cardioprotection. *Curr. Atheroscler. Rep.*, 2010, 12: 391–396.
182. Purba, M.B., Kouris-Blazos, A., Wattanapenpaiboon, N. *et al.*

Skin wrinkling: can food make a difference? J. *Am. Coll. Nutr.*, 2001, 20: 71–80.

183. Pitt, J., Roth, W., Lacor, P. *et al.* Alzheimer's-associated Abeta oligomers show altered structure, immunoreactivity and synaptotoxicity with low doses of oleocanthal. *Toxicol. Appl. Pharmacol.*, 2009, 240: 189–197.
184. Beauchamp, G.K., Keast, R.S., Morel, D. *et al.* Phytochemistry: ibuprofen-like activity in extra-virgin olive oil. *Nature*, 2005, 437: 45–46.
185. Soffritti, M., Belpoggi, F., Manservigi, M. *et al.* Aspartame administered in feed, beginning prenatally through life span, induces cancers of the liver and lung in male Swiss mice. *Am. J. Ind. Med.*, 2010, 53: 1197–1206.
186. Wurtman, R.J. Neurochemical changes following high-dose aspartame with dietary carbohydrates. *N. Engl. J. Med.*, 1983, 309: 429–430.
187. Jacob, S.E. and Stechschulte, S. Formaldehyde, aspartame, and migraines: a possible connection. *Dermatitis*, 2008, 19: E10–E11.
188. Johns, D.R. Migraine provoked by aspartame. *N. Engl. J. Med.*, 1986, 315: 456.
189. Swithers, S.E., Davidson T.L. A role for sweet taste: calorie predictive relations in energy regulation by rats. *Behav. Neurosci.*, 2008 Feb; 122(1): 161–73.
190. Gregersen, S., Jeppesen, P.B., Holst, J.J. en Hermansen, K. Antihyperglycemic effects of stevioside in type 2 diabetic subjects. *Metabolism*, 2004, 53: 73–76.
191. Stolarz-Skrzypek, K., Kuznetsova, T., Thijs, L. *et al.* Fatal and nonfatal outcomes, incidence of hypertension, and blood pressure changes in relation to urinary sodium excretion. JAMA, 2011, 305: 1777–1785.
192. Taylor, R.S., Ashton, K.E., Moxham, T., Hooper, L, en Ebrahim, S. Reduced dietary salt for the prevention of cardiovascular disease: a meta-analysis of randomized controlled trials (Cochrane review). *Am. J. Hypertens.*, 2011, 24: 843–853.
193. Strazzullo, P., D'Elia, L., Kandala, N.B. en Cappuccio, F.P. Salt intake, stroke, and cardiovascular disease: meta-analysis of prospective studies. BMJ, 2009, 339: b4567.

194. D'Elia, L., Barba, G., Cappuccio, F.P. en Strazzullo, P. Potassium intake, stroke, and cardiovascular disease a meta-analysis of prospective studies. *J. Am. Coll. Cardiol.*, 2011, 57: 1210–1219.
195. Angiogenesis: An Integrative Approach from Science to Medicine. Edited by William D. Figg, M. Judah Folkman, Springer, 2008: 267.
196. Lamy, S., Bedard, V., Labbe, D. *et al.* The dietary flavones apigenin and luteolin impair smooth muscle cell migration and vegf expression through inhibition of PDGFR-beta phosphorylation. *Cancer Prev. Res.* (Phila), 2008, 1: 452–459.
197. Gupta S., Afaq F., Mukhtar H. Selective growth-inhibitory, cell-cycle deregulatory and apoptotic response of apigenin in normal versus human prostate carcinoma cells. *Biochem. Biophys. Res. Commun.*, 2001 Oct. 5; 287(4): 914–20.
198. Maggioni D., Garavello W., Rigolio R., Pignataro L. *et al.* Apigenin impairs oral squamous cell carcinoma growth in vitro inducing cell cycle arrest and apoptosis. *Int. J. Oncol.*, 2013 Nov; 43(5): 1675–82.
199. Ruef, J., Meshel, A.S., Hu, Z. *et al.* Flavopiridol inhibits smooth 194 cell proliferation in vitro and neointimal formation In vivo after carotid injury in the rat. *Circulation*, 1999, 100: 659–665.
200. Sekine, C., Sugihara, T., Miyake, S. *et al.* Successful treatment of animal models of reumatoid artritis with small-molecule cyclin-dependent kinase inhibitors. *J. Immunol.*, 2008, 180: 1954–1961.
201. Liu, J.Y., Lin, S.J. en Lin, J.K. Inhibitory effects of curcumin on protein kinase c activity induced by 12-O-tetradecanoyl-phorbol-13-acetate in NIH 3T3 cells. *Carcinogenesis*, 1993, 14: 857–861.
202. Korutla, L. en Kumar, R. Inhibitory effect of curcumin on epidermal growth factor receptor kinase activity in A431 cells. *Biochim. Biophys. Acta*, 1994, 1224: 597–600.
203. Hanif, R., Qiao, L., Shiff, S.J. and Rigas, B. Curcumin, a natural plant phenolic food additive, inhibits cell proliferation and induces cell cycle changes in colon adenocarcinoma cell

lines by a prostaglandin-independent pathway. *J. Lab Clin. Med.*, 1997, 130: 576–584.

204. Plummer, S.M., Holloway, K.A., Manson, M.M. *et al.* Inhibition of cyclo-oxygenase 2 expression in colon cells by the chemopreventive agent curcumin involves inhibition of NF-kappaB activation via the NIK/IKK signalling complex. *Oncogene*, 1999, 18: 6013–6020.
205. Lim, G.P., Chu, T., Yang, F. *et al.* The curry spice curcumin reduces oxidative damage and amyloid pathology in an Alzheimer transgenic mouse. *J. Neurosci.*, 2001, 21: 8370–8377.
206. Frautschy, S.A., Hu, W., Kim, P. *et al.* Phenolic anti-inflammatory antioxidant reversal of Abeta-induced cognitive deficits and neuropathology. *Neurobiol. Aging*, 2001, 22: 993–1005.
207. Bala, K., Tripathy, B.C. and Sharma, D. Neuroprotective and anti-ageing effects of curcumin in aged rat brain regions. *Biogerontology.*, 2006, 7: 81–89.
208. Shoba, G., Joy, D., Joseph, T. *et al.* Influence of piperine on the pharmacokinetics of curcumin in animals and human volunteers. *Planta Med.*, 1998, 64: 353–356.
209. Jang, S., Dilger, R.N. en Johnson, R.W. Luteolin inhibits microglia and alters hippocampal-dependent spatial working memory in aged mice. *J. Nutr.*, 2010, 140: 1892–1898.
210. Frydman-Marom, A., Levin, A., Farfara, D. *et al.* Orally administrated cinnamon extract reduces beta-amyloid oligomerization and corrects cognitive impairment in Alzheimer's disease animal models. *PLoS Biology*, 2011, 6: e16564.
211. Khan, A., Safdar, M., Ali Khan, M.M., Khattak, K.N., and Anderson, R.A. Cinnamon improves glucose and lipids of people with type-2-diabetes. *Diabetes Care*, 2003, 26: 3215–3218.
212. Dorant, E., van den Brandt, P.A., Goldbohm, R.A., and Sturmans, F. Consumption of onions and a reduced risk of stomach carcinoma. *Gastroenterology*, 1996, 110: 12–20.
213. Challier, B., Perarnau, J.M. and Viel, J.F. Garlic, onion and cereal fibre as protective factors for breast cancer: a French

case-control study. *Eur. J. Epidemiol.*, 1998, 14: 737–747.
214. Rahman, K. en Lowe, G.M. Garlic and cardiovascular disease: a critical review. *J. Nutr.*, 2006, 136: 736S-740S.
215. Ford, L., Graham, V., Wall, A. and Berg, J. Vitamin D concentrations in an UK inner-city multicultural outpatient population. *Ann. Clin. Biochem.*, 2006, 43: 468–473.
216. Garland, C.F., Comstock, G.W., Garland, F.C. *et al.* Serum 25-hydroxyvitamin D and colon cancer: eight-year prospective study. *Lancet*, 1989, 2: 1176–1178.
217. Malabanan, A., Veronikis, I.E. en Holick, M.F. Redefining vitamin D insufficiency. *Lancet*, 1998, 351: 805–806.
218. Davis, D.R., Epp, M.D. en Riordan, H.D. Changes in USDA food composition data for 43 garden crops, 1950 to 1999. *J. Am. Coll. Nutr.*, 2004, 23: 669–682.
219. Mayer, A.M. Historical changes in the mineral content of fruits and vegetables. *British Food Journal* 99 (6), 207–211. 1997.
220. Omenn, G.S. Chemoprevention of lung cancer: the rise and demise of beta-carotene. *Annu. Rev. Public Health*, 1998, 19: 73–99.
221. Podmore, I.D., Griffiths, H.R., Herbert, K.E. *et al.* Vitamin C exhibits pro-oxidant properties. *Nature*, 1998, 392: 559.
222. Leone, N., Courbon, D., Ducimetiere, P. en Zureik, M. Zinc, copper, and magnesium and risks for all-cause, cancer, and cardiovascular mortality. *Epidemiology*, 2006, 17: 308–314.
223. Rimm, E.B., Willett, W.C., Hu, F.B. *et al.* Folate and vitamin B6 from diet and supplements in relation to risk of coronary heart disease among women. JAMA, 1998, 279: 359–364.
224. Vogiatzoglou, A., Refsum, H., Johnston, C. *et al.* Vitamin B12 status and rate of brain volume loss in community-dwelling elderly. *Neurology*, 2008, 71: 826–832.
225. Gwenaelle Douaud *et. al.* Preventing Alzheimer's disease-related gray matter atraphy by B vitamin treatment. *Proceedings of the National Academy of Sciences*, 2013.
226. Armitage, J.M., Bowman, L., Clarke, R.J. *et al.* Effects of homocysteine-lowering with folic acid plus vitamin B12 vs placebo on mortality and major morbidity in myocardial

infarction survivors: a randomized trial. JAMA, 2010, 303: 2486–2494.

227. Schnyder, G., Roffi, M., Flammer, Y., Pin, R., and Hess, O. M. Effect of homocysteine-lowering therapy with folic acid, vitamin B12, and vitamin B6 on clinical outcome after percutaneous coronary intervention: the Swiss Heart study: a randomized controlled trial. jama, 2002, 288: 973–979.

228. Verheesen, R.H. and C.M. Schweitze. Het jodiumtekort is terug. *Medisch Contact*, 24–10–2008.

229. Andersson, M., *et al.* Iodine deficiency in Europe: a continuing public health problem. World Health Organization, 2007.

230. Baum *et al.*High risk of hiv-related mortality is associated with selenium deficiency. *J Acquir Immune Defic Syndr Hum Retrovirol.* 1997 Aug 15; 15 (5): 370–4.

231. Knekt, P., Heliovaara, M., Aho, K. *et al.* Serum selenium, serum alpha-tocopherol, and the risk of reumatoid artritis. *Epidemiology*, 2000, 11: 402–405.

232. Yoshizawa, K., Willett, W.C., Morris, S.J. *et al.* Study of prediagnostic selenium level in toenails and the risk of advanced prostate cancer. *J. Natl. Cancer Inst.*, 1998, 90: 1219–1224.

233. Clark, L.C., Combs jr., G.F., Turnbull, B.W. *et al.* Effects of selenium supplementation for cancer prevention in patients with carcinoma of the skin. A randomized controlled trial. Nutritional Prevention of Cancer Study Group. JAMA, 1996, 276: 1957–1963.

234. Macpherson, A. et al. Loss of Canadian wheat lowers selenium intake and status of the Scottish populuation. National Research Council of Canada, 1997.

235. Meltzer, H.M., et al. Different bioavailability in humans of wheat and fish selenium as measured by blood platelet response to increased dietary selenium. *Biological Trace Element Research*, 1992, 36: 229–241.

236. Gissel T., Rejnmark L., Mosekilde L., Vestergaard P.J. Intake of vitamin D and risk of breast cancer: a meta-analysis. *Steroid Biochem Mol Biol*, 2008 Sep; 111(3–5): 195–9.

237. Autier P., Gandini S. Vitamin D supplementation and total mortality: a meta-analysis of randomized controlled trials. *Arch Intern Med*, 2007 Sep 10; 167(16): 1730–7.

238. Tavera-Mendoza, L.E., en John H.White. Cell defenses and the sunshine vitamin. *Scientific American*, 2008.
239. Burton, J.M., Kimball, S., Vieth, R. *et al.* A phase I/II dose-escalation trial of vitamin d3 and calcium in multiple sclerosis. *Neurology*, 2010, 74: 1852–1859.
240. Stalpers-Konijnenburg, S.C., et al. Waar is de zon die mij zal verblij-den . . .': vitamine D deficiëntie en depressie bij ouderen. *Tijdschrift voor psychiatrie*, 2011.
241. Scragg, R., Jackson, R., Holdaway, I.M., Lim, T. en Beaglehole, R. Myocardial infarction is inversely associated with plasma 25-hydroxyvitamin D3 levels: a community-based study. *Int. J. Epidemiol.*, 1990, 19: 559–563.
242. Vieth, R. Vitamin D supplementation, 25-hydroxyvitamin D concentrations, and safety. *Am. J. Clin. Nutr.*, 1999, 69: 842–856.
243. *Atlas of Multiple Sclerosis*. World Health Organization, 2008.
244. Yang, Y.X., Lewis, J.D., Epstein, S. en Metz, D.C. Long-term proton pump inhibitor therapy and risk of hip fracture. JAMA, 2006, 296: 2947–2953.
245. Wenner Moyer, M., Heartburn Headache: Overuse of Acid Blockers Poses Health Risks. *Scientific American*, 2010.
246. Gulmez, S.E., Holm, A., Frederiksen, H. *et al.* Use of proton pump inhibitors and the risk of community-acquired pneumonia: a population-based case-control study. *Arch. Intern. Med.*, 2007, 167: 950–955.
247. Howell, M.D., Novack, V., Grgurich, P. *et al.* Iatrogenic gastric acid suppression and the risk of nosocomial Clostridium difficile infection. *Arch. Intern. Med.*, 2010, 170: 784–790.
248. Michielsen, P. *Toxische leverbeschadiging, cursus leverziekten*. Universiteit Antwerpen, 2011.
249. Lee, I.M., Djousse, L., Sesso, H.D., Wang, L. and Buring, J.E. Physical activity and weight gain prevention. JAMA, 2010, 303: 1173–1179.
250. Rovio, S., Kareholt, I., Helkala, E.L. *et al.* Leisure-time physical activity at midlife and the risk of dementia and Alzheimer's disease. *Lancet Neurol.*, 2005, 4: 705–711.

251. Willey, J.Z., Moon, Y.P., Paik, M.C. *et al.* Lower prevalence of silent brain infarcts in the physically active: the Northern Manhattan Study. *Neurology*, 2011, 76: 2112–2118.
252. Craft, L.L. and Perna, F.M. The Benefits of Exercise for the Clinically Depressed. Prim. Care Companion. *J. Clin. Psychiatry*, 2004, 6: 104–111.
253. Erickson, K.I., Voss, M.W., Prakash, R.S. *et al.* Exercise training increases size of hippocampus and improves memory. *Proc. Natl. Acad. Sci. U.S.A*, 2011, 108: 3017–3022.
254. Walford, Roy. *Beyond the 120 year diet*. 2000, Thunder's Mouth Press, New York.
255. Handschin, C. and Spiegelman, B.M. The role of exercise and PG-C1alpha in inflammation and chronic disease. *Nature*, 2008, 454: 463–469.
256. Adams, S.A., Matthews, C.E., Hebert, J.R. *et al.* Association of physical activity with hormone receptor status: the Shanghai Breast Cancer Study. Cancer Epidemiol. *Biomarkers Prev.*, 2006, 15: 1170–1178.
257. Giovannucci, E.L., Liu, Y., Leitzmann, M.F., Stampfer, M.J. and Willett, W.C.A prospective study of physical activity and incident and fatal prostate cancer. *Arch. Intern. Med.*, 2005, 165: 1005–1010.
258. Servan-Schreiber, D., *Antikanker*. 2006, Kosmos Uitgevers.
259. Walford, Roy. *Beyond the 120 year diet*. 2000, Thunder's Mouth Press, New York.
260. Colman, R.J., Anderson, R.M., Johnson, S.C. *et al.* Caloric restriction delays disease onset and mortality in resus monkeys. *Science*, 2009, 325: 201–204.
261. Mattison, J.A., Roth G.S., Beasley T.M., Tilmont E.M. *et al.* Impact of caloric restriction on health and survival in rhesus monkeys from the NIA study. *Nature*, 2012 Sep 13; 489(7415): 31821.
262. Vallejo, E.A. Hunger diet on alternate days in the nutrition of the aged. *Prensa. Med. Argent*, 1957, 44: 119–120.
263. *The Fast Diet*, dr. Michael Mosley and Mimi Spencer, Atria books, New York, 2013.
264. Duncan, K.H., Bacon, J.A. and Weinsier, R.L. The effects of high and low energy density diets on satiety, energy intake,

and eating time of obese and nonobese subjects. *Am. J. Clin. Nutr.*, 1983, 37: 763–767.

265. Whitmer, R.A., Gustafson, D.R., Barrett-Connor, E. *et al.* Central obesity and increased risk of dementia more than three decades later. *Neurology*, 2008, 71: 1057–1064.
266. Kawachi, I., Sparrow, D., Kubzansky, L.D. *et al.* Prospective study of a self-report type A scale and risk of coronary heart disease: test of the MMPI-2 type a scale. *Circulation*, 1998, 98: 405–412.
267. Hjemdahl, P., Annika Rosengren Andrew Steptoe *et al. Stress and Cardiovascular Disease*. Springer, 2011.
268. Orth-Gomer, K. and Leineweber, C. Multiple stressors and coronary disease in women. The Stockholm Female Coronary Risk Study. *Biol. Psychol.*, 2005, 69: 57–66.
269. Kooy, K. van der, Marwijk, H. van *et al.* Depression and the risk for cardiovascular diseases: systematic review and meta analysis. *Int. J. Geriatr. Psychiatry*, 2007, 22: 613–626.
270. Visintainer, M.A., Volpicelli, J.R. and Seligman, M.E. Tumor rejection in rats after inescapable or escapable shock. *Science*, 1982, 216: 437–439.
271 Schneider, R., Nidich, S., Morley Kotchen, J. *et al.* Effects of Stress Reduction on Clinical Events in African Americans With Coronary Heart Disease: A Randomized Controlled Trial. *Circulation*, 2009, 120: S461.
272. Lazar, S.W., Kerr, C.E., Wasserman, R.H. *et al.* Meditation experience is associated with increased cortical thickness. *Neuroreport*, 2005, 16: 1893–1897.
273. Previc, F.H. The role of the extrapersonal brain systems in religious activity. *Conscious. Cogn*, 2006, 15: 500–539.
274. Tsuji, H., Venditti jr., F.J., Manders, E.S. *et al.* Reduced heart rate variability and mortality risk in an elderly cohort. The Framingham Heart Study. *Circulation*, 1994, 90: 878–883.
275. Rodin, J. and Langer, E.J. Long-term effects of a control-relevant intervention with the institutionalized aged. *J. Pers. Soc. Psychol.*, 1977, 35: 897–902.
276. Friedmann, E. and Thomas, S.A. Pet ownership, social support, and one-year survival after acute myocardial infarction in the

Cardiac Arrhythmia Suppression Trial (cast). *Am. J. Cardiol.*, 1995, 76: 1213–1217.

277. Spiegel, D., Bloom, J.R., Kraemer, H.C. and Gottheil, E. Effect of psychosocial treatment on survival of patients with metastatic breast cancer. *Lancet*, 1989, 2: 888–891.
278. Spiegel, D., Butler, L.D., Giese-Davis, J. *et al.* Effects of supportive-expressive group therapy on survival of patients with metastatic breast cancer: a randomized prospective trial. *Cancer*, 2007, 110: 1130–1138.
279. Weindruch, R. and Walford, R.L. Dietary restriction in mice beginning at 1 year of age: effect on life-span and spontaneous cancer incidence. *Science*, 1982, 215: 1415–1418.
280. Walford, Roy. *Beyond the 120 year diet*. 2000, Thunder's Mouth Press, New York.
281. Walford, R.L., Mock, D., MacCallum, T. and Laseter, J.L. Physiologic changes in humans subjected to severe, selective calorie restriction for two years in biosphere 2: health, aging, and toxicological perspectives. *Toxicol. Sci.*, 1999, 52: 61–65.
282. Rose, M.R. *The Long Tomorrow: How Advances in Evolutionary Biology Can Help Us Postpone Aging*. 2005, Oxford University Press, usa.
283. Brandt, P.A., van den. The impact of a Mediterranean diet and healthy lifestyle on premature mortality in men and women. *Am. J. Clin. Nutr.*, 2011, 94: 913–920.

致謝

我要感謝美國加州大學的 Stephen Spindler 教授和劍橋大學的 Aubrey de Grey 博士為我們豐富了抗老化和營養之間的討論。另外，我會感謝 Herman Becq 博士、Tania Daems 博士、Hans Decoster 博士、Sven Bulterijs 和 Adjiedj Bakas 他們的見解和建議。同時也感謝 Paloma Sánchez van Dijck of Uitgeverij Prometheus/Bert Bakker，以及從科學的角度和人的方面給我很多寶貴建議的許多導師、教授、醫生和患者。

www.foodhourglass.com

加入克里斯・弗博爾格的 Facebook 頁面，關於健康、老化和營養的訊息會定期更新。

通過本網站 foodhourglass.com，您可以：

- 訂閱電子報，隨時了解有關沙漏式飲食法、營養和老齡化的資訊；
- 通過由克里斯・弗博爾格開發的問卷評估你的「真實」年齡；
- 下載彩色的沙漏式飲食法圖像；
- 探索健康的新的食譜；
- 找到更多的額外資訊。

國家圖書館出版品預行編目(CIP)資料

沙漏式飲食法：席捲全球的抗老化飲食／克里斯・弗博爾格（Kris Verburgh）著；王念慈翻譯. -- 初版. -- 新北市：大樹林, 2016.04
面；　　公分.--（名醫見健康書；39）
ISBN 978-986-6005-51-0（平裝）
1.健康飲食　2.老化
411.3　　105001886

名醫見健康書 39

沙漏式飲食法：席捲全球的抗老化飲食

作　　者／克里斯・弗博爾格（Kris Verburgh）
翻　　譯／王念慈
編　　輯／黃懿慧
校　　稿／温貴花
排　　版／菩薩蠻數位文化有限公司
封面設計／果實文化設計工作室
出 版 者／大樹林出版社
地　　址／新北市中和區中山路2段530號6樓之1
電　　話／(02) 2222-7270
傳　　真／(02) 2222-1270
網　　站／www.guidebook.com.tw
E- mail ／notime.chung@msa.hinet.net
總 經 銷／知遠文化事業有限公司
地　　址／新北市深坑區北深路3段155巷25號5樓
電　　話／(02)2664-8800　　傳　　真／(02)2664-8801
初　　版／2016年04月

THE FOOD HOURGLASS (ORIGNAL TITLE: DE VOEDSELZANDLOPER)
By DR KRIS VERBURGH

定價／380元　　ISBN／978-986-6005-51-0